U0037752

一部簡易有效的養生寶典

食物中的奇效良方

您知道各種食物的藥效嗎?
您知道蔬果、花茶、佐料、肉類的藥用價值嗎?
您會通過搭配，使一日三餐更加有利於身體健康嗎?

本書詳細介紹了蔬菜、瓜果、蛋禽、肉類、海鮮等的營養成份，重點介紹了合理的食療方、茶療方、保健配餐等，幫你平衡膳食，吃出健康，奉獻給每一位熱愛生活，熱愛生命的人!

王雷・楊煥瑞 主編

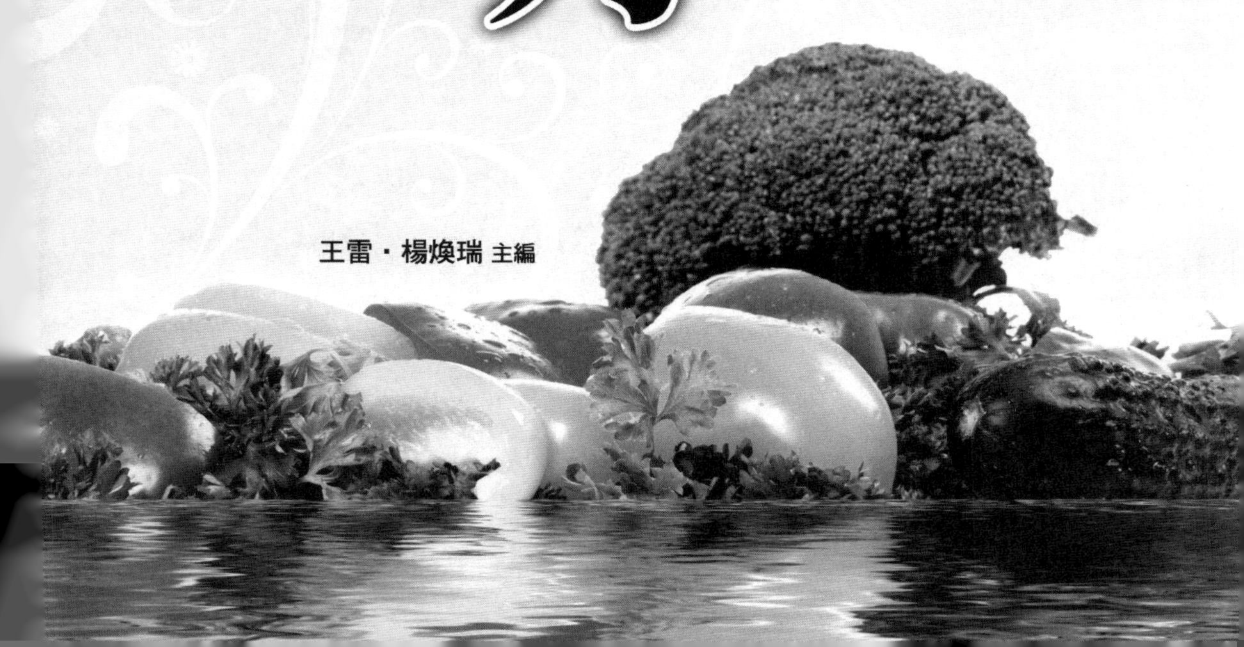

序言

目前，「健康」已成為當今社會最關注的話題，大家都知道健康是最重要的，假如您擁有千萬的資產，一旦失去健康的體魄，再多的財富和再高的地位對您來說，也沒有任何意義。特別是中老年朋友茶餘飯後談論最多的就是長壽，如何保養自己和擁有健康的身體，怎樣才能達到這樣的目的呢？尋找這方面的知識，也許是解決這個問題的最佳途徑。為了能對中老年朋友的健康有所幫助，我們和「中華養生保健」雜誌聯合特別推出「中華養生秘訣系列叢書」，本套書將向您介紹百歲老人養生的秘訣，動一動就能治病的科學方法，生活中你所不知道的神奇秘方，食物中也有奇效良方。

本書介紹的方法多是使用者本人的心得，編者採集而來。如果書中的某些內容對您的健康有些幫助，首先要感謝「中華養生保健」雜誌社的幾位同仁，是他們提供了本選題的創意；特別要感謝我們收編的所有文章的原創者，是他們提供了智慧的源泉；還要衷心的感謝所有參與編撰出版本叢書的朋友，祝你們安康、長壽、幸福快樂！

編者

2008年4月

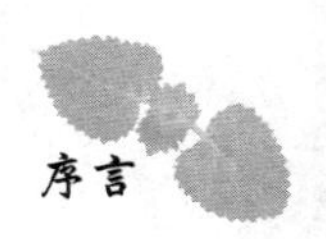

內容提要

編者針對怎樣才能從日常必需的食物中獲取健康？詳細介紹了蔬菜、瓜果、蛋禽、肉類、海鮮等的營養成分明細分類，合理搭配，並重點介紹了合理的食療方、茶療方、保健配餐等，幫您平衡膳食，吃出健康。本書通俗易懂，適合廣大群眾參考閱讀。

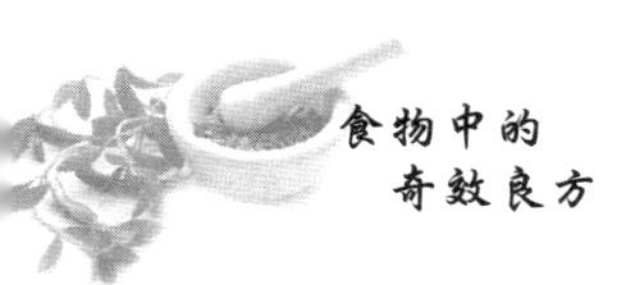

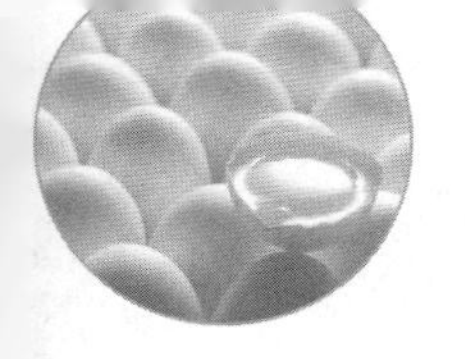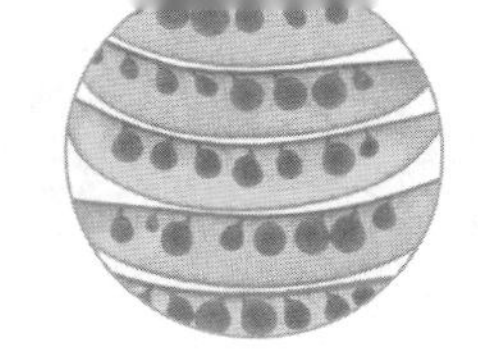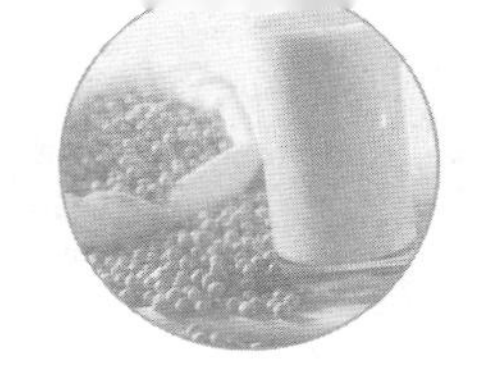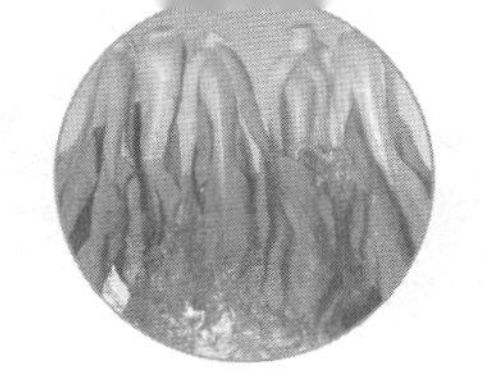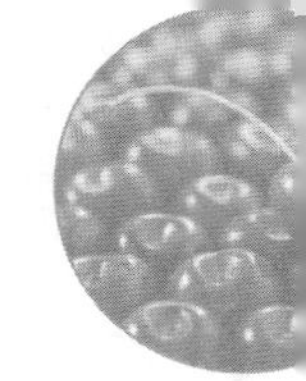

目錄

第一章 食物妙用有藥效

1.糧物類

2.美食類

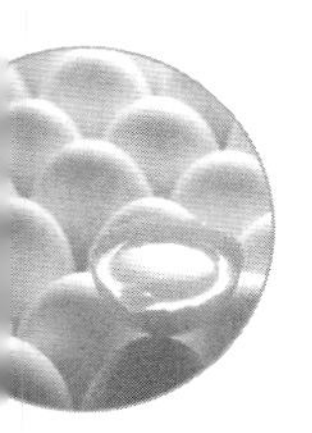
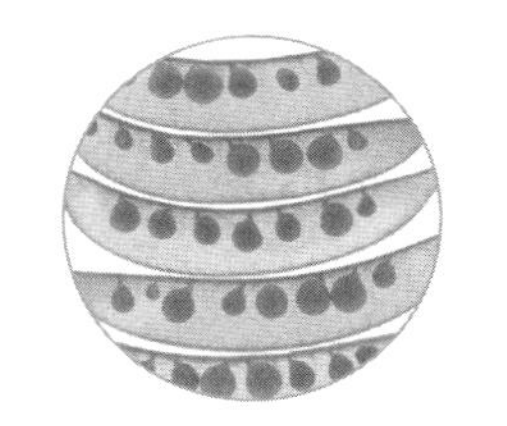
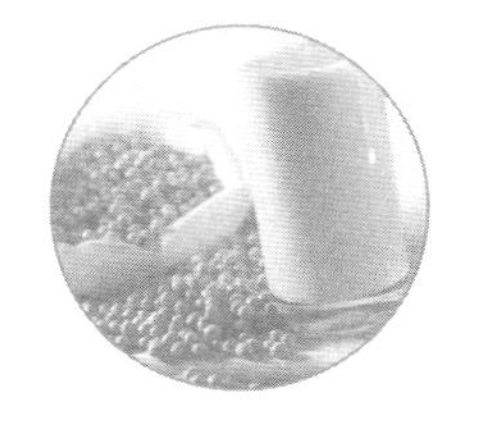
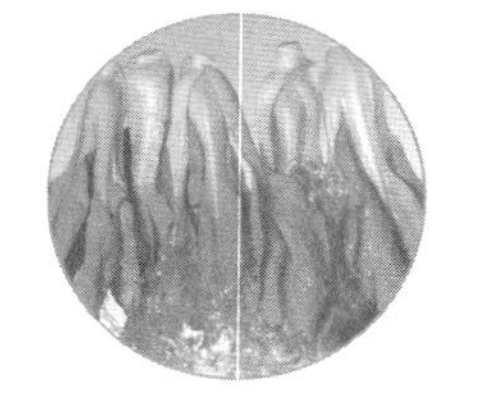
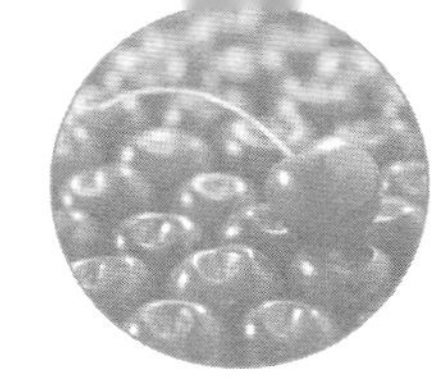

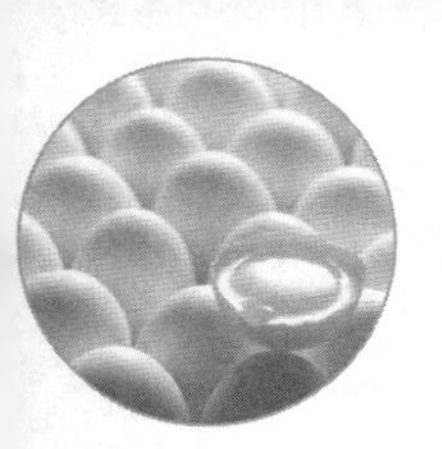
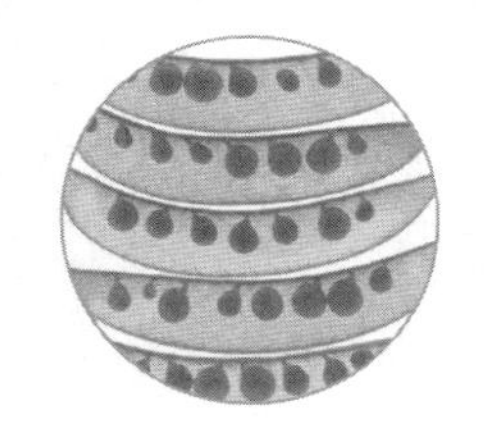
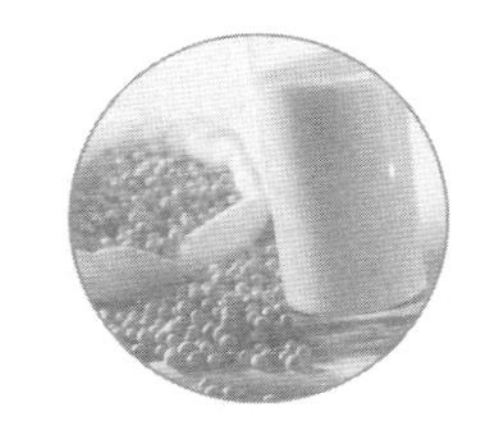
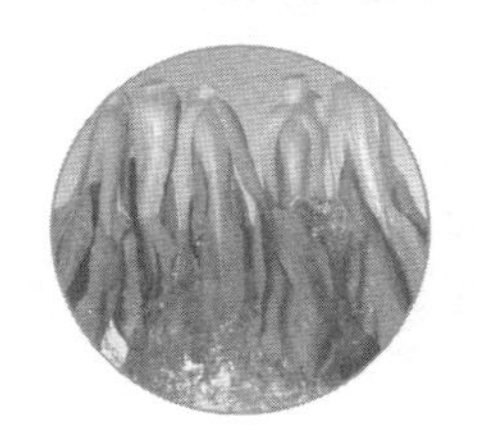
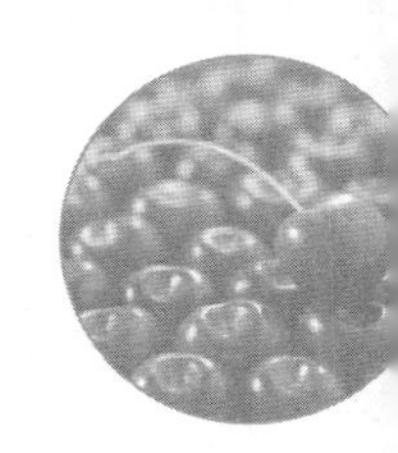

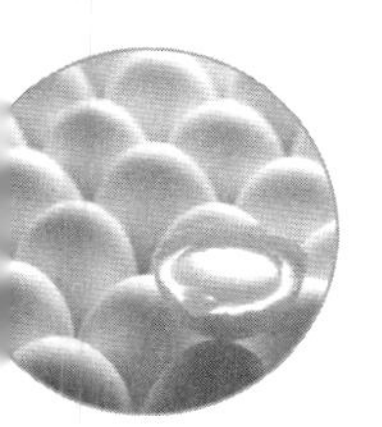
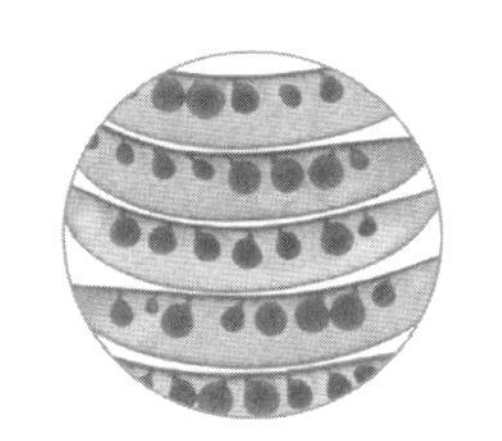
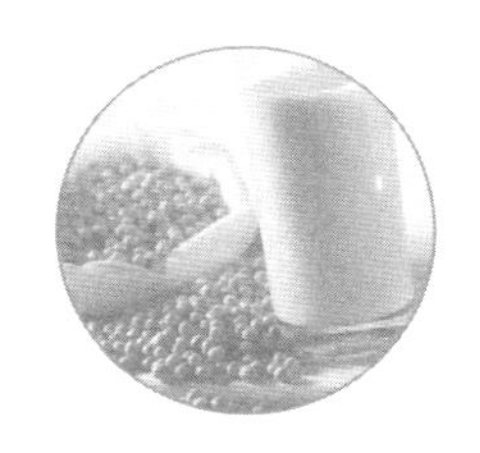
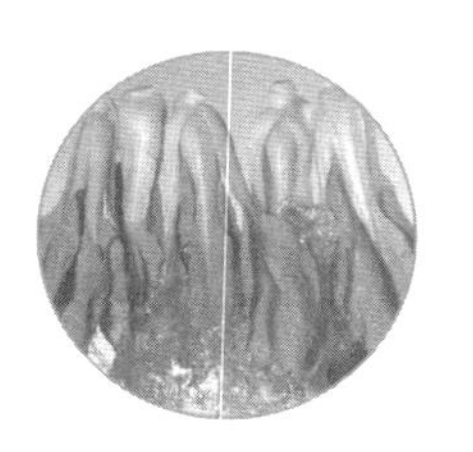
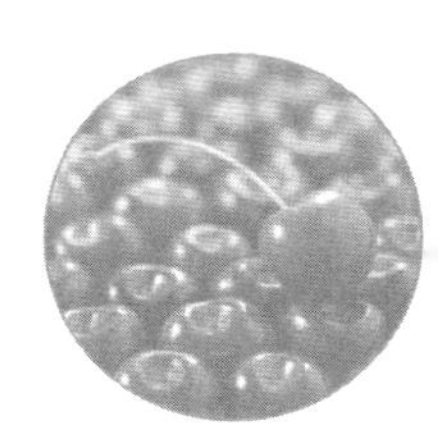

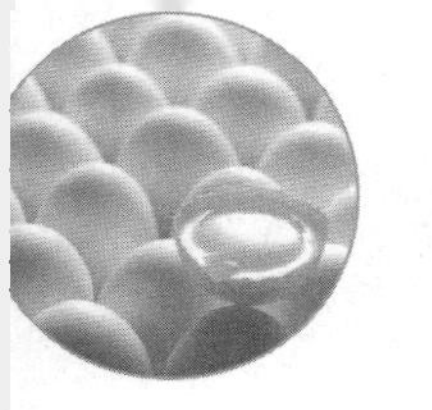
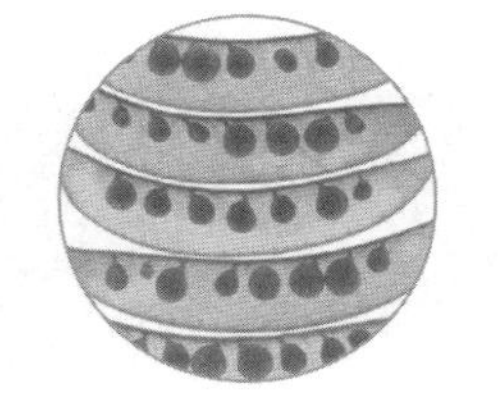
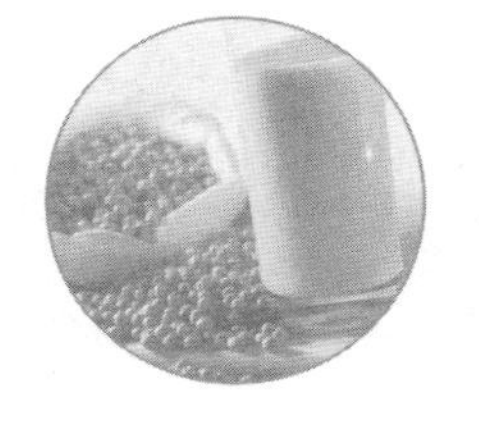
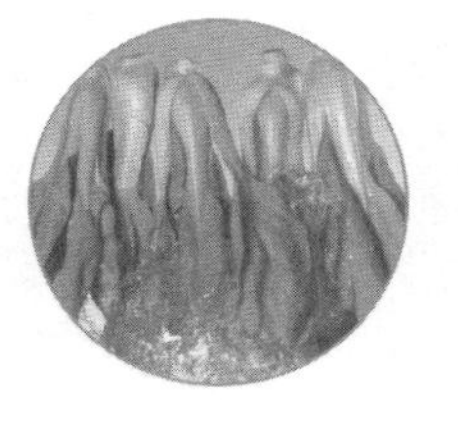
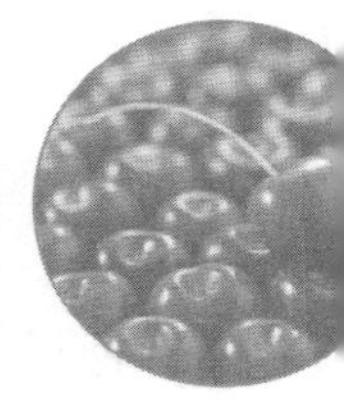

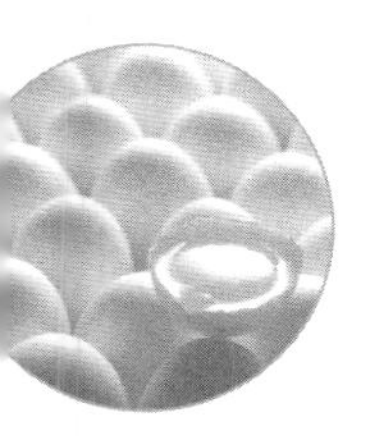
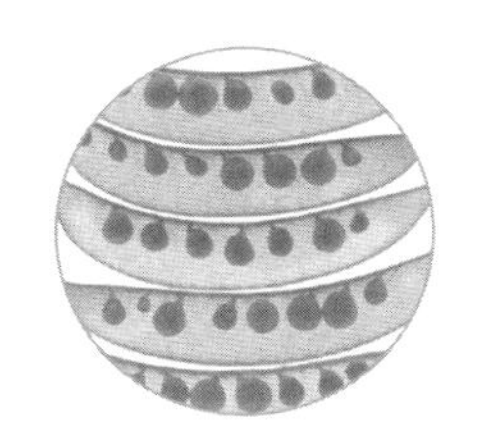
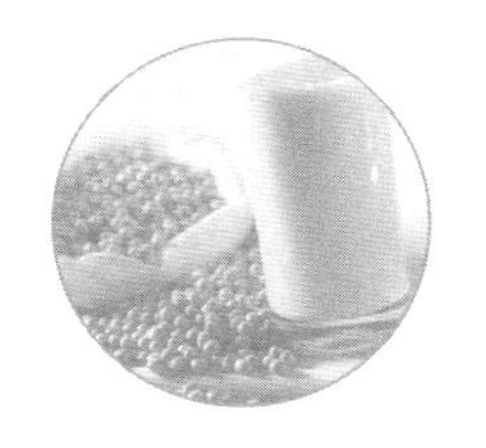
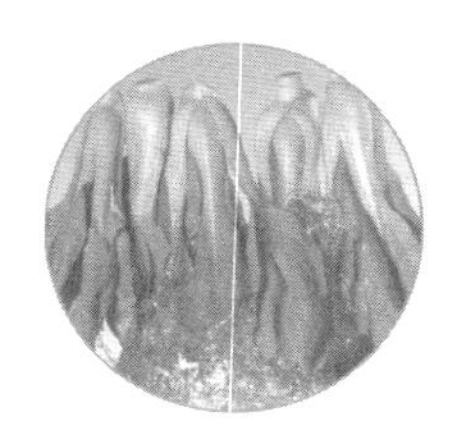
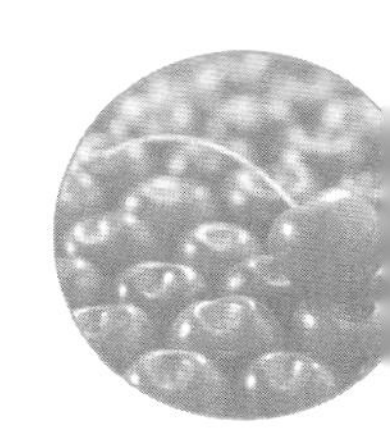

第五章 食物配餐有良方

1.營養配餐

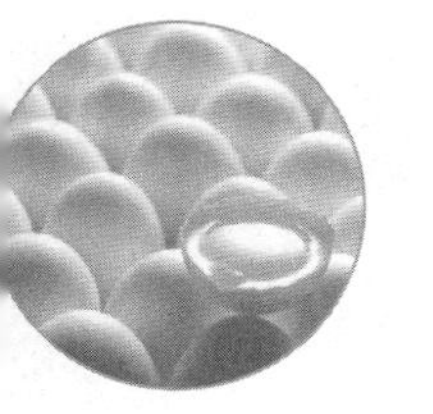
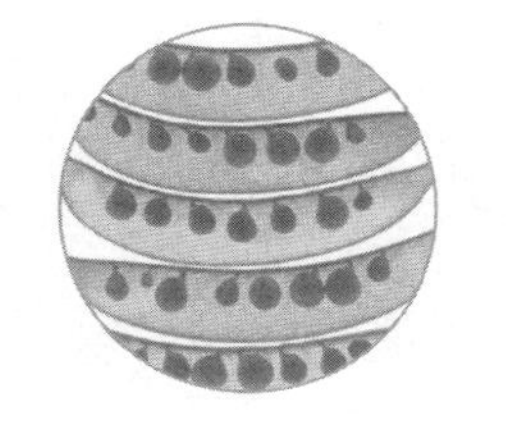
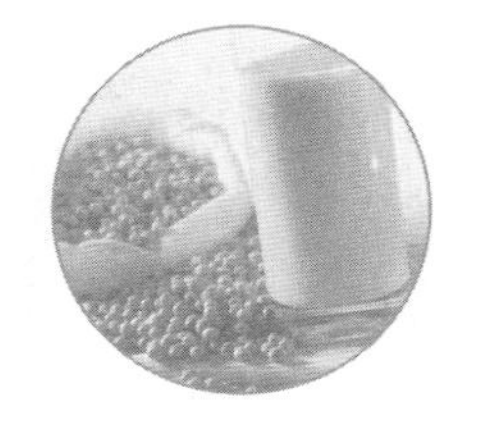
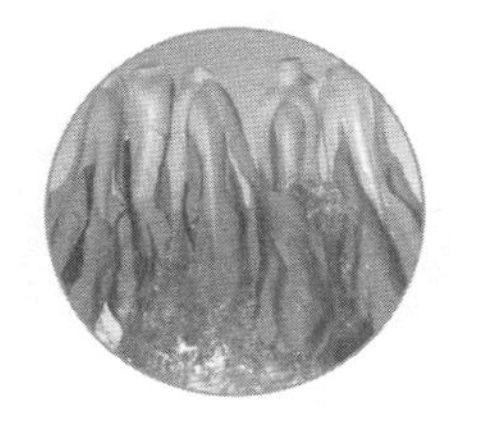
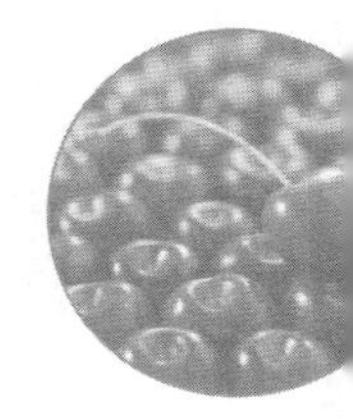

2.保健配餐

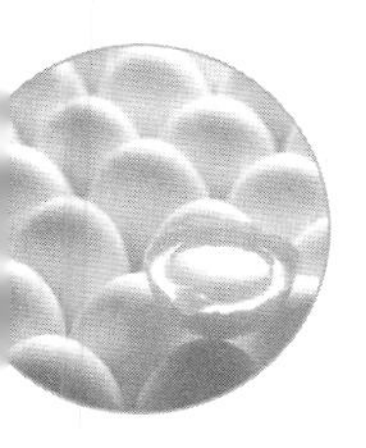
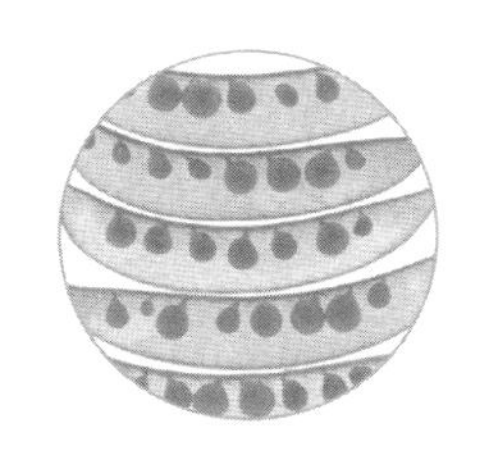
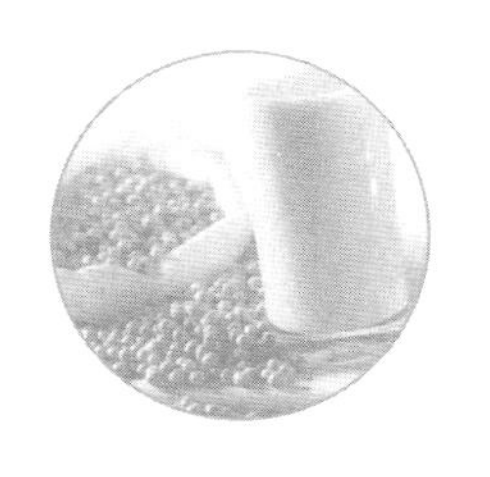
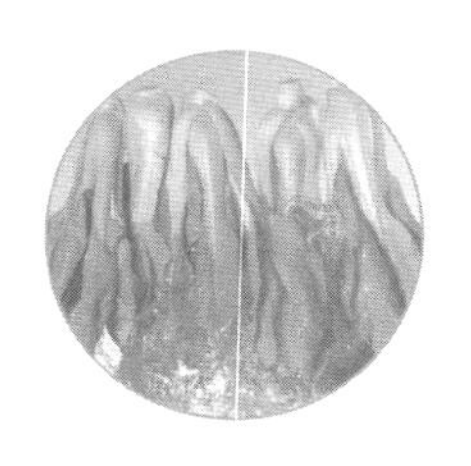
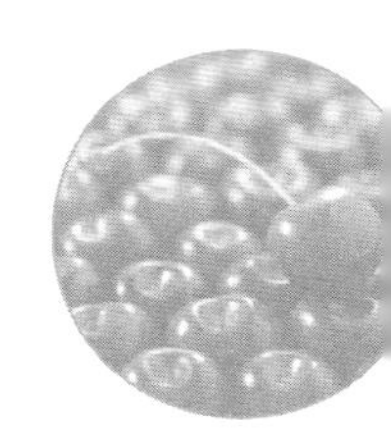

第六章 懂得食物禁忌保健康

1.食物相剋

2.藥食相剋

第七章 趣話食療有妙方

1.飲食文化

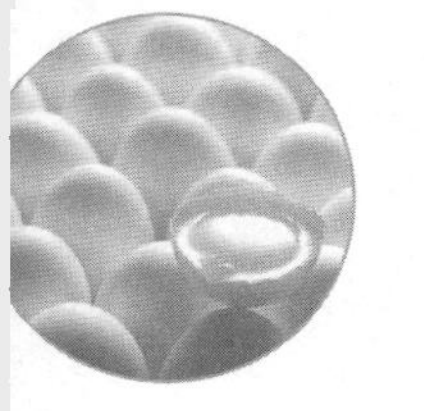
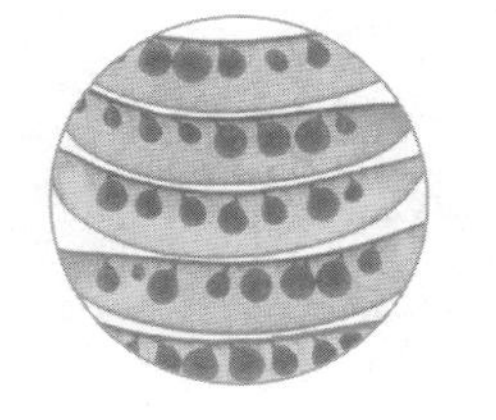
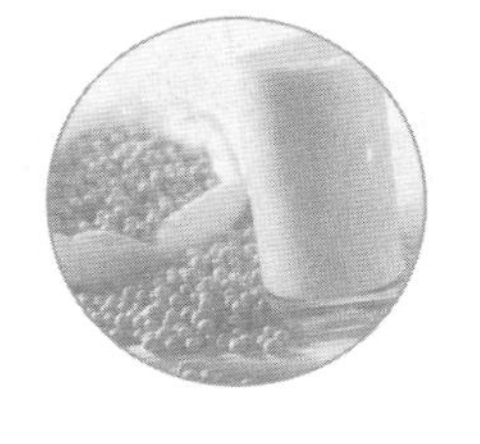
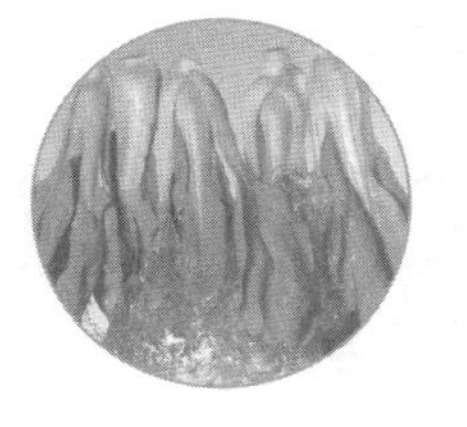
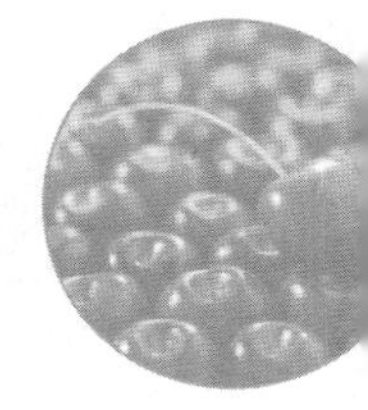

2.食療常識與妙方

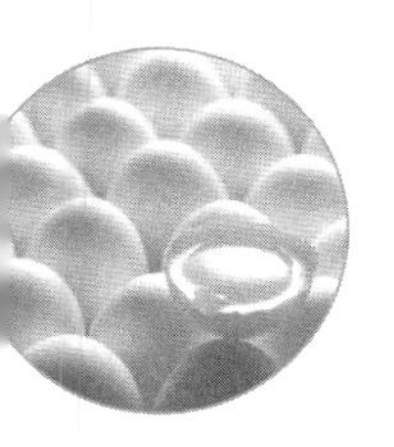
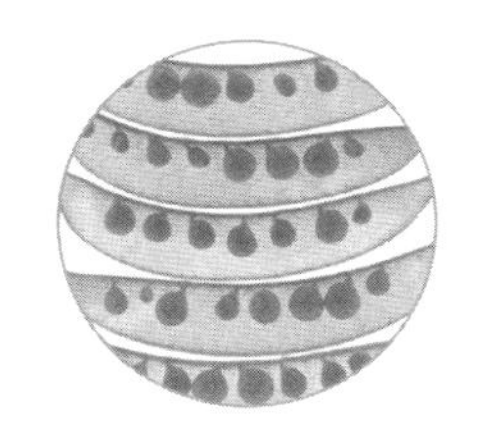
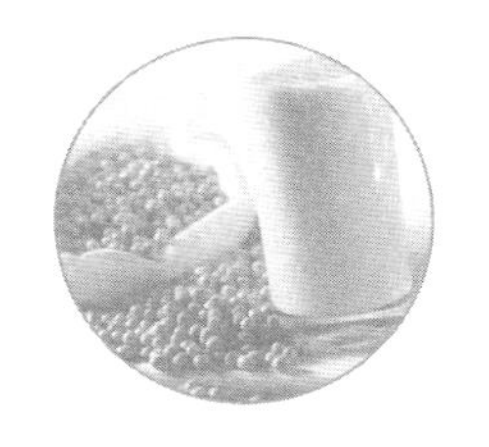
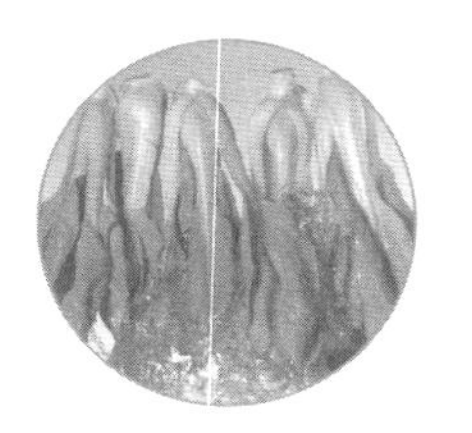
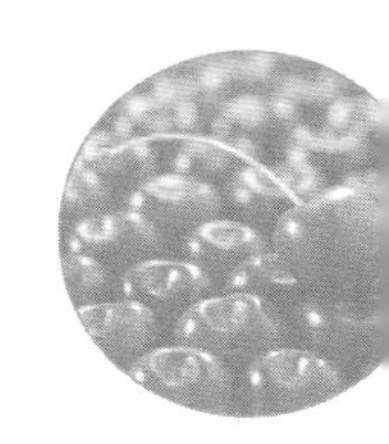

第一章

食物妙用有藥效

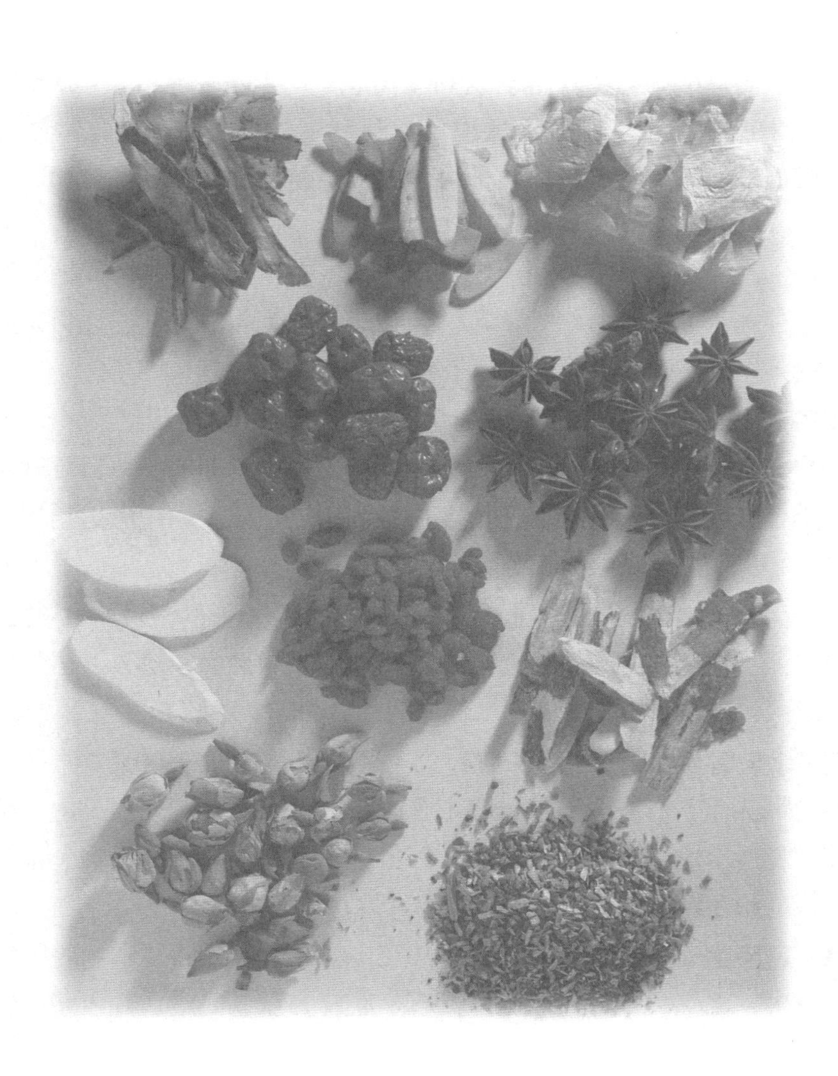

1.糧物類

藥食兩用話蓮子

蓮子是蓮的果實，是一種老少皆宜的食療佳品。據科學家研究，乾蓮子醣類含量高達62%，蛋白質含量高達16.6%，脂肪、鈣、磷、鐵及維生素B_1、維生素B_2和胡蘿蔔素的含量也相當豐富。其實，蓮子作為常見的滋補品，具有很好的藥用功能。用蓮子可以做成多種營養豐富的佳肴和點心，比如用蓮子、百合、銀耳、鵪鶉蛋製作的菜肴能益智安神、補腦補心；而把蓮子和茯苓、山藥、薏米等放在一起熬成的粥不僅色香味佳，還能補脾胃、抗衰老。另外，用蓮子、冰糖、桂花、葡萄、銀耳等製成的蓮子湯更是膾炙人口，深受人們的喜愛。下面是與蓮子有關的食療方。

蓮子粥　蓮子20克，紅糖15克，糯米100克。去蓮心，與糯米一同放入鍋內，加水適量煮粥，待粥快熟時，再放紅糖稍煮片刻即成。每日早晚空腹溫服，四季皆宜。本粥具有補脾止瀉、益腎固精之功效，適用於遺精尿頻、婦女白帶、心悸怔忡、虛煩失眠等。

蓮子百合瘦肉湯　蓮子、百合各30克，豬瘦肉250克，各種調料適量。將豬瘦肉洗淨、切碎，與蓮子、百合同置沙鍋內，加清水適量，煮至熟爛，加調味料即可。分數次食用，每周二次。適用於脾肺氣虛咳嗽之中、老年人。

蓮子燉烏雞　蓮子20克，白果15克，烏骨雞一隻（約500克）。將烏骨雞去毛及內臟洗淨，白果、蓮子研粗末入雞腹內，加生薑、胡椒、蔥、精鹽等調料和適量清水燉至爛熟即可食用，每日一次。此方具有補肝腎、止帶濁的功效。適用於元氣虛憊、赤白帶下及男女性功能低下等。

蓮子龍眼粥　蓮子15克，龍眼肉10克，糯米30克，將蓮子、龍眼肉、糯米同煮為粥。溫熱食。每日二次。具有補心脾，益氣血之功效。適用於失血

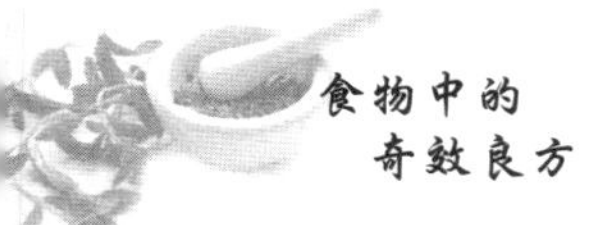

性貧血。

蓮子枸杞蕊 用蓮子250克，枸杞30克，白糖適量。將蓮子用開水浸泡後剝去外皮及蓮心，枸杞用冷水洗淨待用，鍋內加清水，放入蓮子、枸杞煮至熟爛加白糖適量即可食用。本方具有補肝腎、養心血、明目安神的功效，可用於肝、脾兩虛所致之頭暈眼花、食欲不佳、陽痿遺精、婦女白帶、貧血等。

蓮子芡實粥 蓮子仁去皮心30克，芡實仁15克，白茯苓50克，松子（研細）10克，粳米30克。將以上前二味研成末，再入松子、粳米同煮粥，食時加蜂蜜少許。任意服食。有健脾益精固澀之功效。治脾虛泄瀉，常食補五臟、安心神、聰明耳目等。

蓮子紅棗桂圓羹 蓮子50克，紅棗、桂圓各20克，冰糖適量。將蓮子去心，紅棗去核，與桂圓肉一起放入鍋內加水適量，放入冰糖燉至蓮子酥爛即可食用。本方具有補血養心、健脾安神的功效。可用於心脾兩虛所致的頭暈眼花、神疲乏力、心悸怔忡、夜眠不安及神經官能症、貧血等。

蓮子芡實荷葉粥 蓮子60克，芡實60克，鮮荷葉一張，粳米100克。將蓮子用溫水浸泡後去皮、心，芡實去殼，荷葉洗乾淨剪成塊，再將粳米洗淨入鍋加入蓮子、芡實、荷葉及清水適量，旺火燒沸轉文火煮成粥，加入冰糖或白糖調味，每日服二次。此粥具有補中益氣、鎮靜安神、收澀止血之功效，可用於脾虛便溏、體質虛弱、失慮心悸、婦女帶下、遺精、早洩等。（明啟）

芝麻降膽固醇

日本醫學家發現，芝麻中含有芝麻素，對防止體內的惡性膽固醇——低密度脂蛋白（ＬＤＬ）有顯著作用，因而能有效地防治動脈硬化症。臨床試驗將十二例患高膽固醇者分兩組，一組使用防止膽固醇氧化的維生素Ｅ；另外一組用芝麻精製的芝麻素（每天劑量32～65毫克），均連服八周，對飲食、酒類不限制。結果，前一組患者膽固醇值無變化，後一組膽固醇值平均下降8.5%，其中低密度脂蛋白平均下降14%，效果接近抗高血脂藥物。

（王增）

黑豆也能降血壓

日本科學家通過九年的臨床試驗，證實黑豆有降低血壓等效用。

在傳統的中醫藥學裏，黑豆是一種藥材，有利尿、治療感冒、活血和解毒等功效。據《日本農業新聞》報導，日本兵庫縣一家私人醫院的經營者、醫學博士野崎豐，在九年前懷著半信半疑的態度首先進行讓患者飲用黑豆汁治療高血壓的試驗，結果發現黑豆有降血壓的功效。接著，他又用黑豆進行關於治療糖尿病、白髮、過敏症等試驗，結果也都取得了一定療效。

野崎豐解釋說，黑豆中含有大量能降低惡性膽固醇的大豆球蛋白、亞油酸、卵磷脂以及降低中性脂肪的亞麻酸等，這些有用成分能軟化血管、擴張血管、促進血液流通。

（英格）

黑豆治病九方

黑豆也叫黑大豆，為豆科植物的黑色成熟種子，全國各地均產。黑豆甘平，無毒，歸腎、脾、心經。有補腎強身、益陰利水、養血除煩、祛風解毒、抗衰老等功效。黑豆除疾古已有之，這裏為大家介紹幾則民間效驗方。

治失眠　黑豆30克，合歡花30克，小麥（去殼）30克，蜂蜜適量。把前三味藥洗淨，放入鍋中，加水適量，水煎，調入蜂蜜，晚睡前一次服下，每日一劑。

治尿痛尿急　黑大豆30克，滑石末20克，生甘草10克，加水煎，趁熱服下。

治糖尿病　黑豆30克，黃精30克，蜂蜜10克。把黑豆、黃精洗淨，去雜質，一起入鍋中，加入清水1500毫升。浸泡十分鐘，再用小火慢燉二小時，離火後加入蜂蜜攪勻即可。每日一劑，當點心食用，日服二次，每次一小瓶，喝湯吃豆。

治痢疾　黑豆25克，白朮15克，入鍋中炒熟，研末過篩，每次服10克，米湯送服，一天二次。

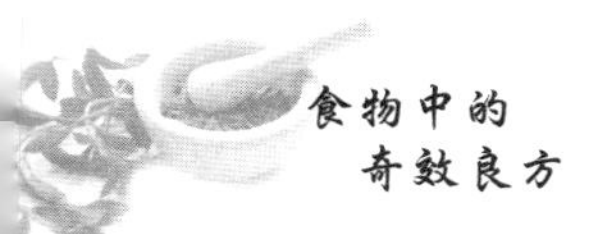

治白髮　用醋把黑豆煮爛取汁，每次10克左右，加熱水洗髮。每晚再食炒黑豆20粒，黑芝麻一湯匙。

治關節痛　黑豆500克，炒熟，研成細末，每次服5克，黃酒送服，三十天為一個療程。一天三次。

治神經衰弱　把黑豆裝入布袋中，布袋當作枕頭使用，有安神作用。

治便秘　把黑豆炒熟研末，用麻油調勻，每次飯前用溫開水送服，每天二次，每次一湯匙。

治陰冷　黑豆20克，淫羊藿15克，乾薑6克，水煎服，每日一劑，早晚分服。

（蘭福森）

食物中的腦黃金

醫學研究揭示：許多食物中含有健腦、補腦的營養成分，堪稱食物中的「腦黃金」。欲增強智力、提高學習成績的朋友，不妨多吃這些食物。現列述如下：

肥肉　含有豐富的磷脂，是構成神經細胞不可缺少的物質。

蛋黃　含有蛋黃素、蛋鹼等腦細胞所必須的營養成分，能給大腦帶來活力。

魚　含有大量的蛋白質和鈣，特別是含有飽和脂肪酸，可分解膽固醇，使腦血管通暢。

大豆　含有豐富蛋白質，每天吃一定量的大豆或豆製品能增強記憶力。

胡蘿蔔　含有比較豐富的胡蘿蔔素，能預防和消除大腦疲勞。

木耳　含有蛋白質、脂肪、礦物質、維生素等，是健腦、補腦佳品。

香蕉　含有豐富礦物質，特別是鉀離子的含量較高，常吃有健腦的作用。

牛奶　含有蛋白質、鈣等，可為大腦提供所需的多種氨基酸。

大蒜　含有大蒜素，有消炎、殺菌作用，還有一定的降血脂和補腦作用。

（張妙玉）

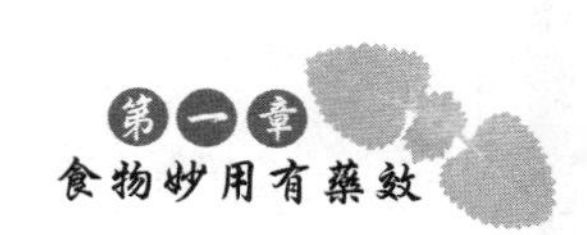

吃小米延衰老

據測定，每百克小米含蛋白質9克，比大米高。脂肪1克，都不低於稻、麥。更可貴的是，小米的維生素十分豐富，一般糧食中不含有胡蘿蔔素，小米卻每百克含0.12毫克，維生素B_1的含量位居所有糧食之首，為大米的五至六倍。小米還含有磷、鐵、鈣及維生素等，每千克小米還含有8微克碘和55毫克銅。對於成年人來說，每天約需吸收1.55毫克的銅，小兒每日0.09毫克／千克。如果人體內銅不足，就會引起血紅蛋白減少而貧血。在人體中，銅主要聚積在肝臟及其他組織的細胞中，因此含銅豐富的小米具有保肝作用。

最近，科學家還發現，許多疾病的發生，不論是瘧疾還是糖尿病，都同細胞膜的結構改變有關。如果給以適量的維生素E，就可以減緩細胞膜的改變，因而使紅血球得到最好的保護。

血液是人體最寶貴的物質，它帶著氧和營養，循環於周身血管，滋潤所有組織。鮮小米粥含有維生素E和多種營養，能直接作用於血液系統，有益心臟、肝臟、內分泌和其他臟器。所以，常喝鮮小米粥，能延緩人的衰老。

小米可單獨熬粥，亦可添加大棗、紅豆、紅薯、蓮子、百合等熬粥。小米磨成粉，可製糕點，香甜鬆軟。

（何易）

苦蕎麥：淨腸之寶

人吃進的是香的、甜的，排出的固體、液體和氣體卻都是腐臭難聞的有害物質，這都是腸道細菌在作怪。人體的有害垃圾來源主要有四個方面：

(1) 吃進有污染的食品、空氣、水，天然食品經過高溫、精加工，90%的營養成份遭到破壞的「垃圾食品」，以及使天然食品中的酶和其他活性物質均被消滅的「死亡食品」；

(2) 食物消化過程產生的垃圾；

(3) 人體新陳代謝、死亡的細胞等；

(4) 超量吃進去的食品。

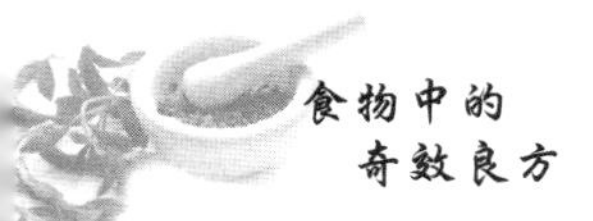

這些垃圾的生成和體內積存是連續的，但排出卻是間斷的。換句話說垃圾生成後要在體內存放一段時間，不是形成一點就排出一點。有些垃圾沒有特殊辦法，會在體內保持很長時間。有的文獻稱：視身體狀況和年齡不同，成年人體內可有3～25千克的垃圾，這3～25千克垃圾並不包含人正常排泄的大、小便，而是指人體內部得不到正常排泄的廢物。這些人體內的垃圾，有的專家稱「是影響人體健康和壽命的罪魁禍首」。有的稱是「人類罹患各種疾病和早衰的首要因素」。人的身體是否健康，很大程度上取決於體內垃圾的多少。要保持健康，首先要把體內的垃圾減下來，保持一個乾淨的身體。人體內垃圾是否減少，要看吃進和排出兩個環節，如果進出平衡，人體內就無垃圾可言了。

為此，我們在日常的飲食上一定要考慮，多食容易吸收更容易排出的食品和飲料。數量上一定要做到吃足而不過量，過量即成毒素。有毒還是無毒不在食物的本身，而在食入的數量，超量了就成為有毒的食物。任何好東西，超過需要量都是有百害而無一利，最好是吃夠了但不過量。我們對某種食物的需要量搞不清時，寧可少吃些。少了還可以再多吃，過量除了傷害身體再無任何好處。

減少體內垃圾的另一方面就是排除垃圾。其實清除體內的垃圾，已經有不少良方妙藥，假定它們的有效性、安全性都和廣告上講的一樣，但還有一個共同的特點，就是價格昂貴，只有少部分人能享用，對大部分經濟不富裕的人而言是消費不起的。我們在尋求大部分人能消費的清除垃圾的方法之前，首先要找到這25千克垃圾存在人體的哪個部位，抓住要害，也許花小錢就能解決主要問題。

國外一名叫拉木爾的醫學博士說：「我們確信無疑，折磨人類90％的重病，其主要原因是便秘和延遲排便。」腸道是吸收營養的器官，同時也是收集、存放、輸送、回收、排出體內垃圾五位一體的器官。腸道不清潔會把垃圾送向全身，腸道清潔又會把全身的垃圾收回來。腸道清潔全身才會有條件乾淨起來。清腸排毒不僅容易做到，而且也是排除體內垃圾的重點，清腸排毒，身體才會健康美麗。方法上建議每周食用一天苦蕎麥和蔬菜，不吃精米和白麵。

苦蕎麥是一種良好的腸道保健佳品。據《本草綱目》記載，「苦蕎麥有降氣寬腸，磨積滯，清熱腫痛，除白濁血滯，脾積泄瀉」的論述，被認為具有實腸胃、益氣力、續精神等功效。俗言「一年沉積在腸胃者，食之亦消去也」，在民間有「淨腸草」的美稱。苦蕎麥中膳食纖維含量1.6%，而精米、白麵只有0.4%～0.6%，玉米是1.5%，苦蕎麥是最高的。大多數蔬菜90%是粗纖維素，這些纖維素在腸內吸水膨脹，對清除體內垃圾、防治便秘十分有利。經常食用蕎麥對預防大腸癌和肥胖症也十分有益。

苦蕎麥富含硒。硒的金屬結合力很強，能與人體內有毒的金屬汞、鎘、鉛等形成金屬蛋白複合物而解毒，故而有較好的防毒防癌功效。

硒通過增強穀胱甘肽過氧化酶的生物活性，能夠阻止脂質過氧化物反應，從而保護細胞組織，避免因受到氧化而損傷，及時清除體內垃圾，從而抗病強身，延緩衰老。苦蕎麥的醫藥價值很高，被譽稱為「三降」（降血壓、降血糖、降血脂）糧食。

人體血液中含硒量降低，會導致體內清除自由基功能減退，造成有害物質沉積、增多，血管壁變厚，血管彈性變低，血流速減緩，血壓升高，供氧功能下降，從而誘發心腦血管疾病的發生。

苦蕎麥的營養價值也是高於其他穀物的，人體必需的八種氨基酸和兩種半必需氨基酸及人體所需的微量元素，可以說是含量最足，比例合理，容易吸收，是強身健體的最佳食品。以雞蛋蛋白質標準模式的化學得分法（或稱氨基酸評分法）評分所得，分別是小麥粉35分；黃豆粉和玉米粉各為40分；苦蕎麥粉為55分。不過品質好的苦蕎麥的產地卻不多，就土壤含硒來說，全國二十二個省，2%的可耕地面積缺硒，這些地方生產不出富含硒的苦蕎麥。28%高含硒地區，且適宜苦蕎麥生長的海拔二千公尺以上的地方更是為數不多。所以購買苦蕎麥一定要注意產地，不然就達不到預期的保健療效。

蕎麥粉中含有大量的黃酮類化合物，尤其富含蘆丁。蘆丁具有多方面的生理功能，能維持毛細血管的彈性，降低其通透性及脆性；促進細胞增生和防止血細胞的凝集，還有降血脂、擴張冠狀動脈、增強冠狀動脈血流量等作

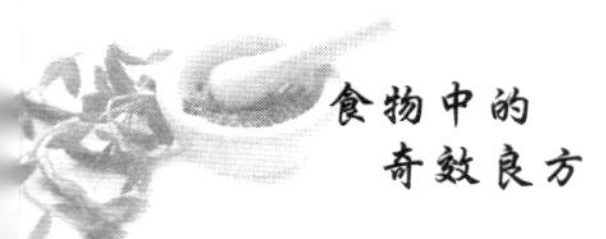

用。蕎麥粉中所含豐富的維生素有降低人體血脂和膽固醇的作用，是治療高血壓、心腦血管病的重要輔助藥物。

臨床觀察發現，糖尿病人食用蕎麥後，血糖、尿糖都有不同程度的下降，很多輕度患者單純食用苦蕎麥即可控制病情；同時發現有高脂血症者，食用苦蕎麥後，膽固醇、三醯甘油均明顯下降。

在食用苦蕎麥粉的同時多食用各類蔬菜、瓜果，因蔬菜富含纖維素，又是鹼性食品，既可使人有吃飽的感覺，又能使體內保持酸鹼平衡，加強清腸排毒的作用。

本文提出的經個人驗證而有效的食療保健方法，不只是對患糖尿病的人們是一個好的食療驗方，且對於健康者特別是老年人，可以說是一個簡便易行的解毒祛病，強身健體，延年益壽的「靈丹妙藥」。

(1) 純屬食療，安全可靠，絕無毒副作用，也不會產生治療便秘對某些藥物的依賴性；

(2) 苦蕎麥營養成分高於其他穀物，少吃主食也不會造成營養不良；

(3) 食用苦蕎麥，要求數量不多，每天食用150～250克即可，食用方法不拘，只要做成熟食即可，方便易行；

(4) 價格便宜，營養實惠，人人都能買得起。

總之，改進飲食，堅持運動，清腸排毒，健康美麗。美得安全、自然、實在、持久、美得幸福、快樂！藥物做不到的事情，食療完全可以做到，何樂而不為呢？

需要提醒的是，蕎麥不宜多食，多食令人昏眩，脾胃虛寒者禁用。《食鑒本草》記載：「同豬肉同食，落眉髮；同白礬食殺人。」（芳洲）

具有降血糖的食物

一般說來，控制飲食是降低糖尿病患者血糖的主要措施。現介紹幾種能降低血糖的食物。

空心菜　其性寒味甘，可治鼻衄、癰腫。紫色空心菜中含胰島樣成分，

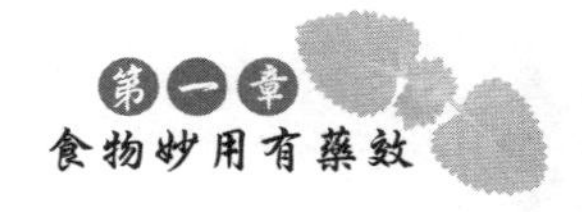

可作為糖尿病患者之菜肴。

胡蘿蔔 其性味甘平，能健脾化滯、滋腎壯陽。含胡蘿蔔素、維生素等多種成分，和一種無定形的黃色成分。人體攝入後，有明顯的降血糖作用。

洋蔥 含有維生素A、維生素B_1、維生素B_2、維生素C等，並有殺菌作用，能抑制高脂肪膳食引起的血漿膽固醇升高，適用於糖尿病合併動脈硬化者食用。

薏米仁 味甘淡，含蛋白質、維生素B_1及多種氨基酸，具有健脾、清熱、化濕、止瀉、利尿作用，而且可降血壓、降血糖，尤其適用於以尿多為主要症狀或伴有高血壓的糖尿病患者。

蘑菇 其性味甘涼，含有多種氨基酸及維生素，體型清瘦的糖尿病者宜服之。

黑芝麻 其性味甘平，能補肝腎、潤五臟。實驗觀察發現，給大鼠口服黑芝麻後可降低血糖，增加肝臟及肌肉內糖原含量。適用於糖尿病之肝腎陰虛者，而便溏者不宜服用。

鱔魚 其性味甘溫，能補虛損、除風濕、療痔血，是民間治療糖尿病的單方，日服150克可降血糖，適用於老年性糖尿病患者。

柚 其味甘酸，性寒，具有抗炎、解酒作用。其新鮮果汁中，含有胰島素成分，能降低血糖。

核桃 其味甘，性溫熱，能補腎固精、溫肺定喘、潤腸通便。取核桃葉，煎汁後口服，有加速體內糖的同化、降低血糖的作用，適用於老年性糖尿病患者。

蜂乳 含有豐富的果糖、葡萄糖、脂肪、氨基酸、維生素等，能增強機體抵抗力，促進生長。血糖相對穩定的糖尿病患者可試服之。

從醫學角度而論，上述食物具有寒熱溫涼的藥性，可作藥用。糖尿病患者必須結合自己的陰陽盛衰、寒熱偏頗加以選用，唯有如此，才能取得更好的降糖作用。

（鄭青前）

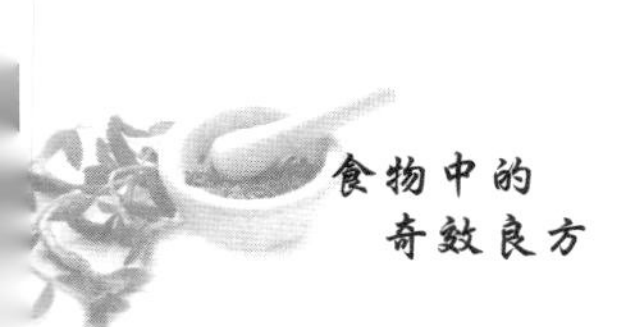

對心血管有益的食物

海帶　海帶內含大量的不飽和脂肪酸，能清除附著在血管壁上的膽固醇，海帶中的食物纖維，能調順腸胃，促進膽固醇的排泄，控制膽固醇的吸收；海帶中鈣的含量極為豐富，能降低人體對膽固醇的吸收，降低血壓。這三種物質協同作用，其降血脂效果極好，有很高的食療價值。

甘薯　富含醣類、胡蘿蔔素和維生素C，能供人體大量膠原及黏多醣類物質，這類物質保持人體動脈血管的彈性，保持關節腔的潤滑，防止腎臟結締組織萎縮，避免膠原症的發生。常吃甘薯對防治心血管脂肪沉著、動脈粥樣硬化、減少皮下脂肪等均有裨益。

洋蔥　含能刺激血溶纖維蛋白活性成分，還是目前所知唯一含前列腺素的植物。洋蔥具有擴張血管、降低週邊血管和心臟、冠狀動脈的阻力，對抗體內兒茶酚胺等升壓物質以及促進鈉鹽排泄等作用。有研究表明，一般冠心病患者，每日食用50～70克洋蔥，其作用比降血脂藥還要強。

大蒜　大蒜精油中含硫化合物的混合物，對血脂過高症有明顯的防治作用，並可減少冠心病的發生和血栓的形成。

生薑　生薑中的油樹脂與膽酸螯合物，能阻止膽固醇的吸收並增加排泄，生薑中的辛辣和芳香氣體揮發油，具有增加血液循環和防止血液凝固的作用。

茄子　富含多種維生素，紫色茄子還含維生素P。常食茄子可使血清膽固醇不致增高，茄子纖維已含皂草苷，可提高微血管彈性，有利於心血管疾病的防治。

胡蘿蔔　含有豐富的維生素A原及多和營養物質，還含有槲皮素、山奈酚等，能增加冠狀動脈血流量，降低血脂，促進腎上腺素合成，因此胡蘿蔔具有降血壓、強心等效能。

山楂　含三萜類和黃酮類成分，具有降低血清膽固醇和降壓作用。山楂中的槲皮黃苷、金絲桃苷等，又有擴張血管、促進氣管纖毛運動以及排痰平喘之功能，加強毛細血管韌性，促進甲狀腺功能，減低血清膽固醇濃度，調

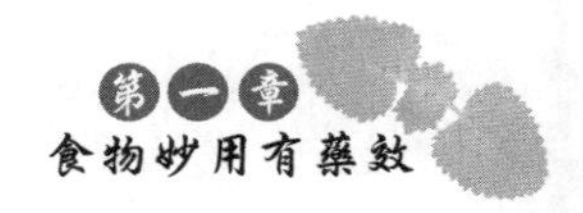

整膽固醇與磷脂比值等，因此對防治動脈硬化，改善心肌功能及削減脂肪等，均有效益。

芹菜　除富含多種維生素和礦物質外，還含有揮發油、甘露醇等，具有健胃、利尿、降壓、鎮靜等作用。

藻類　紫菜、海蜇、石花菜等，含有豐富的礦物質和多種維生素，尤其是它們所含的褐藻酸鹽類具有降壓作用，澱粉類的硫酸脂為多醣類物質，具有降脂功能。

（祝建材）

防治冠心病的食物

對於冠心病患者，除了藥物治療外，還應該注意採用食物療法。因為膳食與高脂血症、高血壓、肥胖症等之間有非常密切的關係，這些均會對冠心病的痊癒帶來不良影響。因此，冠心病的飲食選擇是很重要的。

冠心病患者在日常飲食中應注意選擇以下具有降低血脂、血壓和膽固醇作用的食物。

十六種降脂降壓食物

燕麥　含蛋白質15%、脂肪9%，且富含亞油酸、燕麥膠和可溶性纖維，常食可降低膽固醇，可使過高血糖下降。

玉米　具有抗血管硬化的作用，脂肪中亞油酸含量高達60%以上，還有卵磷脂和維生素 E 等，具有降低血清膽固醇，防治高血壓，動脈硬化、防止腦細胞衰退的作用，有助於血管舒張，維持心臟的正常功能。

蕎麥　含有蘆丁、葉綠素、苦味素、蕎麥鹼以及黃酮物質。蘆丁具有降血脂降血壓的作用，黃酮類物質可以加強和調節心肌功能，增加冠脈的血流量，防止心律失常等。

大豆和花生　大豆及豆製品含有皂角鹼和纖維素，具有減少體內膽固醇的作用。花生含有多種氨基酸和不飽和脂肪酸，經常食用，可防止冠狀動脈硬化。

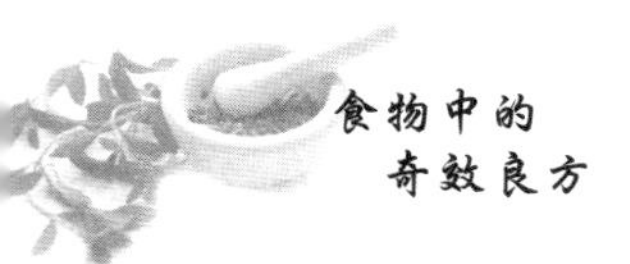

洋蔥　含有刺激溶纖維蛋白活性成分，能夠擴張血管，降低外周血管和心臟冠狀動脈的阻力，能夠對抗體內兒茶酚胺等升壓物質及促進鈉鹽排泄等作用。實驗證明，冠心病患者每日可食用100克洋蔥，其降低血脂作用較好。

生薑　主要含有薑油，薑油中的有效成份能阻止膽固醇的吸收，並增加膽固醇的排泄。生薑中的薑醇、薑烯、薑油萜、薑酚等，可促進血液循環。

大蒜　含有大蒜精油，精油中含有硫化合物的混合物，對血脂過高有明顯的降脂作用，大蒜還具解毒功能，每日食用大有好處，除消炎解毒外，還有預防癌症的功能。

甘薯　含有豐富的醣類、維生素C和胡蘿蔔素，可提供大量的黏多醣和膠原物質，這類物質能有效的維持人體動脈血管的彈性，保持關節腔的潤滑，防止腎臟結締組織萎縮。常吃甘薯能防止脂肪堆積，動脈硬化等。

茄子　含有豐富的維生素，紫色茄子還含有維生素。常吃茄子可以防止膽固醇升高，茄子纖維中含有皂角鹼，可增加微血管的彈性。

胡蘿蔔　含有豐富的胡蘿蔔素和多種營養素，實驗證明可增加冠狀動脈血流量，降低血脂，促進腎上腺素合成，因此具有降血壓、強心等效能。

芹菜　主要含有揮發油，甘露醇等，具降壓、鎮靜、健胃、利尿等作用。

韭菜　含有豐富的纖維素，揮發性精油和含硫化合物，能夠促進腸蠕動，減少膽固醇的吸收，具有降血脂的作用。

菇類和食用菌　蘑菇等食用菌富含蛋白，低脂肪，不含膽固醇，具有明顯的降脂降壓作用。黑木耳能夠防止血栓形成，防止動脈硬化和冠心病。

藻類　海帶、紫菜、海蜇、石花菜等，均含有豐富的礦物質和多種維生素，尤其是褐藻酸鹽類具有降壓作用；澱粉類的硫酸酯具有降脂功能。

山楂　含有三萜類黃酮、金絲桃鹼等成分，具有降低血清膽固醇、降壓作用，又有擴張血管，促進氣管纖毛運動、排痰平喘功能。

茶葉　經常飲茶能夠加強毛細血管韌性，促進甲狀腺功能，降低血清膽固醇濃度，調整膽固醇與磷脂比值等，能夠防治動脈硬化，增強心臟收縮，增快心率，改善心肌功能。

冠心病食療方

韭白粥　韭白30克，粳米100克。用武火燒沸後，轉用文火煮至米爛成粥。每日二次，早、晚餐食用。

玉米粉粥　玉米粉50克，粳米100克。粳米洗淨，用文火煮至九成熟，將玉米粉糊倒入，繼續用文火煮一會兒成粥。每日二次，早、晚餐食用。

木耳燒豆腐　黑木耳15克，豆腐60克，蔥、蒜各15克，花椒1克，辣椒3克，菜油適量。下菜油和豆腐，煮十幾分鐘，再下黑木耳翻炒，最後下辣椒、花椒、蔥、蒜等調料，炒勻即成。

芹菜紅棗湯　芹菜根5個，紅棗10個，水煎服，食棗飲湯。每日二次。

山楂玉米麵粥　紅山楂5個，去核切碎，用蜂蜜一匙調勻，加在玉米麵粥中服食。每日服一～二次。

海帶粥　水發海帶25克，與粳米同煮粥，加鹽、味精、麻油適量，調味服食。每日早晨服食。

菊花山楂飲　菊花、生山楂各15～20克，水煎或開水沖浸，每日一劑，代茶飲用。

檸檬玉米麵粥　檸檬一個，切成片，用蜂蜜3匙漬透，每次五片，加入玉米麵粥內服食。每日服二次。

海藻黃豆湯　昆布、海藻各30克，黃豆150～200克，煮湯後加適量調味品服食，適用於冠心病、高脂血症、高血壓患者食用。

大蒜粥　紫皮蒜30克，剝皮後置沸水中煮一分鐘後撈出蒜瓣，再將粳米100克煮粥，待粥煮好後，將蒜瓣再放入粥中略煮。可早晚食用。（王壯凌）

健腦睿智的食物

科學研究表明，豬腦、魚腦等動物腦有助於人體大腦細胞發育；麥芽、雞蛋等是補充大腦蛋白質、磷和鈣的營養食品；穀氨酸是人體大腦需要的成分，在鮮肝、鮮奶中含量較高。這些都是使人聰明的食品。

下面具體介紹二十八種具有健腦和增強記憶功能的食物，有興趣的可結

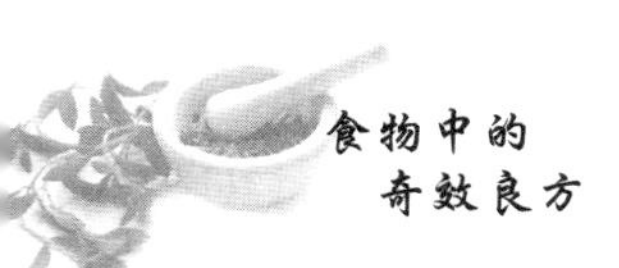

合自己的情況合理選用。

牛奶　最平和的健腦益智佳品

牛奶是補虛、益胃生津的佳品，具有很高的營養價值，改善腦功能的作用也十分明顯。牛奶為完全蛋白質食品，含八種人體必需氨基酸，尤以植物蛋白質所缺乏的蛋氨酸和賴氨酸更為豐富。牛奶蛋白質中40%為乳酪蛋白，此外還有能溶於水的乳清蛋白，牛奶乳清蛋白的含硫量比例相當於雞蛋清。牛奶中含5%的乳糖，乳糖是由一個分子葡萄糖和一個分子乳糖構成。半乳糖是最易被人體吸收的單醣類，對腦髓和神經的形成和發育具有重要作用，能促進人體對鈣的吸收。牛奶脂肪中膽固醇含量比肉類、蛋類都低，每百克僅含13毫克，不但不會引起人體膽固醇增高，而且具有降低體內膽固醇的作用。牛奶的含鈣量也很高，奶油中尚含維生素A和D，這些都對大腦頗有裨益。

雞肉與雞蛋　日常生活離不了的滋補品

雞肉有溫中益氣、補精添髓、補虛益智的作用。每百克雞肉中含有蛋白質23.3克，脂肪1.2克，鈣13毫克，磷190毫克，鐵1.5毫克，以及維生素B_1、維生素B_2、維生素A、維生素C、維生素E等，是青少年、腦力勞動者、年老體弱者的理想健腦食物。

雞蛋所含14.7%的蛋白質中，主要為球蛋白，包括人體必需的八種氨基酸，與人體蛋白質成分相近，吃進後的吸收率為99.7%，幾乎全部吸收。雞蛋中的蛋黃更是健腦的精品，脂肪含量為11.6%，這種脂肪極易被人體消化吸收。蛋黃中還含有多量的卵磷脂、三醯甘油、膽固醇和蛋黃素。卵磷脂被消化之後，可釋放出膽鹼，膽鹼進入血液，很快就會到達腦。美國科學家研究發現，膽鹼進入大腦後，與腦中的醋酸結合生成乙醯膽鹼。而乙醯膽鹼是大腦在活動時必不可少的介質，膽鹼的大量缺乏能干擾大腦的工作。故含有膽鹼的食物對提高腦的效率和增進人的記憶力大有裨益。因此人們要想保持良好的記憶力，不必去尋找藥物，只需有計劃地吃一些蛋黃就可以了。

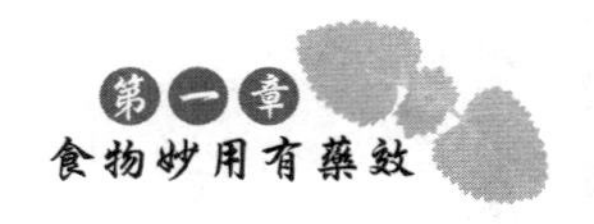

大豆及米穀　最傳統的益智健腦食品

大豆是傳統的補益食品，具有益智、抗衰、美容等功效。中醫古籍記載，常食用大豆，可以「令人強壯，容貌鮮麗，不易憔悴」。在糧食中，大豆的蛋白質含量最高，一般為30%～40%，其中黑大豆達50%以上。1千克黃豆的蛋白質含量相當於1千克豬瘦肉、1.5千克雞蛋、6千克牛奶的蛋白含量。大豆中所含的蛋白質不僅量多，而且質好，其中氨基酸的組成與人體的需要比較接近，比例類似於動物蛋白，因此有「植物肉」、「綠色乳牛」的美稱。豆類食品所含的氨基酸與穀物類食品所含的氨基酸有所不同，如穀類中較缺的賴氨酸，在大豆中的含量卻很高。因此，米豆或麵豆混合食用，可相互補充作用。

芝麻被《名醫別錄》列為上品，並稱「八穀之中，唯此為食」。有黑白兩種，性能大致相同。芝麻的功用，歷代評價極高。《神農本草經》說它主治「傷中虛羸，補五內，益氣力，長肌肉，填髓腦」。芝麻的蛋白質含量高於肉類，每百克芝麻中含蛋白質21.9克，含鈣568毫克，是牛奶的二倍以上，而鐵質含量尤為驚人，每百克可高達50毫克，是任何食物無法與之比美的。芝麻中含有豐富的卵磷脂、B族維生素和脂溶性維生素E、維生素A、維生素D等。對補益腦髓，延緩大腦的衰老，促進腦神經的活力具有積極作用。

黑糯米原產貴州省惠水縣，現全國各地均有引種，畝產可達350千克左右。黑糯米以豐富的營養成分和珍貴的藥用價值馳名中外，被譽為「黑珍珠」，它具有補腦、健胃、補血、烏髮等多種功能。研究表明，黑糯米中的色素具有很好的營養滋補作用。

小米營養豐富，含有較多的蛋白質、脂肪、鈣、鐵、維生素B_1等營養成分，被人們稱為健腦主食。從醫療角度看，小米還有防治神經衰弱的作用。

魚類　游進我們智慧海洋的鮮美大餐

各種魚對我們的大腦功能都有促進作用。生活在水中的魚和貝類，含有較多的不飽和脂肪酸，這些不飽和脂肪能夠參與製造腦細胞，而且蛋白質、維生素、微量元素的含量也很高，可以促進大腦的活動。魚鱗中所含的健腦

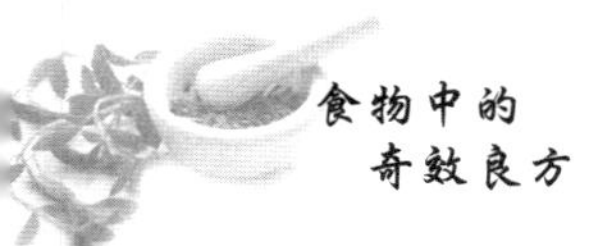

成分高於魚肉，尤其是無機元素如鈣、磷的含量更高。魚鱗含有較多的卵鱗脂和多種不飽和脂肪酸，是構成神經細胞膜的重要物質。魚鱗的吃法是：刮下鱗片，洗淨、搗碎，用文火熬成膠狀，切成塊，食用時加醋、蔥、薑等作料拌和，味道鮮美。

墨魚其味鮮美，為名貴海味。墨魚鮮肉含蛋白質13%，脂肪甚少，還有一定量的醣類、無機鹽、維生素等。此外，肉中含多肽類物質，每百克乾品含蛋白質68.4克，鈣290毫克，磷776毫克，鐵5.8毫克，且含豐富的碘質。中醫認為墨魚具有強智、滋陰、養血、養氣等功能。從事腦力勞動的人，銅和鐵的需求量較多，一旦銅和鐵的需要量得到滿足，就能增強其思維能力。而墨魚中銅和鐵含量較多。

動物肝臟　讓思路敏捷的鐵質補品

動物肝臟和腎臟等，都含有較多的鐵質。鐵質是組成紅血球的成分。鐵質供應充足，紅血球運輸氧的功能就活躍，大腦就可以得到充足的氧氣，使思路敏捷，記憶力強。青少年是血液總量猛增的時期，所以要多吃一些豬肝。但據衛生防疫部門調查證實：馬、驢、豬、雞和兔等動物內臟，都能感染、傳播、攜帶Ｂ型肝炎病毒。Ｂ肝病毒的存活能力很強，要煮沸10分鐘後才能殺滅，為了預防乙肝等傳染病的發生和流行，動物內臟不宜生炒吃。

蔬菜　綠色食品引發我們的頭腦革命

吃豆芽菜，可以使我們體內得到豐富的維生素C。現代植物學家認為，任何植物處在種子時期，體內幾乎不含維生素C，但當它開始發芽時，植物便開始製造營養素，開始發芽後的約二至三日，這種合成能力達到最高值，然後又逐漸降低，因而吃出芽二至三日的豆芽菜，可獲得較多維生素C，達到健腦明目的。

芹菜有水、旱兩種，性能相近，但旱芹菜香氣更濃，食之為常。民間傳說芹菜是健腦的良藥。《神農本草經》謂其能養精益氣，開竅明目。西方人則譽之為大腦的強壯劑，神經衰弱的特效藥。芹菜中含有維生素A、維生素

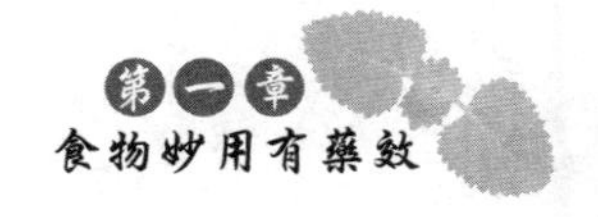

C，尤其含B族維生素和維生素E更為豐富，還含有較多的鈣、磷、鐵等礦物質，這些對大腦頗有益處。

菠菜被稱為維生素的寶庫，含有極為豐富的維生素A、維生素C、維生素B_1、維生素B_2和鐵質。菠菜又是「綠色的精靈」，含有豐富的葉綠素。葉綠素具有健腦益智的功效。

黃花菜被人們稱之為健腦菜。它具有使人安定精神的功效。在蔬菜當中，黃花菜的營養價值名列前茅。蛋白質、脂肪、鈣、鐵的含量是菠菜的15倍，含維生素B_1也很多。

胡蘿蔔　「小人參」大滋補

胡蘿蔔含有以維生素A為主的多種維生素和胡蘿蔔素，一個分子的胡蘿蔔素可結合二個分子的維生素，還含有鈣、磷、銅、鐵、氟、錳、鈷、硼等礦物質元素，對大腦極為有益。

菌類食品　風靡世界的益智健腦食品

木耳的益智健腦作用，在《神農本草經》中就有記載，稱其「益氣不饑，輕身強智」，是一種非常名貴的滋補品，它含有17種氨基酸和多種維生素，人稱菌中之冠。每500克含蛋白質25克、脂肪3克、醣類395克、鈣1.9克、核黃素0.7毫克。

金針菇又叫金菇，因為它的菌柄細長，呈鵝黃色，故用「金針」形容。新鮮金針菇具有高蛋白、低脂肪、多醣的特點。據測定，每百克金針菇含有蛋白質26.81克、脂肪1.56克、醣類58.43克。此外，還含有18種氨基酸和鈣、鐵、磷等元素、維生素等。其中氨基酸中的賴氨酸和精氨酸有加強記憶、開發智力的作用。金針菇肉質脆嫩，營養豐富，可炒、可燒、可涼拌，滑嫩爽口，味道極佳，很受人們青睞。

紅糖　鈣、B族維生素及鐵的家族

當孩子習慣食用甜點或對甜食有喜好時，從養腦的角度，我們推薦的是

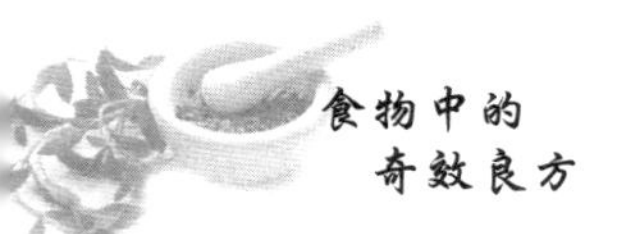

紅糖，而不是白糖。紅糖加工程序不多，較接近自然糖分，不僅含有包括鈣在內的微量元素，還含有維生素類營養食物。據研究發現，紅糖中所含的鈣是所有糖類中最高的，這對大腦十分有益。紅糖還含有較多的鐵，對人體有補血作用；紅糖也含有少量的B族維生素，當體內對糖質進行分解，合成以使之成為能夠利用的形式的時候，也發揮極重要的作用。所以日本營養學家提出，停食白糖是使智力發達的前提，適量吃含鈣豐富的紅糖可以健腦。

蜂蜜和鵪鶉　健腦作用可不小

蜂蜜含有多種營養成分，主要是果糖、葡萄糖、蔗糖、麥芽糖、蛋白質和氨基酸，轉化酶、還原酶、氧化酶、過氧化氫酶、澱粉酶、有機酸、乙醯膽鹼、維生素（A、B_1、B_2、C、D、K）、煙酸、泛酸、葉酸，生物素及銅、鐵、錳、鎳等。食用蜂蜜，可以兌開水沖飲，也可以做成各種飲料飲用。青少年最好不食用蜂乳、蜂王漿及其製劑。因為內中所含的激素種類成分較多，其中的促性腺激素會導致兒童性早熟，因此不宜食用。

鵪鶉屬於脊椎野禽動物鳥類科。中國各地草原及半山區均有分布。《本草綱目》謂其「肉甘平無毒，補五臟，益中續氣，實筋骨，耐寒暑，消結清熱」，鵪鶉肉和蛋不僅味美，而且是營養豐富的食品，《食療本草》認為，食用該種食物可使人變得聰明，是很好的提高智力的健腦食品。

油脂　漂進我們頭腦裏的健腦佳品

粥油即粳米煮成粥時的最上面一層，連成薄薄的一片。粳米本為養生常物，煮成各種養腦增智粥，頗受常人的喜愛。

紅花油含有豐富的亞油酸等不飽和脂肪酸和豐富的維生素E，在百克紅花油中，含維生素E高達60毫克，由於維生素E有防止脂肪氧化的作用，因而它對因疲勞而喪失活力的酸性頭腦，酸性體質有激發活力的作用，是具有極高價值的健腦食物。

（張憲安）

果香飄溢沁心脾

秋天，落日的餘暉，映著田野裏的穀物，飄來陣陣濃郁的土地與穀物的野香味。放眼望去，山坡上，累累果實，紅的似火，黃的燦爛，一片片，一簇簇，壓彎了枝幹，隨風舞動。秋天真是一個令人陶醉的收穫季節。

神秘的無花果

小時候，我家庭院門口的影壁前，有一棵碧綠挺拔的無花果樹，每至秋天，上面結滿許多大小不一，顏色略紫，形狀似蒜頭的小果實，不知什麼原因，奶奶不讓我們動它，說它有毒，只能看不能吃。長大後才知道，無花果乃隱花植物，相傳是佛教傳說中的一種花名，謂三千年一觀，霎時即謝。

無花果性平，味甘，入肺脾、大腸經。有健脾清腸，消腫解毒，利咽抗癌的作用。主治消化不良，腸炎，痢疾，便秘，痔瘡，喉痛，癰瘡疥癬。鮮果的白色乳汁外塗可去疣。無花果可以鮮食，亦可以曬成乾果，或做成果醬，同樣具有豐富的營養價值。中國有些地方將無花果做蔬菜食用。

香菇炒無花果　將香菇發好備用，無花果洗淨，去皮，切片。先將香菇煸炒出香味後，迅速放入無花果翻炒幾下，出鍋即可。其味道鮮美，是一道具有豐富營養，抗癌，增強免疫的素炒小菜。

無花果羹　無花果5個，水煎調冰糖服用，治肺熱聲音嘶啞。

豬肉燉無花果　豬精肉250克，切小塊，與數個無花果燉服，治療筋骨疼痛，風濕痲木。另外無花果曬乾研末，吹喉，治咽喉刺痛。

由於無花果的藥用價值很高，有的國家專門成立了無花果烹調協會，用無花果做成餡餅，或燉羊肉，或煲湯等。還可做沙拉，或與牛奶，蜂蜜做成點心。

其貌不揚的獼猴桃

獼猴桃又稱獼猴梨，因獼猴喜食之，故而得名。獼猴桃生於山谷中。因獼猴桃枝條柔弱，高二三丈，多附木而生，故又稱為「藤梨」。唐代詩人岑

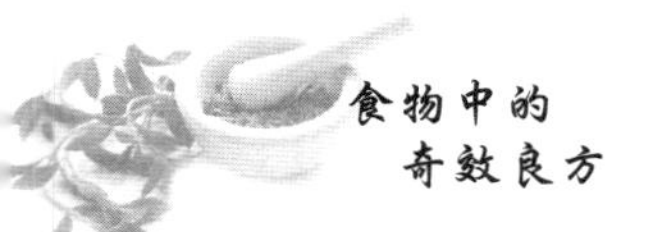

參描述其為：「中庭井欄上，一架獼猴桃。」

獼猴桃含有豐富的維生素，稱為水果之王。獼猴桃味甘酸，性寒，入胃、腎經。具有解熱生津，止渴消煩，利水通淋的作用。主治煩熱、消渴、黃疸、石淋。李時珍《本草綱目》：取瓤和蜜煎，食之。主治骨節風，癱瘓，少年白髮，痔病，調中下氣。藤中汁氣味甘滑，性寒，與生薑汁服之，治熱壅反胃。

獼猴桃有很高的藥用價值，它的根，莖，葉，果均入藥。除鮮食外，還可以加工成果醬，果汁，果粉，果酒。暢銷國外的「宴賓酒」，「仙桃酒」都是用獼猴桃釀製的。成熟的獼猴桃果實中，提煉出的一種蛋白質解酶，能把肉類的纖維蛋白質分解成氨基酸，從而阻止蛋白質凝固，是很好的肉類軟化劑。因此在燉老母雞，鴨，排骨，牛肉的時候，放上獼猴桃汁或醬，不但肉爛得快，而且肉質柔軟，鮮嫩可口。

獼猴桃水果沙拉　獼猴桃2個，蘋果1個，香蕉1個。將它們分別洗淨，切成小丁，放入盤中，用沙拉醬拌勻，即可食用。原汁原味，具有清熱生津，潤腸消食的作用。

獼猴桃果醬　鮮獼猴桃1000克，冰糖適量。將熟透的獼猴桃去皮，瀝乾水分，切成小丁，放入鍋內稍加水，煮沸，待果肉煮成透明，用勺子將果丁搗成泥狀，放入冰糖，邊煮邊攪至糊狀，離火，放涼即可食用。具有清熱除煩，止渴生津作用。

獼猴桃其性寒，適用於內有實熱的人，凡脾胃虛寒之人或大便溏瀉者應禁食，太寒則令人臟寒作瀉。

形態各異的梨

梨是大家最熟悉的水果之一，它的品種繁多，在中國就有十四個品種之多。梨的古名叫快果、密文、果宗、玉乳等。

《本草綱目》云：梨樹高二、三丈，尖葉、光膩、有細齒，二月開白花如雪之出。故有詩云：「忽如一夜春風來，千樹萬樹梨花開。」梨雖處處都有，然品種各異，故食用價值亦不相同。乳梨又叫雪梨，出宣城，皮厚而肉實，其味極長。鵝梨即綿梨，河南、河北皆有，皮薄而漿多，味稍淡，其香則過之。桑梨與蜜煮食之，止口乾，生食則不益人。紫花梨療心熱。據說唐武宗有心熱疾患，百藥不效，青成山邢道人以紫花梨絞汁食之，病遂癒。因紫梨非常稀有，帝派人尋之，後尋一株，隨後多食之，解煩躁殊效。還有一種醋梨，生吃不可，宜水煮熟，則甜美不損人也。

梨汁粥 將生梨壓碎，取汁，以其汁與粳米同煮成粥，治小兒疳熱及風熱昏燥症。

五汁飲 取梨1個，洗淨，帶皮切成片；荸薺10個，洗淨去皮，切成片；藕尖，洗淨切片；百合1個；綠豆1小把，燉湯，常服之，治秋燥發熱、口渴、口鼻乾燥、煩悶、大便乾等症。

梨溜鴨肝 將梨切成片備用，把鴨肝切片，放入料酒、適量的鹽，加入適量的濕澱粉，先在油中滑溜，然後放入梨片，迅速翻炒出鍋即可。香脆可口，具有清熱養陰的功效。同樣的方法還可以做梨爆腰花等。

梨雖然好處多多，但其性寒，不宜多食，尤其脾胃虛寒者慎服之，寒嗽者忌服。否則過量則助濕傷脾，造成腹瀉。

花紅似火的石榴

每至中秋佳節，金風送爽，是石榴上市的時候，那圓圓溜溜的大肚，閃著紅彤彤的光澤，黃紅交叉相映，人看人愛。掰開鮮豔的果皮，展現在眼前的是一粒緊依一粒，晶瑩透紅的子粒，正如宋代詩人楊萬里詩曰：「深著紅藍染暑裳，琢成文玳敵秋霜。半含笑裏清冰齒，忽綻吟時古綿囊，霧殼作房珠作骨，水精為醴玉為漿。」

石榴原產於波斯，漢代張騫出使西域，得到塗林安石榴種，帶回來得以種植傳播，距今已有二千多年栽培史。由於石榴花開紅似火，人見人愛，故發展至今，不但成果樹，還做成盆景供觀賞。

石榴花開五月，有紅、黃、白三色，單葉開花，結果實，其子色紅，秋後經霜，則自拆裂。還有一種白籽，瑩澈如水晶，味亦甘甜，謂水晶石榴。

石榴果實有甜、酸、苦三種，甘者可食，酸者入藥。還有一種苦味石榴

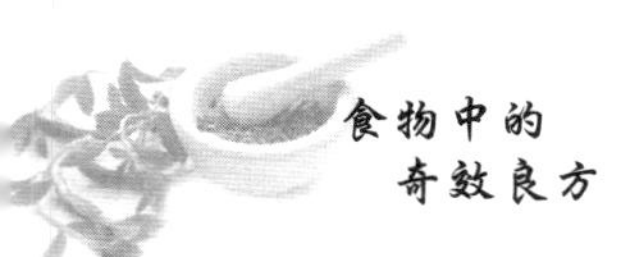

稱為山石榴，又叫酸石榴，形狀似石榴，但果實極小不入藥，用蜜漬後做為乾果食用甚美。

石榴氣味甘酸、澀、性溫、無毒，入肺、大腸經，具有生津止渴，收斂固澀功效。主治咽喉燥渴，煩渴引飲，痢疾，泄瀉等。石榴不僅可供觀賞，還是一種用途廣泛的中藥。其花、皮、根、果均可入藥。如民間使用石榴皮治療痢疾、腸炎；日本醫藥界還研究用石榴果實治療肝病、高血壓、動脈硬化等。石榴雖微有酸澀，但細品時有一種特殊的香氣，有些地方還用來釀酒、造醋。

石榴皮飲：選用石榴皮50克，洗淨，打碎，加入適量水煎煮，20分鐘後加入紅糖適量，攪勻，濾汁去渣即可食用，該法具有澀腸，止血功能，便血、肝虛泄瀉、久痢皆可服用。

石榴散　出自《本草綱目》：用酸石榴1個，焙成炭，出火毒一夜，研沫，再以酸石榴一塊煎湯，與散同服，治滑腸久痢不止。

石榴因其味酸、性滯，易戀膈成痰，多食則傷肺損齒，故凡服食藥物者應忌食。

（韋大文）

花生果能益壽

花生，俗稱香果、地果、落花生，為豆科植物花生的種子。在中國已有四千多年的栽培歷史，因香脆味美、營養豐富，具有補虛、益壽、抗衰老、美容之效而又被人們譽為「長生果」。

花生的營養豐富而全面

花生是一種重要的農產品，其營養成分豐富而全面，遠遠超過其他糧油類食物，其蛋白含量與雞蛋、牛奶和瘦肉等相比有過之而無不及。據科學分析，花生含脂肪油、蛋白質、氨基酸、卵磷脂、嘌呤及花生鹼、甜菜鹼、膽鹼、澱粉、纖維素、無機鹽和維生素A、維生素B、維生素C、維生素K，生物素、生育酚等。花生所含的鈣、鉀、磷、鐵、鎂等20多種微量元素比雞蛋、牛奶、瘦肉等食物都高。花生仁所產生的熱量比牛奶高200倍，比雞蛋高四百倍。花生含脂溶性維生素E與生育長壽關係密切，所含的維生素K有保護血管壁和止血等作用。故民間有「常食花生能養身，吃了花生不想葷」的說法。在國外，花生的營養保健價值備受人們的青睞，被譽為「植物肉」、「綠色牛乳」。

花生還有藥用價值

花生不但是營養豐富的美食佳品，而且還有很高的醫療藥用價值。據《本草綱目》載：「花生悅脾和胃、潤肺化痰、滋養補氣、清咽止癢之功效。」《滇南本草》載：花生鹽水煮食治肺痰，炒用燥火行血，治一切腹內冷積肚痛。《藥性考》載：「本品炒熟食用開胃醒脾、滑腸潤燥、乾咳者宜餐。」中醫學認為，花生味甘、性平，具有扶正補虛、健脾和胃、養血活血、潤肺化痰、利水消腫、咳嗽痰喘、腸燥便秘、乳汁缺乏等症。現代醫學研究證實，花生能緩解血友病患者的出血症，具有抗纖維蛋白溶解，促進骨髓製造血小板，加強毛細血管收縮功能，調整凝血因數缺陷的作用，對各種出血性疾病諸如再生障礙性貧血的出血，肺結核咯血、泌尿道出血，齒齦滲血，外傷性滲血等症有較好的止血作用；花生仁還具有降低血清膽固醇作用，適宜於動脈硬化、冠心病、高血壓等心腦血管病人食用；花生中的有效成分能延緩人體細胞衰老，加強腦細胞發育，保護血管防止硬化，增強記憶力等作用。

花生治病小偏方

中醫臨床常用花生輔助藥物治療以下幾種疾病，收效甚佳。

血小板減少性紫癜　帶紅衣花生仁20克，紅棗20克，共搗成泥狀，棗湯送服，每日一次，連服十五天。

慢性腎炎　花生仁120克，蠶豆250克，同入沙鍋內加水適量，文火煮至蠶豆熟爛，即可食用。服時可加適量紅糖調味。

慢性胃炎　花生仁、紅棗、冰糖各50克，先煮花生後加紅棗、冰糖同煮

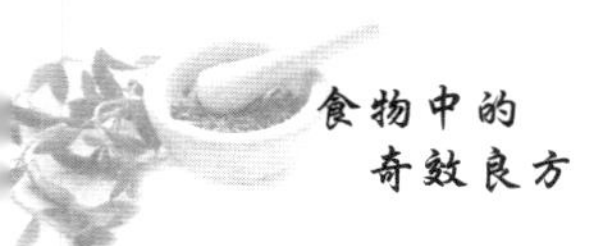

至熟爛，可吃花生紅棗飲湯，每日二次，連服三十天。

白血球減少症　花生仁100克，核桃50克，紅棗30克，黃芪20克，豬蹄2只，同入鍋內燉至爛熟即可調味食用，每天二次，連服三十天。

久咳哮喘　花生仁20克，貝母10克，蜂蜜適量，先將花生仁、貝母一同入鍋水煎三十分鐘後入蜂蜜調味食用，每日一次。

高膽固醇血症　乾花生殼200克，芹菜100克，一同入鍋內煎煮，取汁代茶飲，每日數次，連服十五天。

肺結核　花生仁、甜杏仁、黃豆各2克，水浸後一同研磨成漿過濾，早晚煮沸飲用，每日三次，每次50～100毫升，連服三十天。

支氣管炎　帶皮花生仁50克，霜桑葉20克，冰糖適量，一同入鍋水煎至花生熟爛，去桑葉食花生飲湯，每日二次，連服十四天。

子宮出血　帶皮花生仁30克，藕節30克，紅棗20克，水煮至花生仁熟爛加紅糖調味，食花生、紅棗飲湯，每日二次，可連服七天。

月經失調　帶皮花生仁50克，月季花10克，益母草10克，雞血藤10克，雞肉200克，一同放入鍋內加水適量燉熟。每日一次，連服十四天。

不孕症　帶皮花生、白芝麻、胎盤各500克，焙黃研成細粉末，混合均勻，用鹽水送服，每次10～30克，每日三次，連服九十天。

胃炎、胃潰瘍　生花生仁飯前空腹食用，每日三次，每次約十五粒，輕者食七天，中度者食十四天，重症者食二十一天。

花生可生吃、煮粥、磨漿、研粉、煲湯，還可加入藥物或食材中做成藥膳，不但味道鮮美，富有營養，還具有較高的食療藥用功效。　（歐陽軍）

紅薯：老年人的愛好

進入冬季，紅薯紛紛上市，為老年人保健食譜增添了新品。紅薯又稱白薯、番薯、地瓜等，為旋花科一年生植物，由於紅薯屬鹼性食物，有利於維護血液的酸鹼平衡，常吃紅薯對於促進老年人身體健康顯得尤為重要。紅薯中含有大量黏蛋白、黏多醣等，它們能保持人體心血管壁的彈性，防止動脈

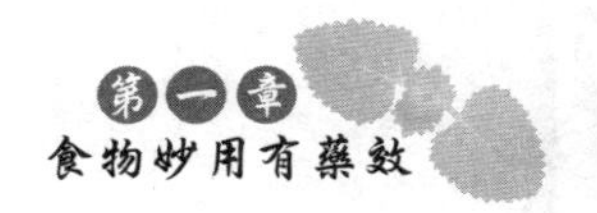

粥狀硬化的發生，還能保持呼吸道、消化道、關節腔的潤滑。此外，紅薯所含澱粉的纖維素在腸道內可吸附大量水分，增大糞便體積。這既有利於防治老年性便秘，又能減少腸癌的發生。醫學專家認為，常吃紅薯有利於防止多種老年性疾病的發生。

紅薯又是長壽食品。日本的農村長壽區，居民進食紅薯從當年的十月至次年四月。中國廣西有兩個長壽之鄉，居民也常以紅薯作為主食。醫學研究還發現，紅薯具有多種特殊的「藥用價值」，美國一位生物學家證實，紅薯中含有「脫氫異雄固醇」，具有一定的抗癌作用。中國的科研人員也在國內首次提取出紅薯的抑瘤成分，並且成功地完成了動物實驗。可以預測，不久的將來紅薯會成為一種防癌的佳品。（趙井）

大豆與更年期婦女的健康

更年期女性由於性激素分泌量少，月經紊亂，逐漸稀少而致完全停止，此期是一些疾病的高發時期，女性生殖系腫瘤、功能性子宮出血、更年期綜合徵及神經血管內分泌功能紊亂等。屬於經斷前後諸症，如潮熱，盜汗，心悸，失眠，恐懼，焦慮等。其病因病機為腎氣由盛漸衰，天癸由少漸竭，沖任二脈隨之衰少，導致腎陰陽平衡失調而發。此期西醫常用方法為人工激素替代治療，但是隨之會使雌激素依賴性腫瘤的發病機率明顯增加，故在臨床受到了嚴格的限制。而中醫藥對此諸症有明確的治療效果，且用藥安全可靠，受到醫家的高度重視。

《素問・生氣通天論》論證：「膏粱之變，足生大疔。」中藥食療不是簡單的食物與藥物的配伍，其確切的治療作用是利用食物偏性來糾正機體的陰陽偏頗，協調臟腑功能，發揮營養物質的功效。

甘麥大棗湯

【配料】炙甘草6克，浮小麥30克，大棗10枚。

【做法】加清水適量，同煎取汁服。

【功效】養心除煩。用於憂鬱、煩躁

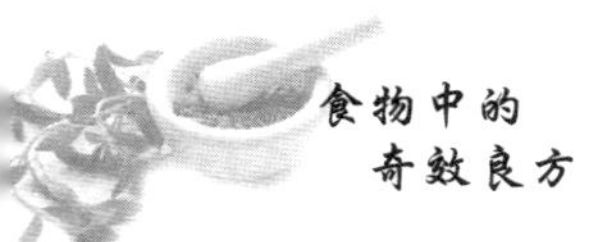

竹絲雞燉桂圓肉湯

【配料】竹絲雞200克，桂圓肉15克。

【做法】加清水適量，同燉二小時，飲湯食肉。

【功效】滋血安神，用於血虛心悸，失眠。

三絲炒肉

【配料】青筍、胡蘿蔔多個，瘦肉125克。

【做法】將青筍、胡蘿蔔去皮、洗淨，分別切絲備用，豬瘦肉切絲盛人碗內。放入鹽、白糖、味精、生粉拌勻。燒熱油鍋倒入瘦肉，翻炒片刻，再倒入青筍、胡蘿蔔翻炒，加少量紹酒、白糖、食鹽等配料，翻炒混淆調勻即可食用。

【功效】滋陰補腎。適用於腰膝酸軟，心神不寧，神倦乏力，胃納差，或性功能減退者。

桂香燉乳鴿

【配料】肉桂3克，小茴香6克，北芪10克，乳鴿1隻。

【做法】乳鴿去毛，除內臟，將肉桂、小茴香和北芪加入鴿腹中隔水燉二小時，調味後分二次服用。

【功效】壯腎益精、健脾養血。可治療關節冷痛，心悸乏力，頭暈眼花，月經過多，血崩等症。

百合雞子黃湯

【配料】百合15克，雞子1個，清水適量。

【做法】先將百合煲稔，加入雞蛋1個，稍煮即可。加入少許冰糖即可飲用。

【功效】養血安神，除煩解鬱。用於肝血不足，肝氣鬱結。

黃豆排骨湯

【配料】黃豆30克，排骨200克。

【做法】加適量清水同煮30分鐘，飲湯食肉。

【功效】填精補髓。用於防治骨質疏鬆症。

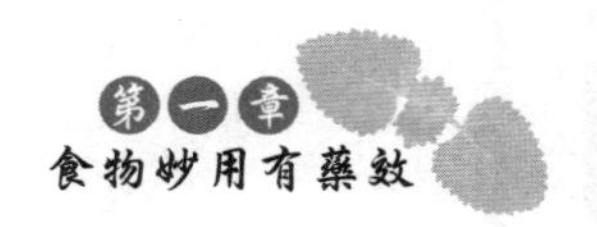

黃花菜南棗雞蛋湯

【配料】黃花菜10克，南棗10枚，雞蛋1枚。

【做法】清水適量，將以上配料一同煲30分鐘，飲湯食肉。

【功效】滋血養顏，除煩解鬱。用於血虛挾瘀，或臉部黃褐斑。

說起大豆，人們往往很容易地就想到它的植物蛋白特性，但是您知道它對更年期女性還有著重要的保健作用麼？

研究發現，中年婦女雌激素水準下降很快，而補充植物雌激素可確保骨品質、骨密度，以預防骨質疏鬆。雌激素水準的下降和波動，易導致自主神經系統功能紊亂，如出現煩躁、失眠、心血管功能失調、記憶力減退等症狀，所以，雌激素在女性的一生中起著十分重要的作用。但是目前醫學臨床中應用的雌激素替代治療方法多以合成性和生物性雌激素藥物為主，國際上長期大規模的研究表明，這種方法明顯增加了女性發生乳腺癌、卵巢癌、子宮內膜癌等腫瘤的風險。利用天然植物，開發新型藥用成分，將會大大提高中老年女性的生活品質。

大豆是中國和世界許多國家的主要食物之一。現在研究表明，大豆異黃酮是大豆中的一類非營養素成分，主要成分包括染料木苷、大豆苷等，因其具有獨特的類雌激素作用，近年來倍受重視。作為保健食品的主要成分，大豆異黃酮已廣泛應用於歐美各國。近年來，國內保健食品業也開展此方面的研發工作。明代李時珍認為「食大豆令人長肌膚、益顏色、填骨髓、加氣力、補虛能食」。傳統中藥也有許多以大豆為原料的藥物，如淡豆豉等。

亞洲國家居民的乳腺癌、前列腺癌和結腸癌的發病率顯著低於西方國家。在美國乳腺癌和前列腺癌的發病率是東南亞人的四至十倍，特別是第一代亞洲移民中仍保持著較低的發病率，而第二代移民中發病率則顯著升高，該現象提示人們生活習慣和飲食因素對腫瘤的發生有重要的影響。近年來有研究者提出，大豆的高消耗量是亞洲居民這類癌症低發的主要原因。在亞洲，每人平均大豆的消耗量是美國的二十至五十倍，而西方傳統飲食中一般不含大豆製品。有調查資料顯示，在英國，人均大豆異黃酮的攝入量小於1毫克／天。有學者對生活在新加坡的中國女性進行了膳食與乳腺癌的病歷對

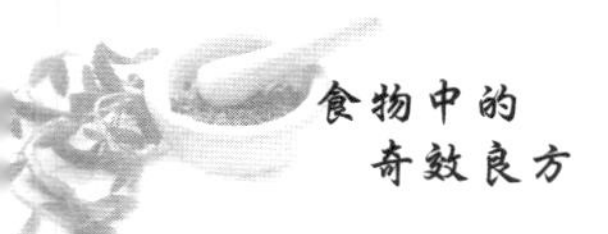

照研究，結果顯示大豆對停經婦女乳腺癌的發生有明顯預防作用，故推測大豆中的植物雌激素可能與這種作用有關。在對美國夏威夷的六千八百六十名婦女進行膳食與乳腺癌的研究結果顯示：豆腐的攝入量與乳腺癌發病呈負相關。為了降低乳腺癌的發病率，美國醫學專家也進行了長期的追蹤研究。他們發現，豆奶中富含的異黃酮可阻斷新血管形成，杜絕為癌細胞提供「給養」，使其「餓死」。為此，美國食品與藥品管理局（ＦＤＡ）已建議每人每天至少應攝入四杯豆奶。進一步研究認為，大豆對停經前婦女乳腺癌的發生有顯著預防作用，而與停經後婦女乳腺癌的發病無關。

北京中醫藥大學女性健康研究中心主任牛建昭教授長期從事大豆對女性的保健作用機制課題攻關研究，其成果獲國家中西醫結合科技進步一等獎，並取得了兩項國家發明專利，研究水準在國際和國內均居於領先地位。

牛教授將大豆的保健作用歸結為「雌激素受體調節劑」作用。大豆異黃酮具有的類雌激素作用要比女性體內雌激素的作用低很多。雌激素通過雌激素受體結合後可以表達於我們全身（人體的每個細胞表面都有雌激素受體，不僅僅限於陰道、子宮和乳房組織內），大豆異黃酮具有平衡身體內激素的作用。這就意味著如果女性體內的激素水準過低，此時則會起補充激素作用；而當女性體內激素水準過高時，它又可以起下調作用。這就是為什麼此類藥品或保健品可以降低因體內雌激素水準過高而產生的乳腺癌等發病風險，同時又可以解決因體內雌激素水準過低而產生的潮熱等更年期症狀的原因。課題組的研究表明，應用大豆異黃酮等植物雌激素受體調節劑不會引起乳腺和子宮內膜的過度增生，相反，可以明顯地抑制乳腺癌和子宮內膜癌細胞的增殖，對於更年期女性而言，是較為理想的激素替代治療或是保健品。此外，大豆異黃酮還有抗氧化作用，這就意味著它可以抑制細胞的異常生長。由於促癌劑的使用使細胞產生大量的活性氧自由基，從而引起細胞的氧化應激損傷，導致細胞突變和癌變的發生。大豆異黃酮能與自由基反應，達到熄滅自由基、終止自由基的連鎖反應，從而起到抗腫瘤細胞增殖效應。

天然雌激素源於植物，應用相對比較安全，針對它的研究已引起學術界的廣泛關注，美國食品藥品監督管理局（**FDA**）現已公開證實了長期食用豆

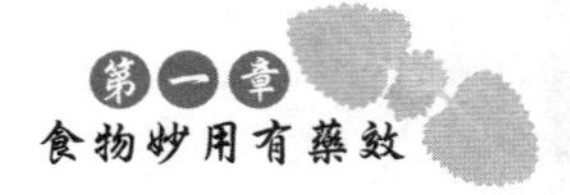

類製品對心血管系統有保護作用。目前，大豆異黃酮之類的產品開發尚處於起步階段，國內外相關產品品質參差不齊。特別是不科學的廣告宣傳使人們認為，只要是「大豆異黃酮」就是有效的，但通過大量的基礎及臨床研究證實，大豆異黃酮中主要具有生理意義的成分金雀黃素才是最具保健作用的。

天然雌激素的作用如此明顯，那麼是不是食用量越大其保健作用越明顯呢？回答當然是否定的。儘管許多科學研究顯示大豆異黃酮等天然雌激素對人體的有利影響，但是最近英國毒素科學委員會（CO4）發布的報告中卻指出：飲食中的天然雌激素可能對人體健康產生危害，尤其是對甲狀腺功能不足的人產生不利影響，目前發現過量異黃酮可引起碘缺乏導致甲狀腺功能衰退，因此，對於植物雌激素還要進行更深遠的研究。

女性每天較為安全又有效的大豆異黃酮攝入量為100～160毫克，這就會減輕更年期綜合徵的不適症狀，並可在一定程度上起到保護心腦血管、防止骨質流失的作用。下面的食物相當於80～100毫克的大豆異黃酮食物量：

兩杯豆漿

一塊豆腐

一杯青豆

六把烘烤的大豆

在豆類作物及豆製品中，由於加工過程中丟失，大豆異黃酮的含量差異很大。豆製品加工過程中蒸煮不易使大豆異黃酮成分破壞，烘烤後則相對增加了大豆異黃酮的流失量，未發酵的大豆製品比發酵的食品有更高的生物利用率。大豆異黃酮可以與水、牛奶和果汁混合食用，而無明顯的禁忌。

更年期的女性朋友，為了您的健康，請多食用大豆及其製品。　（艾浩）

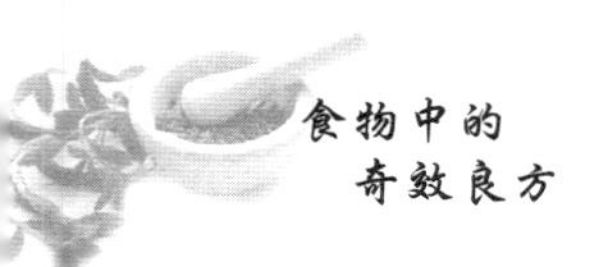

2.美食類

美食良藥話蠶蛹

蠶蛹為蠶蛾的蛹，由繅絲後的蠶繭取出，經日曬或烘乾備用。現在多為冷藏，是一種高蛋白、低脂肪的保健食品。

蠶蛹的營養非常豐富，據分析測定，每百克中蛋白質為60克，屬動物蛋白質、多為球蛋白和清蛋白，易於消化吸收，在人體利用率較高，含氨基酸達十八種之多；脂肪為30%，脂肪中75%為不飽和脂肪酸，尚含甘油、卵磷脂、甾醇類、酚類化合物以及多種維生素、礦物質、微量元素、激素等。有益於嬰幼兒骨骼和大腦發育及老年人的鈣吸收，可使人腦細胞活力增強，提高人的思維能力和工作效率，據專家介紹：服食蠶蛹，可治療消化不良和營養貧乏所引起的各種疾病。

現代醫學研究證實，蠶蛹含多量的精氨酸：（超過雞、魚、肉、蛋），精氨酸能消除疲勞、提高性功能，是製造男性精子蛋白的重要原料。且對慢性肝炎、心腦血管疾患，白血球減少及營養不良等症，都有明顯的療效。中國和瑞典科學家合作，從柞蠶蛹中提取出一種廣譜免疫物質，該物質對包括癌症在內的多種病症，如動脈硬化、肝炎、腎炎等均有療效。蠶蛹對金黃葡萄菌、大腸桿菌和綠膿桿菌有抑制作用，具有較好的消炎和抗感染作用。它所含不飽和脂肪酸具有削減人體多餘膽固醇的作用。據證實，蠶蛹對機體醣、脂肪代謝均起一定的調節作用。

若按常規方法烹調，有些人厭其形，惡其皮（深褐色）不願食之，可將它放沸水中汆後，裝入塑膠袋中，置冰箱、待用時褐皮自脫，變為乳白色，烹調則形色俱美矣。蠶蛹食療藥膳頗多，舉例如下。

核桃燉蠶蛹　核桃仁150克，蠶蛹80克，肉桂3克。先將肉桂洗淨，曬乾

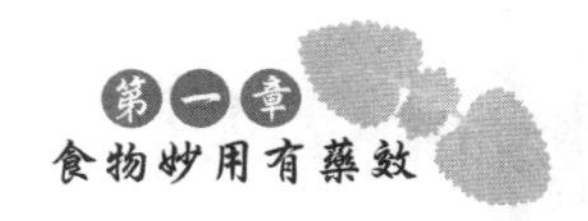

或烘乾，研成極細末。蠶蛹洗淨，晾乾後略炒一下，與核桃仁同放入大碗內，加水適量，調入肉桂末，攪拌均勻，隔水燉熟即成。當點心隨意服食，或早晚二次分服。補益肝腎，健腦益智，溫肺潤腸，烏鬚黑髮。適用於精血不足之腰膝酸軟、夜多小便、陽痿遺精，鬚髮早白，肺結核、咳嗽等症。

蠶蛹炒韭菜　蠶蛹50克，韭菜200克，薑末、精鹽、味精、素油等適量。將韭菜、蠶蛹分別洗淨備用。炒鍋置火上放入油，將瀝淨水的蠶蛹略炒，再放入韭菜段，加入薑末、精鹽、味精翻炒均勻即可裝盤上桌。能補氣養血、溫腎助陽、消除疲勞、抗衰老，適於高血脂、高血壓、動脈硬化，陽痿、遺精，慢性便秘等患者食用。

炸蠶蛹　蠶蛹、植物油、蔥、薑、蒜、鹽等各適量。先將蠶蛹挑洗乾淨，控乾水分後備用。炒鍋放入植物油，燒熱、炸蠶蛹，再倒出多餘的油稍留底油，加熱後炒蔥、薑、蒜、鹽等調料即成，佐餐食用。蠶蛹中含有豐富的不飽和脂肪酸，具有消減人體內多餘膽固醇的功效。對於肝炎，心血管等疾患有輔助治療作用。

蠶蛹核桃肉湯　蠶蛹50克，核桃肉100～150克，精鹽、味精少許。將蠶蛹置炒鍋中、略炒、取容量適宜沙鍋、注入水500毫升，入核桃肉、蠶蛹大火燉開，改小火燉約四十分鐘，待熟後可加精鹽、味精調味即成。食蠶蛹、核桃肉，飲湯，連服五次。本品能健脾胃、補氣血、療疳積，適用於小兒疳積，氣血兩虧，身體瘦弱者。

蠶蛹酒　蠶蛹100克，米酒500克，蠶蛹洗淨控乾水分，放入米酒容器內，共浸一個月後即可飲用。每日一次，每次二匙。能和脾胃、除疲勞，增強性功能，適用於陽痿，遺精，脾胃虛弱者。

烹調入饌須知：不吃肉質異常、變質的蠶蛹；烹飪前反覆沖洗，清除有害物質；烹調入饌要加蔥、薑、米酒等調味品；過敏體質者不宜食。

（趙德貴）

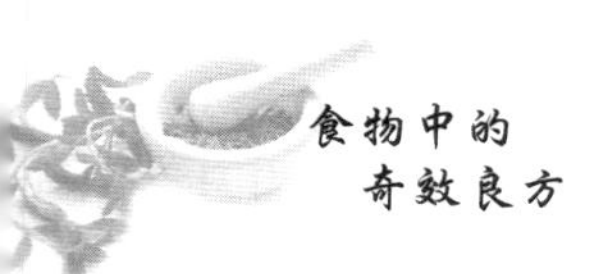

妙用藥蛋，療疾保健

用味道鮮美、營養豐富的禽蛋，配合藥物、水煎煮後之品，稱為藥蛋。

禽蛋具有補益氣血、滋陰養臟之功效。《本草綱目》載：「卵白，其氣清，性微寒；卵黃，其氣渾，性溫，卵兼黃白而用之，其性平。卵白能清氣，治伏熱、目赤、咽痛諸疾；卵黃能補血，治下痢、胎產、諸疾。」再配合適當的藥物水煎成藥蛋，既可營養人體，又可療疾。

荷葉蛋 鮮荷葉、荷花各10克，雞蛋1～2個（可去殼），加水同煎煮。蛋熟後吃蛋飲湯，每日一至二次，可治中暑、食欲欠缺、脾胃虛弱等症。

天麻蛋 將中藥天麻10克搗碎成末，雞蛋（或鴨蛋）1～2個，去殼，加水同煮。蛋熟後吃蛋飲湯，每日二次，可治頭暈、頭痛、失眠以及梅尼埃綜合徵、貧血、營養不良等症。

冬蟲夏草蛋 即蟲草蛋，用蟲草15克，沖成碎末，雞蛋2個，同用水煮，蛋熟後吃蟲草與蛋並飲湯（蛋應去殼），每日一至二次。可治勞嗽痰血、盜汗、陽痿遺精、病後體虛、貧血、營養不良等症。

山藥蛋 炒淮山藥、冰糖各20克，鵪鶉蛋4個，將淮山藥研為細末，放在碗內，打入鵪鶉蛋，加入冰糖，沸水沖開，溫服。每日二次，可治小兒厭食症、消化不良、貧血、營養不良、泄瀉等症。

桂杞蛋 桂圓肉、枸杞、冰糖各20克，鴿子蛋10個，用水同煮，文火燉熟，吃蛋及桂圓、枸杞並喝湯，每日一次。可治貧血、營養不良、頭昏頭暈、梅尼埃綜合徵、病後體虛等症。

首烏蛋 何首烏50克，雞蛋2個，加水同煮，蛋熟後去殼再煮片刻，吃蛋飲湯，每日二次。可治氣血瘀滯之婦女月經失調、痛經以及產後惡露不止、功能性子宮出血等症。

杏貝蛋 杏仁、川貝母各10克，搗碎成末，鴿子蛋4個（去殼），用水同煮，加冰糖20克。蛋熟後吃蛋飲湯，每日二次。可治咳嗽、氣喘以及老年慢性支氣管炎等。

阿膠蛋 阿膠10克，雞蛋1個（去殼）並將蛋打碎，加水同煮，加冰糖10

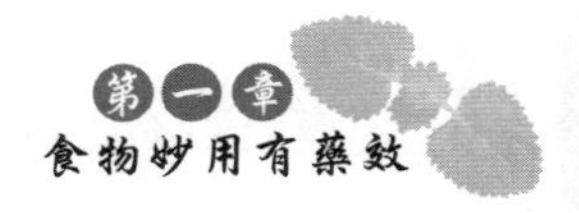

克，待阿膠烊化、蛋熟，飲湯與蛋花，每日二次。可治吐血、咯血、便血、尿血、婦女崩漏、陰虛咳嗽、秋燥咳嗽、虛煩失眠、虛勞羸瘦等症。

人參蛋 生曬參（或紅參、條參等均可）3克，搗成碎末，雞蛋1個，去殼並打碎，加水同煮，飲湯吃蛋，治猝然虛脫、暈厥、大出血後虛極欲脫之急重症，如西醫之低血糖休克、體內出血休克以及婦女產後大出血休克，均可作搶救治療後的輔助食療，亦可輔助治療體虛自汗、怔忡、失眠、消渴等病症，有大補元氣、提神、生津、益智之功效。（饒宏孝）

牛奶好飲又治病

牛奶不僅營養價值全面，且有藥用價值，是家庭不可忽視的良藥。

治冠心病 牛奶的三羥三甲基二酸對肝臟製造膽固醇有抑制作用，牛奶中的乳酸酶可影響脂肪代謝，大量鈣質能減少膽固醇的吸收，豐富的蛋氨酸有軟化動脈血管的功效，這些物質都可防止冠心病的發生。

治高血壓症 專家認為，高鈣飲食使尿排出量增多是牛奶降血壓的根本所在。

治膽結石症 睡前喝1杯牛奶，膽汁便不會在膽囊內濃縮，從而避免膽囊內形成小晶體，也就不會產生令人疼痛不堪的膽石。

治胃出血 用冰奶止胃出血，既可補充患者對水和營養的需要，又能中和胃酸，防止胃酸對潰瘍面的刺激，而且還可使血管收縮而起止血作用。

治汞、砷等非金屬中毒 用牛奶數杯灌胃，能使毒沉澱，減少吸收。

治電光性眼炎 可用牛奶滴眼，對雪盲患者亦有效。

治皮膚粗糙 用牛奶直接擦手塗臉可使皮膚潔白、光滑、柔軟。

治燙傷、燒傷 用牛奶浸泡患處，可止痛消炎。

治眼皮水腫 用牛奶加醋兌少許冷開水擦眼皮，然後用熱毛巾捂一下可消腫，但不適用於腎炎患者。（蘇柏文）

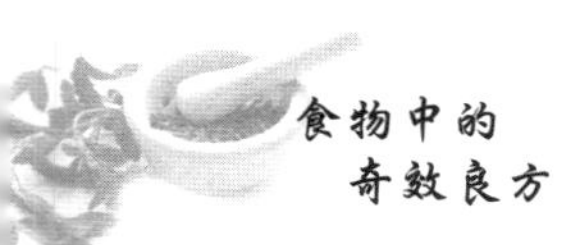

雞蛋防病有新說

傳統觀念認為，雞蛋含有較高比例的膽固醇，多食會引發動脈硬化、冠心病的危險。但是，近年來的一些研究卻推翻了這個說法。美國營養學家從雞蛋等食物中提取卵磷脂，每天給冠心病患者服用4～6湯匙，三個月後患者的血清膽固醇含量明顯下降，這就證明雞蛋非但不會增加患心臟病的危險，反而能預防心血管疾病。

近年的研究還發現，在人類與流感的搏鬥中，雞蛋也是功不可沒的一員。由於流感病毒狡猾，每隔十至十五年完成一次致病力和抗原性的變異，使得流感的免疫預防起步雖早卻進展緩慢。近年來科學家靈機一動，以感染過流感的母雞所產的蛋來製取流感疫苗，這疫苗就可以阻止流感的傳染。雞蛋便因此而成為流感的剋星。

說到雞蛋能防癌，恐怕有不少讀者會難以置信吧，但這是千真萬確的。近年有科學家在對癌症的研究中發現，維生素B_2能幫助分解致癌物黃麴黴素，後者是已經認定的引發肝癌的病因之一。雞蛋正是富含維生素B_2而成為能解毒防癌的「靈丹妙藥」，經常食用雞蛋能有效預防肝癌的發生。不僅如此，近日媒體披露，曾研製出世界第一隻克隆動物——克隆羊多利的科研機構已經著手研究一種轉基因雞，使該種雞所產蛋中含有能殺死癌細胞的特殊蛋白質。屆時，雞蛋不僅僅是抗癌食品，更是抗癌良藥。

雖說常食雞蛋能防癌防病，但是進食雞蛋亦有所宜忌。如雞蛋作為一種異體蛋白，又是常見的致敏原，能引起人體發生過敏反應而出現哮喘、蕁麻疹等病症。因此，有過敏史者還是少食為佳。在進食雞蛋的方法上，民間有一種錯誤的觀點，認為生食雞蛋最有營養。不過，就醫學觀點看來，生雞蛋可能帶有致命的沙門菌，食入後能引起嘔吐、腹瀉、頭痛等症狀，重者可因脫水或中毒而危及生命，所以食用雞蛋宜煮熟再吃，吃生蛋或港式「太陽蛋」（半生不熟）都是非常危險的愚昧行為。（趙小小）

黃豆花生紅棗羹治貧血

貧血歸於中醫血虛範疇，體內血液虧虛或不足，臟腑組織失於濡養，故見面色蒼白或萎黃、手足發麻、心悸、虛勞、眩暈等症狀。治療血虛主要為補血。常以黃豆花生紅棗羹（或粥）進行調血，取得很好效果。

組方與製法：紅棗（去核）250克，連衣花生250克，黃豆500克，加水後先以武火燒沸，轉以文火慢慢熬至濃稠似膠時即可。

每日早、晚取三至五匙，加熱水沖開飲服，一劑約服一周，也可加大劑量，連續服用。在連服一至二個月後，可間歇一至二周再服。如果在熬製過程中添加蜂蜜，則口味、補血效果更好。（喬大山）

南瓜飯補血又養心

《詩經》中就曾有關於南瓜的食療記載。明《本草綱目》也稱其能「補中益氣」。《醫林纂要》載其能「益氣斂肺」。中醫認為，南瓜有消炎止痛、解毒、養心補肺等作用。

日本內分泌學家在調查糖尿病的發生情況時，發現一個有趣的現象：愛吃南瓜的北海道人患糖尿病的比例遠低於其他人群。營養學家和藥學家分析研究，發現南瓜含有某些活性物質有促進人體內胰島素分泌的功效。湖南有個苗族村盛產南瓜，當地村民都有長年吃南瓜的習慣。衛生部門在調查中發現，這個村的苗民極少有貧血現象發生。原來，南瓜不僅含有豐富的醣類、澱粉、脂肪和蛋白質，還含有人體造血必需的微量元素鈷和鋅。其中鈷是構成血液中紅血球的重要成分之一；鋅直接影響成熟紅血球的功能。

現代營養學研究表明，南瓜含有瓜氨酸、精氨酸、麥門冬素、葫蘆巴鹼、腺嘌呤、胡蘿蔔素、維生素Ｂ和維生素Ｃ、脂肪、戊聚糖及甘露醇等，對糖尿病、高血壓和肝臟、腎臟的某些病變有一定的防治作用。（大海）

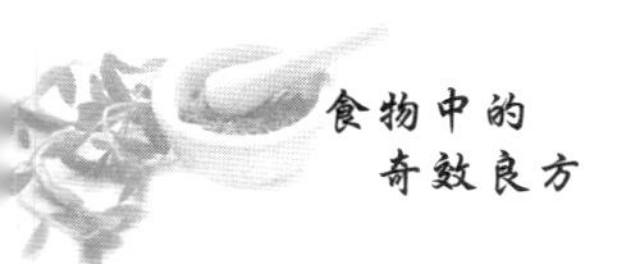

米飯巧做變良藥

米飯是大多中國人的主食，若將米飯與各種健康食物搭配著做，便可發揮其治病防病的效果。

高血壓、高血脂　洋蔥米飯、燕麥米飯、美國甜玉米粒米飯、細小塊白蘿蔔米飯、枸杞子米飯都可控制血壓、血脂的升高。午飯時吃乾，晚飯時熬粥，也有很好的效果。做這樣的米飯時，不費什麼勁，只是把大米放好後，適量放入這些食物，用電鍋就能做出色香味俱佳的各種米飯來。另外，將茶葉沖泡後濾汁與粳米一同煮飯，也具有防治心血管病、胃腸道傳染病及減肥美膚等功效；將鳳梨去皮，切丁，經鹽水浸泡，與粳米一同入鍋煮飯，也具有滋養之功效，可養心益智，防止心臟病發作。

上火　綠豆米飯、白蘿蔔條米飯可去火。做綠豆米飯事先應用清水泡綠豆半天，煮熟後再做米飯。

便秘　如果大便不暢，可做紅薯米飯、南瓜米飯。根據自己的愛好，把紅薯或南瓜切成小塊放入米中，食時甘甜可口，可令大便通暢。

胃病　先將洋蔥、蒜頭炒出香味，加入水和番茄汁煮沸，再加入粳米煮成的番茄汁飯，具有防癌和生津止渴、健胃消食之功效；將香菇泡發後切絲加瘦肉末與粳米煮成的香菇飯，對治療小兒蕁麻疹、慢性胃炎等症有較好的輔助作用。

補體　將豬肝、腎去脂去腺切成小塊，用適量調料拌醃後，鋪至將熟的飯面，慢火燜熟拌食的豬肝腎飯，對肝腎功能衰弱、腰膝酸痛、頭昏目暗有食療功效；將大紅棗去核切碎、雞肉切絲與糯米一同入鍋煮成的大棗雞肉糯米飯，具有補中健脾、滋養強壯之功效，可治療脾胃虛弱、氣血不足引起的食欲缺乏等症；將黃鱔洗淨切段或切絲，加薑汁等調料拌醃後，平鋪將熟的飯面，慢火燜熟拌食的薑汁黃鱔飯，具有補虛損、強筋骨、健胃補血之功效，可治療病後體弱、貧血等症。　（明宇）

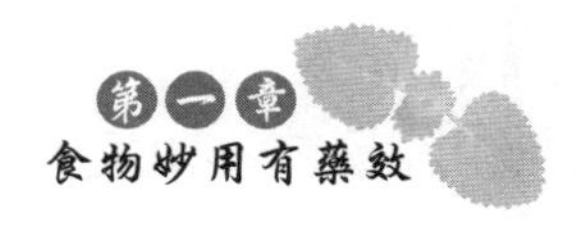

夏季藥膳治療老年慢性支氣管炎

夏季是老年慢性支氣管炎病人的相對緩解期，此時若選服些健脾養肺、補益肺腎的藥膳進行調治，可以收到事半功倍的效果。

黃芪烏雞　黃芪300克，烏雞半隻。將烏雞去毛及內臟，取半隻切小塊，放沙鍋中與黃芪共燉。雞肉熟爛後，加調味品，放湯食用，可分三至四次食用。食完再依上法製做，堅持服用一個月。黃芪入肺補氣，入表實衛，為補氣諸藥之最，與具有滋腎養血的烏雞同燉，共起益氣養肺、滋腎養血作用，服後能顯著增強機體的防禦能力。

人參蛤蚧粥　蛤蚧粉2克，人參粉3克，糯米50～100克。先將糯米加水煮成稀粥，待粥熟加入蛤蚧粉、人參粉攪勻，趁熱服食。有補肺陰、益元氣、平虛喘之功效，適宜於肺腎兩虛型老慢支病人服用。

山萸肉粥　淮山藥30～60克，山萸肉20克，粳米100克。將淮山藥、山萸肉加水煎取濃汁與粳米共煮為粥，日服一至二次，有健脾益肺、補腎固精之功效，適宜於腎虛型老慢支病人服用。

四仁雞子羹　白果仁、甜杏仁各50克，胡桃仁、花生仁各100克，共研細末入瓶備用。每日清晨取20克，雞蛋1枚，加水少許煮羹一小碗服用，連用半年。具有扶正固本、補腎潤肺、納氣平喘之效，對咳喘日久的老慢支患者尤為適宜。

（郭旭光）

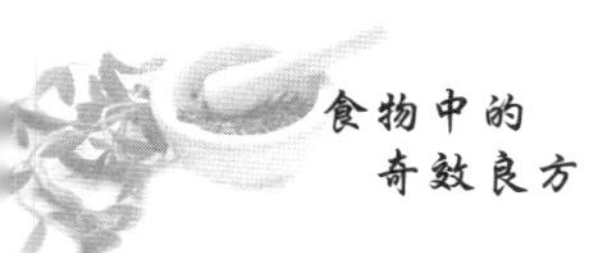

第二章

向果蔬要健康

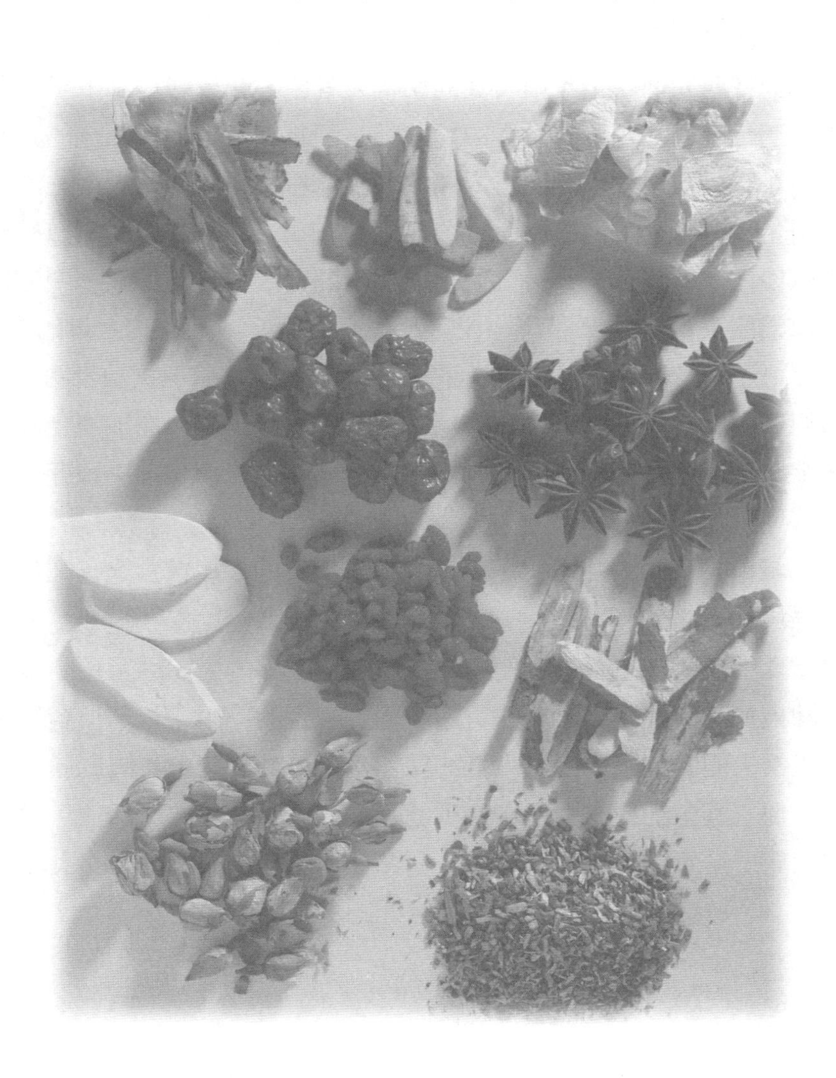

1.蔬菜

辣椒的性能及療效

辣椒是茄科植物辣椒的果實，中國大部分地區均有栽培。辣椒原產於中南美洲，約在西元前二千年南美洲的秘魯人就已經開始栽培辣椒了，在十六世紀末（明代晚期）辣椒開始在中國栽種。因為辣椒是一種極佳的祛寒開胃調味品，所以，很快就受到中國人民的喜食。特別是江西、湖南、湖北、四川、貴州、雲南、陝西、甘肅等地的老百姓，每日每餐辣椒是不可缺少的。

辣椒性大熱，味辛，具有溫中、散寒、開胃、消食的功效。中醫臨床用來治療寒滯腹痛、嘔吐、泄痢、凍瘡及疥癬等症。辣椒含有大量的維生素C（每百克可達105毫克）、辣椒素及胡蘿蔔素等。現代藥理實驗表明辣椒所含辣椒素對口腔及胃腸黏膜有刺激作用，可促進胃腸蠕動，增加消化液分泌，改善食欲。辣椒素還能抑制人體腸內異常發酵，排除消化道中積存的氣體。辣椒的藥用量為0.1～1克。

由於辣椒為大辛大熱之物，所以，陰虛火旺的人要慎食之，如患有高血壓、肺結核、牙痛、咽喉痛、瘡癤腫痛的人要禁用。

適當食用一些辣椒對於長期居住在潮濕環境中的人，則可預防風濕病、凍瘡。辣椒雖然營養豐富，美味可口，還有一定的藥用價值，但食用過量也會傷害正常人體的健康。因為大量的辣椒素會劇烈的刺激胃腸黏膜，並使胃腸高度充血、蠕動加快，引起一系列的不適症狀，如胃痛、腹痛、腹瀉及肛門灼熱刺痛，從而誘發胃腸疾病、促使痔瘡出血等。

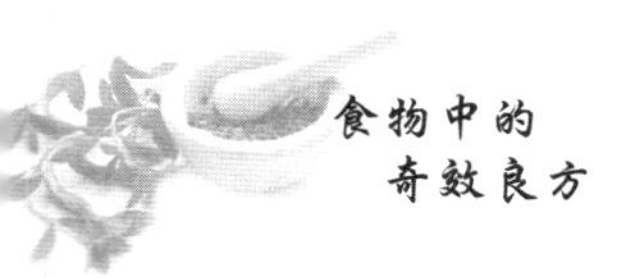

大蒜的性能及療效

大蒜是百合科植物大蒜的鱗莖，全國各地均有栽培。五月葉枯時採挖，晾乾。

大蒜性溫，味辛，具有行滯氣，暖脾胃，消癥積，解毒，殺蟲等功效。中醫臨床用來治療飲食積滯，水腫脹滿，泄瀉痢疾，百日咳，癰疽腫痛，癬瘡等症。大蒜主要含有揮發油、酶類及多種微量元素等。現代藥理實驗表明大蒜有降血脂和抗動脈粥狀硬化作用，有抗菌、抗病毒作用，可以提高人體的免疫功能，有預防和降低動脈血管脂肪斑塊聚積的作用，並能稀釋血液。研究專家表示，如每天適量食用大蒜，則會殺菌解毒，延長壽命。經常食用大蒜的人患胃癌的機率比不食用的人少於將近一半，而且患直腸癌的機率也非常低。大蒜的藥用量為4～20克。陰虛火旺、目疾者禁食。

大蒜熟食不如生食，因為大蒜所含的大蒜素在遇熱時很快就會失去作用，因此，要想達到最佳的保健效果，食用大蒜的最好方法是將大蒜搗碎成泥，而不是用刀剁成碎末。搗成的蒜泥最好先放置十至十五分鐘後再食用，這樣大蒜中的蒜氨酸和大蒜酶就會在空氣中結合成大蒜素。

任何事物都是辨證的，大蒜也不是多吃就好，因為大蒜吃多了就會影響體內維生素的吸收。大量食用大蒜會對眼睛產生刺激，易引發眼瞼炎和角膜炎。大蒜也不宜空腹食用，每餐二至三瓣即可。由於大蒜有特殊的氣味，導致很多人不願意食用。其實，在食用大蒜後含一些茶葉便可以消除口腔的異常氣味，當然口香糖也可以。

蔥的性能及療效

蔥是百合科植物蔥的全株（主要部分為其鱗莖），中國各地均有栽培。北方以大蔥常見，南方以小蔥為主。蔥原產於西伯利亞，中國人栽培蔥的歷史已有三千多年了。蔥既是蔬菜，又是上好的調味品，有了它就可以烹飪出各種美味佳肴。

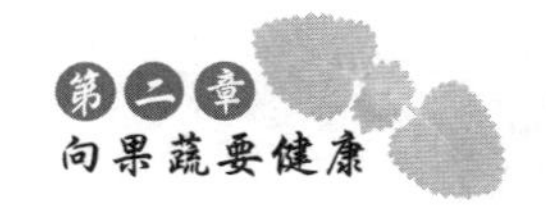

蔥性溫，味辛，全身皆可入藥。蔥白具有解表散寒，通腸，解毒的功效；蔥葉具有祛風發汗，解毒消腫的功效；蔥子具有溫腎，明目的功效；蔥鬚可以治療風寒頭痛，喉瘡，凍瘡。中醫臨床常用蔥白治療傷寒寒熱頭痛，陰寒腹痛，蟲積內滯，二便不通，痢疾，癰腫等症；蔥葉治療風寒感冒，頭痛鼻塞，身熱無汗，面目水腫，瘡癰腫痛，跌打瘡傷等症；蔥子治療陽痿，目眩等症；蔥鬚同前。蔥含有豐富的蛋白質、脂肪、糖、維生素和多種礦物質（磷、鈣、鎂、鐵等），它還含有一種叫「蔥素」的成分。現代藥理實驗表明蔥素有很強的殺菌作用，在蔥白中所含的蔥素最多，因此，中醫在治療疾病時常常選用蔥白是很科學的。近來研究發現蔥素還有軟化血管、降低血脂的作用。蔥能刺激人體汗腺，因而有發汗解表的功效。蔥還能促進消化液分泌而具健胃的功效。吃生蔥可以防止呼吸道感染以及夏季腸道傳染疾病。蔥白的藥用量為10～15克。但要注意蔥不宜與蜂蜜共同服用。

蔥的葉子含有較多的維生素B、維生素C，胡蘿蔔素、鈣、必需氨基酸、纖維及多醣等。因此，在食用蔥的時候最好不要將蔥葉丟棄。

蘿蔔的性能及療效

蘿蔔是十字花科植物萊菔的肉質肥大的鮮根。全國均有廣泛栽種。蘿蔔在結果後的根叫「地骷髏」，葉子叫「萊菔葉」，種子叫「萊菔子」，均可入藥。採收季節一般在秋冬間，挖取鮮根，去葉、泥土，即可。

這裏我們著重說明一下蘿蔔。古代《食物本草》中有這樣的記述：「根、葉皆可生可熟，可菹可醬，可豉可醋，可糖可臘，可飯，乃蔬中之最有利益者……」。因此，在中國很多地方傳有「冬吃蘿蔔夏吃薑，不勞醫生開藥方」的說法。這不難看出蘿蔔的確是一種居家過日子的佳品。

蘿蔔性涼，味辛甘，（熟者性溫平，味甘）具有消積滯，化痰熱，下氣，寬中，解毒的功效。中醫臨床用來治療食積脹滿，痰嗽失音，吐血，衄血，消渴，痢疾，偏正頭痛等症。蘿蔔含有維生素C、芥子油、酶類、多種氨基酸、木質素及鈣、錳、硼、鋅等元素。現代藥理實驗證明蘿蔔可以增強

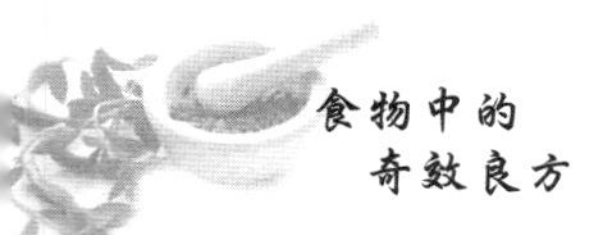

機體的免疫功能，提高人體抵抗疾病的能力；又促進胃腸蠕動、幫助消化、增進食欲……。蘿蔔所含的酶能分解食物中的澱粉，使食物的營養成分得到充分的吸收。蘿蔔還含有較多的木質素，具有抗癌作用。另外，蘿蔔還有分解致癌物質亞硝胺的作用。

用蘿蔔可以做出多種多樣別有風味的佳肴美味，但是，蘿蔔不是可以同任何食物搭配烹飪的，如常見的與胡蘿蔔一起烹煮，就會因胡蘿蔔所含的一種分解酵素而破壞掉蘿蔔中的維生素C。南瓜也含有類似的酵素同樣也會分解蘿蔔中的維生素C。因此，食用時一定要注意合理搭配。

白菜的性能及療效

白菜是十字花科植物白菜除去根的地上部分（莖葉）。大白菜中國大部分地區都有栽培，特別是在北方廣大地區，更是百姓冬季裏的當家菜，價格經濟，美味可口，做法眾多，可炒、可熬、可涼拌、可做餡、可配火鍋等，可謂百吃不厭。

大白菜古人稱之為「菘菜」，分為白、青兩種。白菜性溫，味甘，無毒，具有通利腸胃，除胸中煩，解酒渴，消食下氣，治瘴氣，止熱氣嗽，和中，利大小便的功效。中醫臨床用於治療肺熱咳嗽，咽乾口渴，大便乾結，痔瘡出血，丹毒等症，古人還認為使用冬天白菜的汁效果最好。白菜含有大量的粗纖維，蛋白質，豐富的維生素，脂肪和多種礦物質，如鈣、磷、鐵等。現代藥理實驗表明白菜中的粗纖維可以促進腸蠕動，使排便功能增強，從而防止大便乾燥，有利於腸道毒素的排泄。由於白菜含有豐富的維生素C，常食用對預防動脈硬化或某些心血管疾病大有益處；白菜還含有一種叫吲哚-3-甲醇的活性物質具有防癌抗癌的作用。

食用白菜時要注意，應當現炒現吃，不要吃隔夜或者放置時間過久的白菜，腐爛變質的更不能吃，這是因為煮熟的白菜會在細菌的作用下將它所含的硝酸鹽類還原成亞硝酸鹽，會對人體產生傷害。如會引起頭痛頭暈，噁心嘔吐，心跳加快等中毒症狀，嚴重時還會出現昏迷，瞳孔散大，甚至死亡。

胡蘿蔔的性能及療效

胡蘿蔔是傘形科植物胡蘿蔔的根，為一年生或二年生草本，全國各地均有栽培。胡蘿蔔原產於歐洲地中海沿岸，作為食用蔬菜，人工栽培已有四千多年的歷史了。西漢時期傳入中國，（一說為元代傳入中國，如《本草綱目》就有「元時始自胡地來」的記載）並很快廣為栽種。因來自西域異地，其形又與本土所產蘿蔔相像，故冠以「胡」字加以區別。

胡蘿蔔性微溫，味甘，辛，無毒，明代偉大的醫藥學家李時珍認為胡蘿蔔具有「下氣補中，利胸膈腸胃，安五臟，令人健食，有益無損」的功效。中醫臨床用來治療消化不良，久痢，咳嗽等症。胡蘿蔔所含營養成分豐富，每百克胡蘿蔔約含有醣類7.6克，蛋白質0.6克，脂肪0.3克，維生素C、維生素B_1、維生素B_2及豐富的胡蘿蔔素。另外，胡蘿蔔還含有鈣、磷、鐵以及微量元素氟、錳、鈷等。現代藥理實驗表明胡蘿蔔素的分子結構相當二個分子的維生素A，當胡蘿蔔素進入人體後，在酶的作用下，有50％的胡蘿蔔素可以轉化為維生素A。維生素A可以治療夜盲症；有抗癌和防癌的作用；有增加冠狀動脈血流量、降低血脂的作用；有改善免疫系統，增加抵抗力，保持身體健康的作用。維生素A還是嬰幼兒視覺發育、骨骼細胞正常分化和保持皮膚、呼吸道、泌尿道及生殖道等上皮細胞完整性的必需營養成分。

有報導稱，經與一些水果的營養成分含量對比，發現胡蘿蔔所含的蛋白質、脂肪、維生素C、鈣、磷等都明顯高於蘋果、梨、桃等，難怪胡蘿蔔越來越受到人們的青睞。荷蘭人把胡蘿蔔列為「國菜」之一，日本人則認為常吃胡蘿蔔有益於健康及長壽。

胡蘿蔔食用的方法有很多種，如涼拌、清炒、燉肉等。但是，胡蘿蔔不宜生食，最好是油炒或是肉燉，以利於胡蘿蔔素在體內的充分吸收。但要注意在烹飪時不宜加熱時間過久，以免破壞其中的胡蘿蔔素。

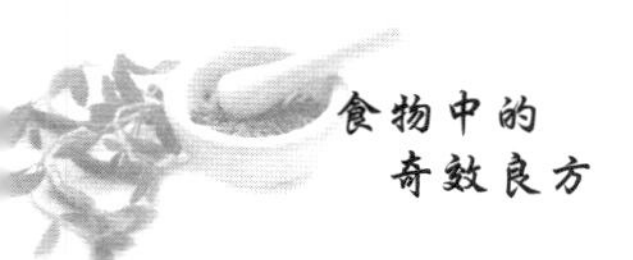

茄子的性能及療效

茄子是茄科植物茄的果實，為一年生草本植物。茄子是一種夏秋季節的蔬菜，原產於印度、東南亞，大約在晉代開始傳入中國，全國各地均有栽培。以顏色區分可見紫色茄子、白色茄子、黃色茄子和青色茄子四種。形狀多見球形的圓茄子、橢圓形呈燈泡狀的茄子和長圓柱形的茄子。

茄子性涼，味甘，具有清熱，活血，止痛，消腫的功效。中醫臨床用來治療腸風下血熱毒瘡癰，皮膚潰瘍等症。茄子含有多種維生素、纖維素、脂肪、蛋白質、糖、鈣及磷等礦物質。現代藥理實驗表明茄子纖維素中的抑制角苷具降低膽固醇的作用。在茄子中含有大量的維生素P（每百克紫茄子含維生素P高達7200毫克），能增強人體細胞間的黏著力，改善微細血管脆性，防止小血管出血。

美國一家雜誌在介紹《降低膽固醇十二法》一文中，將茄子排在第一位。因此，患有高血壓、動脈硬化、冠心病、咯血、紫癜、壞血病的人經常食用茄子是大有好處的。人進入中老年以後，血管逐漸老化與硬化，因而就會出現老年斑。研究發現多食用茄子可使老年斑明顯減少。

茄子的確是一種物美價廉的蔬菜，具有很好的保健作用。食用時最好不要削皮，因為在茄子皮中含有大量有益於人體健康的營養物質。

苦瓜的性能及療效

苦瓜是葫蘆科植物苦瓜的果實，全國各地均有栽培，一般多食用嫩瓜。

苦瓜原產於印尼東部，約在明代永樂年間通過三保太監鄭和下西洋帶回。曾跟隨鄭和四下西洋的費信在船隊中擔任同事教諭，是一個非常有心的人，船隊每到一地，除公務外，他十分注意收集各種資料，最後費信在正統年間寫成《星槎勝覽》。《星槎勝覽》對苦瓜就有這樣的記述：「蘇門答剌國一等瓜，皮若荔枝，如瓜大。未剖之時，其臭如爛蒜；剖開如囊，味如酥油，香甜可口。」算起來苦瓜在中國栽培、食用已有六百多年的歷史了。因

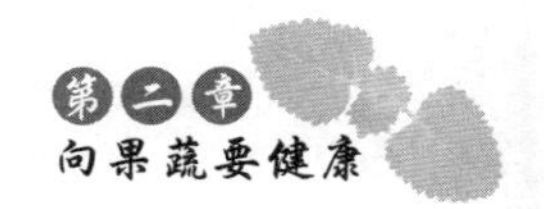

為苦瓜的外皮長有許多瘤狀突起，所以也稱為「錦葡萄」、「癩瓜」、「癩葡萄」。

苦瓜性寒，味苦，具有除邪熱，解勞乏，清心明目的功效。中醫臨床用來治療熱病煩渴，中暑，痢疾，目赤腫痛，臃腫丹毒，惡瘡等症。苦瓜主要含有苦瓜苷，苦瓜素，類蛋白活性物質，類胰島素活性物質、多種氨基酸、維生素C、纖維素等。現代藥理實驗表明苦瓜有明顯的減肥作用，美國科學家從苦瓜中提取了一種極具生物活性的物質——「高能清脂素」（即苦瓜素），它被稱為「脂肪殺手」。苦瓜素有很好的降脂作用，可使攝取的脂肪和多醣減少40%～60%。在苦瓜中的類胰島素的物質具有明顯的降低血糖的作用，對糖尿病有一定療效，因此，苦瓜也是糖尿病患者的理想療效食品。苦瓜所含的蛋白質有明顯的生物活性，能提高機體的免疫功能，並使機體的免疫細胞具有殺滅癌細胞的作用。

苦瓜的藥用量為6～15克。苦瓜熟食性溫，生食性寒，因此，脾胃虛寒者最好不要生吃。

儘管苦瓜味苦，但它卻是一種「君子菜」，因為苦瓜與其他食物一起烹飪時，其苦味不會混入別的食物中。苦瓜是一種十分有趣的食物，在幼嫩時味的確很苦，它的苦味主要源於苦瓜苷；但老熟的苦瓜苦味淺淡，反而甜，這是因為原先在幼嫩苦瓜中的苦味成分——苦瓜苷，在果實成熟後被分解了，苦味也就隨之消失。剖開成熟的苦瓜（外表呈金黃色），可以看到在種子周圍有大量的鮮紅色的膠狀物，食之甜美可口。筆者兒時就曾吃過，味道確實不錯，只是吃過後在嘴巴周圍黏了苦瓜的那些紅色膠狀物，看起來有點血腥味，好似「血盆大口」。

苦瓜一身都可入藥，根有清熱解毒的功效，可以治療痢疾，便血，疔瘡腫毒，風火牙痛。苦瓜藤的作用基本同根一樣。苦瓜葉可以治療胃痛，痢疾，疔瘡腫毒。苦瓜花也可以治療胃氣痛，急性痢疾。苦瓜子有益氣壯陽的作用。

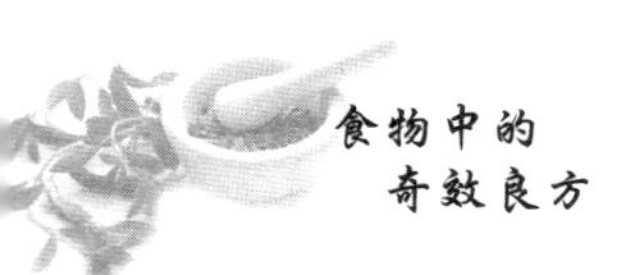

絲瓜的性能及療效

絲瓜是葫蘆科植物絲瓜的果實，全國各地均有栽培，食用多為嫩瓜。

絲瓜原產於南洋一帶，約在明代開始引種到中國。明代醫藥學家李時珍在《本草綱目》中對絲瓜就有記載：「絲瓜，唐宋以前無聞，近南北皆有之，以為常蔬。……嫩時去皮，可烹可爆，點茶充蔬……其花苞及嫩葉捲鬚，皆可食也。」

絲瓜性平，味甘，無毒，具有清熱解毒，涼血，化痰的功效。中醫臨床用來治療熱病身熱煩渴，痰喘咳嗽，腸風痔漏，疔瘡腫痛，崩帶血淋，乳汁不通等症。絲瓜含有蛋白質，脂肪，醣類，皂苷，維生素B、維生素C，瓜氨酸，鈣，磷，鐵以及黏液等。現代藥理實驗表明絲瓜含有一種叫干擾素誘生劑的活性成分，可以刺激人體產生干擾素，而產生抗病毒、抗過敏的作用。長期食用或用絲瓜液搽洗面部，還可使皮膚變得光滑細膩，對除皺、消除痤瘡及色素沉著有特殊作用。女性月經失調，經量異常，經期身體不適，則可從飲食方面多食用絲瓜，對調理身體有益。

絲瓜是一種種植十分方便的蔬果，嫩絲瓜素炒，入湯皆可。絲瓜除了在鮮嫩時可以食用外，老熟的絲瓜也十分有用，絲瓜老熟後內部會纖維化，這就是一可藥用，二可洗碗洗浴的絲瓜絡。

絲瓜其地上與地下部分都可藥用。絲瓜根有活血，通絡，消腫的功效，可以治療乳房腫痛，腰背脹痛等；絲瓜藤有舒筋，活血，健脾，殺蟲的功效，可以治療腰膝四肢麻木，月經失調，水腫等；絲瓜葉有利水，除熱的功效，可以治療癰疽，疔瘡，瘡癬，蛇咬，湯火傷等；絲瓜花有清熱解毒的功效，可以治療肺熱咳嗽，咽痛，鼻竇炎，疔瘡，痔瘡等；絲瓜絡有通經活絡，清熱化痰的功效，可以治療胸脅疼痛，腹痛，腰痛，睾丸腫痛，婦女經閉，乳汁不通癰腫，痔漏等；絲瓜子有利水，除熱的功效，可以治療肢面水腫，石淋，腸風，痔漏等。另外，絲瓜皮還可以治療金瘡，疔瘡，座板瘡。

南瓜的性能及療效

南瓜是葫蘆科植物南瓜的果實，全國各地均有栽培。南瓜在有的地方也叫「番南瓜」、「倭瓜」、「北瓜」、「金瓜」等。

南瓜原產於亞洲南部，另有一說南瓜原產非洲及南美洲，但至少在元代中國已經引種，按明代醫藥學家李時珍說：「南瓜種出南番，轉入閩、浙，今燕京諸處亦有之矣。」南瓜也是一種適應力十分強的植物，房前屋後，地角田邊都可生長。南瓜的產量也很高，一顆瓜秧結瓜多達數十個。

南瓜性溫，味甘，具有補中益氣，健脾暖胃，消痰止咳，解毒殺蟲的功效。中醫臨床用來治療氣虛乏力，咳喘，痢疾，瘧疾等症。南瓜含有豐富維生素A、B、C，多種不飽和脂肪酸，多種必需氨基酸，醣類，可溶性纖維和微量元素鐵、鎂、磷、鋅，鉻、鎳等。現代藥理實驗表明長期食用南瓜可使糖尿病減輕，特別是對輕型和中型患者效果更佳。這是因為南瓜含有微量元素鉻和鎳，而胰島素必須在有這兩種元素的幫助下才能發揮作用。多食南瓜還可有效防治高血壓和肝臟病變，提高機體的免疫功能。南瓜還有消除亞硝酸鹽的突變作用，因此，有一定的防癌功效。

嫩南瓜的維生素C及葡萄糖比老南瓜高，而老南瓜的胡蘿蔔素和微量元素含量較高。

南瓜也是一身都是寶，南瓜根、蒂可以治療癰瘍，疔瘡，燙傷；南瓜藤治療肺結核低熱，胃痛，月經失調；南瓜葉可以治療痢疾，疳積創傷；南瓜花可以治療黃疸，痢疾，咳嗽，癰疽腫毒；南瓜鬚可以治療婦女縮乳引起的疼痛；南瓜子可以治療絛蟲，蛔蟲，產後手足水腫，百日咳等。

冬瓜的性能及療效

冬瓜是葫蘆科植物冬瓜的果實，全國各地均有栽培。冬瓜也叫東瓜，在古代稱之為白瓜、水芝、地芝等。

冬瓜原產於中國和東印度，在中國已有二千多年的栽培歷史。冬瓜不但

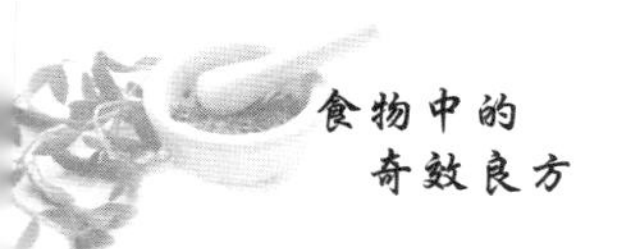

有良好的烹飪性，而且還有十分重要的藥用價值，因此，自古就受到中國人的喜愛與重視。冬瓜生有堅實的外皮，因此可以從頭一年的夏秋儲藏到第二年的春天還可食用。

冬瓜性涼，味甘淡，具有清熱解毒，利水消痰的功效。中醫臨床用來治療水腫脹滿，腳氣，淋病，咳喘，痰鳴，暑熱煩悶，消渴，瀉痢，癰腫，痔漏等症。冬瓜還可解酒毒和魚毒。冬瓜所含營養成分豐富，如蛋白質，糖，粗纖維，鈣，磷，鐵，胡蘿蔔素，特別是維生素C的含量比較高，為番茄的一至二倍。現代藥理實驗表明冬瓜不含脂肪，而且鈉的含量極低，有利尿排濕的功能。還發現冬瓜含有丙醇二酸的成分，能有效地抑制醣類轉化為脂肪，對人體發胖，增進形體健美有重要作用。因此，有專家認為多吃冬瓜養胃，清胃，降火，讓飲食減少，非常有利於減肥。

冬瓜的藤、葉、子、瓤和皮都可藥用。冬瓜藤可以治療肺熱痰火，脫肛等；冬瓜葉可以治療消渴，瘧疾，瀉痢，蜂螫，腫毒等；冬瓜子有潤肺化痰，消癰，利水的功效，可以治療痰熱咳嗽，肺癰，腸癰，淋病，水腫，腳氣，痔瘡等；冬瓜皮有利水消腫的功效，可以治療水腫，腹瀉，癰腫等；冬瓜瓤有清熱止渴，利水消腫的功效，可以治療煩渴，水腫，淋病和癰腫等。

唐代醫學家孟詵認為冬瓜有明顯的瘦身健體的作用，在其著作中就有「欲得體瘦輕健者，則可常食之；若要肥，則勿食也」的記述。因此，建議想身瘦體健的朋友，不妨在日常多食用一些冬瓜，用食物來進行健美吧。

（張鎬京　郗效）

海帶的性能及療效

海帶是昆布科植物海帶的葉狀體。海帶主要產於中國遼寧、山東、浙江沿海一帶，產量居世界第一。

中國人食用海帶的歷史長達一千年以上，古人認為海帶能「下氣」，「久服瘦人」。

海帶性寒，味鹹，具有消痰軟堅，泄熱利水、止咳平喘等功效。中醫

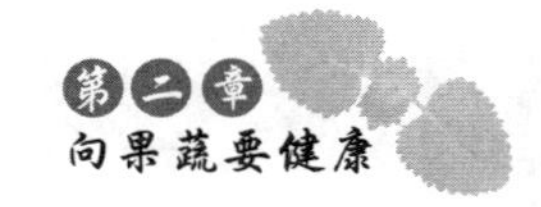

臨床用來治療瘰癧、癭瘤、疝氣、癰腫、氣急心下滿、宿食不消、咳喘、水腫、小便不暢等症。海帶含有豐富的蛋白質、脂肪、碳水化合物（如褐膠酸、甘露醇等多醣類化合物）、膳食纖維、維生素B_1、維生素B_2、胡蘿蔔素、鈣、鐵、碘等。現代醫學實驗表明海帶中的褐藻膠酸鈉鹽有顯著的降低膽固醇，預防動脈硬化的作用，有預防白血病和骨痛病的作用，還有阻止人體對鉛、銅等重金屬的吸收和排除人體內的放射性元素（如鍶、鎘）的作用；海帶提取物有鎮咳平喘和抗癌的作用；海帶所含的甘露醇對急性腎功能衰竭、乙型腦炎和青光眼均有療效。海帶含碘元素高達0.2%～0.4%，碘是甲狀腺素的主要成分，可有效地防治甲狀腺疾病。

近來研究發現，隨著人們生活水準的不斷提高，動物性食物大量湧上餐桌，這些食物會導致人體血液中的酸性成分增高，而癌症患者的血液呈酸性。海帶是一種強鹼性食物，因此能很好的調節和平衡血液的酸鹼度，使人體保持健康狀態。所含大量膳食纖維可以促進腸蠕動，加速體內糞便的排泄，使腸內致癌物質濃度降低，減少結腸癌和直腸癌的發病率。國外專家調查發現，海帶不但可以美容、瘦身，還對婦女乳腺增生有輔助性治療作用。

海帶不論是加熱食用還是涼拌，都十分可口，還有保健作用。但是，脾胃虛寒的人一定要少食，以免引起不適。

鹿角菜的性能及療效

鹿角菜是海蘿科植物海蘿的藻體，也稱鹿角豆、鹿角棒、鹿角等。多生長在中潮帶和高潮帶下部的岩石上，常叢生成群，在中國沿海，北起遼東半島，南到臺灣的基隆、雷州半島均有分布。

鹿角菜性寒，味鹹、具有清熱、消食、化痰等功效。中醫臨床用來治療癆熱、痰結、痞積等症。鹿角菜含有蛋白質、脂肪、碳水化合物（如褐膠酸、甘露醇等）、維生素以及多種礦物質，如碘、鈉、鉀、矽、鐵、鎂等。現代醫學實驗表明鹿角菜所含褐膠酸有預防白血病和骨痛病的作用，還可有效防治放射性元素在腸道的吸收；甘露醇對急性腎功能衰竭等疾病有一定治

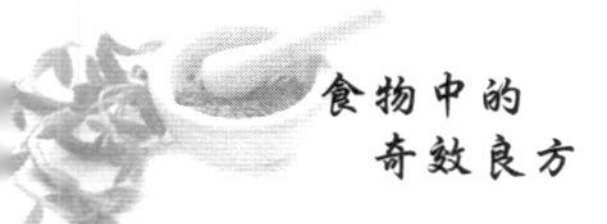

療作用。

鹿角菜涼拌食用非常爽口，並且營養豐富，是一道佐酒的佳肴。

紫菜的性能及療效

紫菜是紅毛菜科植物紫甘菜的葉狀體，也稱索菜、紫英、子菜、烏菜等。紫菜是生活在淺海岩礁上的一種藻類植物，新鮮時呈紅色、或綠色、或黑紫色，乾了以後均呈紫色。紫菜主要分布於亞熱帶和溫帶的沿海，中國主要在福建、浙江沿海出產。

我國人民應用紫菜的歷史至少有一千五百年以上，西元五世紀，即北魏時代的《齊民要術》裏就有了關於紫菜的記載。

紫菜性寒，味甘、鹹，具有清熱、軟堅、補胃、利水腫的功效。中醫臨床用來治療癭瘤（甲狀腺腫大）、腳氣、水腫、淋病。紫菜含有豐富的蛋白質、膳食纖維、醣類、維生素A、維生素B_1、維生素B_2、維生素B_{12}、維生素C、煙酸、膽鹼以及硒、鈣、磷、鐵等元素。現代醫學實驗表明紫菜有明顯增強免疫功能的作用；有抗腫瘤的作用，所含膳食纖維可以改善排泄功能，有利於預防腸癌的發生；紫菜含有的膽鹼是卵磷脂的關鍵組成部分，是神經細胞膜的結構和資訊傳遞的重要物質，有利於改善人的記憶；其豐富的碘元素可以補充人體對碘的吸收，有效防治甲狀腺腫大；有降低人體血清膽固醇，預防動脈血管硬化的作用。

紫菜不僅僅味道鮮美，而且營養豐富。紫菜的蛋白質含量可與大豆媲美，是大米的六倍；維生素A是牛奶的六倍；維生素B是雞蛋的2.5倍；維生素B_2是香菇的九倍。

浙江最南端的蒼南沿海是紫菜的主要產地之一，素有「中國紫菜之鄉」的稱號，蒼南所產紫菜的藻體大且富有光澤，質量數上乘，多年以來深受廣大消費者的喜愛。常食用紫菜可以增進食欲，促進機體的新陳代謝，還可延年益壽。但是紫菜屬寒涼之品，因此，脾胃虛寒、腹痛便溏者慎食。

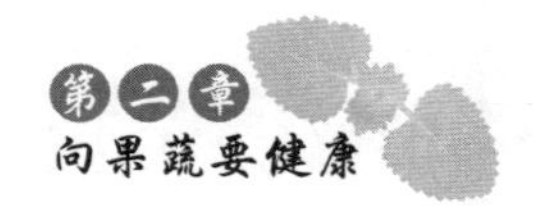

石花菜的性能及療效

石花菜是紅翎科植物瓊枝的藻體和石花菜科植物石花菜、大石花菜等的藻體，中國沿海地區多有出產。

石花菜是一種經濟價值很高的海藻類植物，在藻體內含有大量的膠質，是制取瓊脂的優質原料。

石花菜具有清肺化痰，清熱燥濕，滋陰降火，涼血止血的功效。中醫臨床用來治療咳嗽、濕熱、陰虛、癭瘤及痔瘡等症。石花菜含有蛋白質、膳食纖維、膠質、藻紅素、藻藍素、維生素B_1、維生素B_2、維生素E、胡蘿蔔素、煙酸、多醣類以及鈣、鎂、鐵、鋅、磷、硒等元素。現代醫學實驗表明石花菜所含有的多醣類物質對B型流感病毒、腮腺炎病毒有抑制作用；其膳食纖維可在人體小腸中形成具有黏性及保水力的魔芋樣物質，這些物質能將人體的膽汁內多餘的酯脂酸和膽固醇包裹起來，與富含水分、且柔軟的糞便一起順暢排出體外，從而消除宿便對人體的影響和危害。

石花菜可能在市場上少見，但是，瓊脂隨處都可以買得到，回來稍做加工，就可以食用。不論是涼拌，還是做湯都非常好，又不乏保健作用。

菠菜的性能及療效

菠菜是藜科植物菠菜的地上部分及少量的根。菠菜也叫波稜菜、波斯草、鸚鵡菜等，全國各地均有栽培。

菠菜原產於波斯，1300年前，也就是在唐貞觀年間由尼泊爾（唐代稱為「波稜」）傳入中國。由於菠菜易於生長，而且又十分耐寒，所以，很快受到百姓的青睞，成為尋常人家飯桌上的美食，還給菠菜取了一個好聽的名字叫「紅嘴綠鸚哥」。為此，蘇東坡還有一首讚美菠菜的詩：「北方苦寒今未已，雪底波稜如鐵甲；豈知吾蜀富冬蔬，霜葉露芽寒更茁。」

菠菜性涼，味甘，具有通血脈，開胸膈，下氣調中，止渴潤燥，解酒毒的功效。中醫臨床用來治療衄血，便血，痔漏，大便澀滯，消渴，壞血病

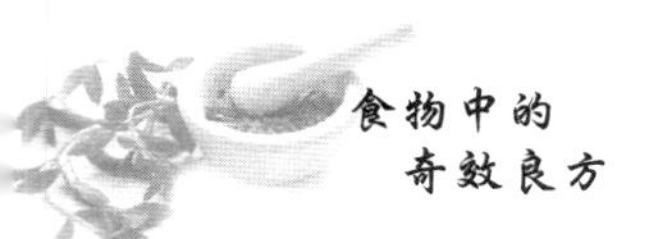

等症。菠菜含有蛋白質，維生素A、維生素B、維生素C、維生素E、維生素K，粗纖維，鐵、鉀、鈣、鎂等。現代醫學實驗表明菠菜含有較為豐富的鐵元素，而鐵元素是人體血液中的重要組成，常食用菠菜不易患缺鐵性貧血；菠菜還有助於防治人體內臟和皮膚出血；菠菜含有豐富的葉酸可以治療色素沉著；菠菜富含酶類，這些酶類能刺激胃腸和胰腺的分泌，既助消化又可潤腸，有利於大便排出體外；菠菜還有助於提高記憶力。菠菜也是公認的養顏佳品。

菠菜雖然有許多有益於人體的方面，但菠菜含有草酸較多，會影響人體鈣的吸收，因此，嬰幼兒在生長發育階段應少食菠菜。另外，患有軟骨病，腎結石，腹瀉的人也應少食或不食用菠菜。

為了避免菠菜的上述缺點，可以在食用前先將菠菜用沸水焯一下，然後撈出再與其他食物烹飪，這樣就可使菠菜的部分草酸先溶解在水裏，不會出現因草酸而影響人體鈣的吸收了。

萵苣的性能及療效

萵苣是菊科植物萵苣的莖、葉，古時叫萵菜、千金菜，現在習慣叫萵筍，全國大部分地區均有栽培。

萵苣原產於地中海地區，古羅馬人、古希臘人在很早就已經開始食用了。萵苣在漢代傳入中國，在中國有著悠久的栽培歷史。萵苣分為葉用和莖用兩種，用葉的萵苣也就是生菜，而用莖的萵苣就是萵筍。葉用萵苣（生菜）按其葉子的形態、生長狀態可以分為散葉生菜和結球形生菜，如尖葉萵苣就是油麥菜等。萵筍是我國人民常常食用而又富有營養的蔬菜。

萵筍性涼，味苦，甘，微毒，具有利五臟，通經脈，開胸膈，止消渴，解酒毒等功效。中醫臨床用來治療熱毒疔瘡，胃熱口臭，消渴，小便黃赤，大便秘結，乳汁不通等症。萵筍含有蛋白質、脂肪，醣類，粗纖維，胡蘿蔔素，維生素B、維生素C、維生素E，煙酸以及鈣、磷、鐵、鉀、鋅等。現代醫學實驗表明萵筍所含的煙酸可改善糖尿病患者糖的代謝功能；萵筍含有豐

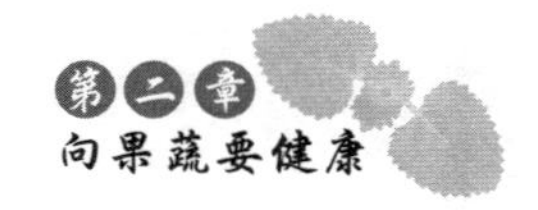

富的鉀離子，具有利尿、降壓、預防心律失常的作用；萵筍還可刺激消化液分泌、增進食欲、促進胃腸蠕動；有抗氧化的作用；萵筍是最好的天然葉酸的來源，孕婦常食用萵筍對胎兒的神經系統發育有良好的促進作用。

但經常大量食用萵筍有時也會產生一些不良反應，如頭昏、嗜睡等症。

通常人們在食用萵筍的時候，往往會把葉子丟掉，這是不科學的。因為萵筍葉中的營養成分要比莖中的更為豐富。新鮮的嫩葉可以洗淨後同萵筍一起涼拌，或是用來做湯、做餡皆可。

萵苣的種子（藥名萵苣子）有下乳汁，通小便的功效。

韭菜的性能及療效

韭菜來源於百合科植物韭的葉，也叫起陽草、壯陽草、草鐘乳、懶人菜等，全國各地均有栽培。

韭菜原產於中國，在中國種植韭菜已經有三千多年的歷史。韭菜非常容易栽種，而且在一年當中可以收割若干次，加之味道獨特、鮮美，自古就深受大眾喜愛。

韭菜性溫，味辛，具有溫中下氣，補腎益陽，散血，解毒的功效。中醫臨床用來治療陽痿，遺精，早洩，胸痹，噎膈，反胃，吐血，衄血，尿血，痢疾，消渴，痔漏，脫肛，跌打損傷等症。韭菜含有蛋白質，糖，揮發油，胡蘿蔔素，維生素C，粗纖維，硫化物及鈣、磷、鐵等，其中胡蘿蔔素和維生素C的含量較為豐富。現代醫學實驗表明韭菜可以增加腸道蠕動，促進排便，有利於習慣性便秘患者；韭菜所含的揮發油硫化物具有降低血脂的作用；韭菜還有抑菌作用。

韭菜雖然有豐富的營養和醫療價值，但由於韭菜性偏熱，多食易上火，所以，陰虛火旺者不宜多食；胃虛有熱、消化不良的人不宜食用；再就是夏季天氣炎熱時不宜多吃。

韭菜子、根也可入藥。子有補肝腎，暖腰膝，壯陽固精的功效，可以治療陽痿夢遺，小便頻數，遺尿，腰膝酸軟、冷痛帶下、濁淋等症；根有溫

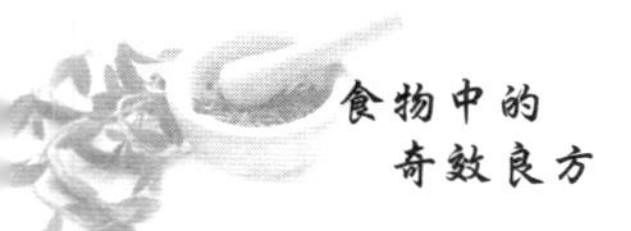

中，行氣，散瘀的功效，可以治療胸痹，食積腹脹，赤白帶下，吐血，衄血，跌打損傷等症。

除了韭菜葉可以食用外，韭菜花更是香濃味美，加工成韭菜花醬，不但可以久藏，而且食用方便。韭菜花醬也是吃涮羊肉不可缺少的佐料。

圓白菜的性能及療效

圓白菜是十字花科植物結球甘藍的莖葉，也叫洋白菜、捲心菜、包心菜，在一些地方人們還為它取了一個十分好聽的名字叫蓮花白。這種結球甘藍按照葉子的形狀和顏色可分為白球甘藍、紅球甘藍和皺葉甘藍三種，是甘藍的變種。目前，大部分地區的市場上最常見的是白球甘藍，但是，近年來有些市場也可以購買到紅球甘藍了。

圓白菜原產於地中海的地區，關於它何時傳入中國有兩種說法。一說一千多年以前從西域傳入中國西部地區；另一說是在明末清初傳入中國的。但是我們的先民卻在很早就已經食用甘藍類蔬菜了，但那時食用的不是球形甘藍，而是一種散狀葉子的甘藍。早在南北朝劉宋人胡洽已對甘藍有了論述：「河東、隴西羌胡多種食之，漢地少有。其葉長大而厚，煮食甘美」。在唐代京兆三原有一位官員叫陳藏器，他也是一位著名的藥物學家，他寫了一本《本草拾遺》，書中記有甘藍，並說甘藍「是西土藍也，葉闊可食」。由此可知兩者皆非球形甘藍。

圓白菜性平，味甘，無毒，具有益腎補髓，壯筋骨，益心力，明耳目，利五臟的功效。中醫臨床用來治療失眠多夢，關節屈伸不利，脾胃不和，上腹脹氣，脘腹疼痛等症。圓白菜含有較多的維生素C、維生素A，以及B族維生素和維生素E，葉酸，蛋白質，脂肪，醣類，微量元素鉬、硒、鐵、鈉、銅、鋅、鎂、鉀、磷等。現代藥理實驗表明圓白菜有較強的抗衰老、抗氧化的作用（與蘆筍和菜花同樣處於較高水準），可以提高人體的免疫功能，有殺菌消炎的作用，可促進造血功能的恢復，防止血清膽固醇的沉積，有阻止醣類轉化為脂肪的作用。圓白菜還含有一種「潰瘍癒合因數」的物質，有加

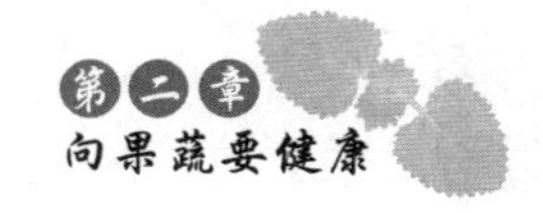

速潰瘍癒合的作用，因此，可以作為潰瘍患者的療效食品。

經常食用圓白菜可以增進食欲，改善胃腸蠕動，促進排便。由於圓白菜可以防止血清膽固醇在血管壁的沉積，因此有預防心腦血管疾病及輔助治療的作用。

圓白菜生食醫療保健作用最佳，比如可以用來涼拌、做沙拉。如果熟食，也不要過分加熱，以最大程度地保護其有效成分不被破壞。

蕹菜的性能及療效

蕹菜是旋花科植物蕹菜的莖、葉。蕹菜也叫空心菜、無心菜、空筒菜、水蕹菜等，因其莖中空，所以，人們都習慣將蕹菜叫空心菜，是夏秋季的主要綠葉蔬菜。

空心菜原產於中國，為一年生蔓狀草本，老株能匍匐地面或爬攀竹籬，其性喜高溫多濕，多在沼澤、池塘邊生長。全國大部分地區均有栽培。

空心菜性寒，味甘，具有清熱涼血，療瘡解毒，潤腸通便，利濕、止血的功效。中醫臨床用來治療鼻衄、便秘、淋濁、便血、痔瘡、癰腫、折傷及蛇蟲咬傷等症。空心菜含有蛋白質，脂肪、碳水化合物，粗纖維、維生素A、維生素B_1、維生素B_2、維生素C、鈣、磷、鐵、鉀、鈉、鎂等。現代醫學實驗表明空心菜含有大量的粗纖維，可促進腸道蠕動，加速排便，因而有利於便秘的患者。另外，空心菜還有利尿、降壓的作用。

空心菜有一定的寒性，因此，脾胃虛寒、大便溏泄、體弱的人不宜多食。而對那些胃腸積熱而引發的口臭、便秘的人經常食用則有利於清除積熱，消除口臭和便秘。

香椿的性能及療效

香椿是楝科植物香椿的幼嫩枝芽。香椿有兩個栽培品種，一種是紫香椿，其嫩枝芽呈絳紅色，表面有光澤，香味濃厚；另一種是綠香椿，其嫩枝

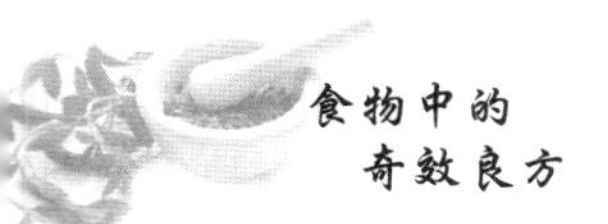

芽為綠色，香味較淡。

中國是香椿的故鄉，有著悠久的栽培歷史，據說早在漢代民間已有食用香椿的習慣了。每當春暖花開的季節，香椿就會在枝端長出絳紅色的嫩芽，採摘下來就是俗稱的香椿芽，有的地方也叫香椿頭。一般我們當作蔬菜的香椿就是指的這部分。

香椿性涼，味苦，具有清熱解毒，健胃理氣，澀腸，止血，固精，殺蟲的功效。中醫臨床用來治療久瀉久痢，便血，崩漏，帶下，遺精，疳積，蛔蟲等症。香椿含有豐富的蛋白質，維生素C和鈣；另外還有胡蘿蔔素，維生素E，揮發油，鐵，磷等。現代醫學實驗表明香椿有提高人體免疫功能的作用，有較強的抗氧化作用和抗癌作用；香椿對金黃葡萄球菌、痢疾桿菌、傷寒桿菌有明顯的抑制或殺滅作用。

香椿的子、樹皮和根皮也有醫療作用，子可以用來治療風寒感冒，胃腸塞滯，脘腹脹滿，風濕性關節炎，疝氣等症；樹皮可以治療絲蟲病；根皮可以治療赤白痢疾，疥瘡癬癩，赤白帶下，尿路感染及膀胱炎等症。

香椿營養豐富，春季的嫩枝芽口感最佳，但食用前最好用開水燙一下，可以避免亞硝酸鹽中毒。還有香椿是發物，這在唐代的《食療本草》就有記載：「椿芽多食動風……令人神昏氣血微。」多食易誘發痼疾復發，因此慢性疾病患者應少食或不食。

香椿和臭椿雖然只有一字之差，而且又都是落葉喬木，葉子長的又十分相像，但它們卻不是同一科屬的植物。臭椿是苦木科植物，又叫樗樹，有特殊的臭味，不能食用。

菜花的性能及療效

菜花是十字花科植物花椰菜的幼嫩花梗和不育花。花椰菜也叫菜花、花菜，也是甘藍族蔬菜，全國各地都有栽培。

菜花原產於歐洲的地中海地區，是甘藍的一個變種。菜花作為一個新的蔬菜品種傳入中國約有百餘年的歷史。古代西方人對菜花的作用推崇備至，

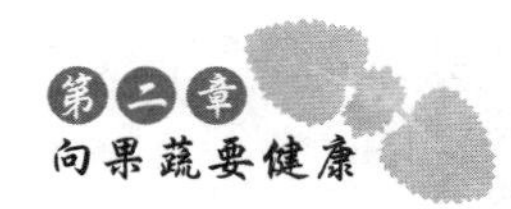

有著「天賜良藥」、「窮人的醫生」的美譽。

菜花性平，味甘，具有補脾和胃，補髓壯骨，益心力，清熱解渴，利尿通利的功效。中醫臨床用來治療久病體虛，肢體痿軟，耳鳴健忘，脾胃虛弱等症。菜花含有蛋白質，醣類，脂肪，礦物質，纖維素，維生素A、維生素B_1、維生素B_2、維生素C，其中維生素C的含量豐富。現代醫學實驗表明菜花能提高肝臟對乙醇的分解代謝，增強肝臟的解毒功能，可以預防酒精性肝硬化的發生。有增強人體免疫功能的作用。所含的多種吲哚類化合物，能增強動物對致癌物質的抵抗力。

由於菜花的特殊作用，因此，菜花特別適宜中老年人、兒童及脾胃虛弱、消化功能不強的人食用。

近些年市場上還出現了一種綠菜花，其故鄉也在地中海地區。它也是十字花科植物，和上述菜花同屬甘藍族蔬菜。這種綠菜花也叫西蘭花、嫩莖花椰菜。有報導，綠菜花的營養價值遠遠高於花椰菜，同樣有提高人體免疫功能的作用，有抗癌的作用。

十字花科甘藍族蔬菜中均含有吲哚類化合物，具有抗癌作用。因此，菜花等甘藍族蔬菜已被許多國家的科學家、營養膳食專家列入飲食抗癌食譜當中了。例如美國防癌協會要求美國人民在日常飲食中必須增加此類蔬菜。在中國食道癌高發地區河南林縣，中美科學家在做防治研究項目時，動員林縣人民大力種植和食用十字花科甘藍族蔬菜，這樣就可以積極的、有效的防止癌症的發生。

莧菜的性能及療效

莧菜是莧科植物莧的莖葉，為一年生草本植物，全國各地均有栽培。莧菜也稱野莧菜、赤莧、紅莧、雁來紅、青香莧等。莧菜按其葉的顏色不同，又分為綠莧、紅莧和花莧三種。綠莧的葉子呈綠色或黃綠色；紅莧的葉子呈紅色或紫紅色；而花莧的葉子表面為綠色，只是靠近葉脈處呈紫紅色。

莧菜原產於中國，只有中國和印度作為蔬菜種植，是一種十分容易栽培

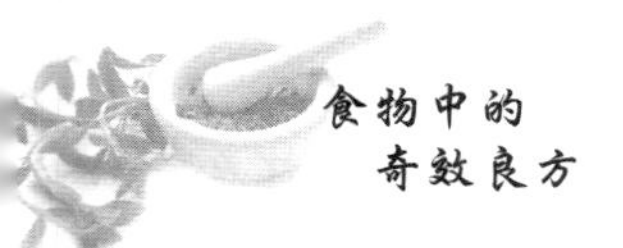

的蔬菜，而且生長非常旺盛。莧菜喜歡生長在溫暖潮濕的氣候條件中，較為耐熱，但不耐寒，是在夏秋上市的一種莖葉類蔬菜。

莧菜性涼，味甘，具有「清熱解毒，治赤白痢疾，清肝利膽，明目，滋陰潤燥，收斂止血」的功效。中醫臨床用來治療急性腸炎，尿道炎，子宮頸炎，二便不通，目赤，咽痛，鼻衄，癰，癤，毒蛇咬傷等症。莧菜含有蛋白質、醣類、粗纖維、胡蘿蔔素、多種礦物質，如鈣、磷、鐵、銅、鋅、鉀、鈉、鎂等。現代醫學實驗表明莧菜含有豐富的賴氨酸，對幼兒的生長有促進作用。所含鈣質豐富，而且十分容易被人體吸收，對兒童的牙齒生長和骨骼發育有良好的促進作用，並能維持人體正常的心肌活動，防止肌肉痙攣（即抽筋）。

莧菜其幼苗、嫩的莖葉均可食用，可炒、可涼拌，還可以做餡，鹽漬或做湯。

莧菜因其性涼，故脾胃虛弱者不宜多食，否則容易引起腹瀉。

莧菜的種子和根也可藥用。種子可治療青盲翳障，目霧不明，乳糜尿血，二便不利。根可治療陰囊腫痛，痔瘡，牙痛，跌打損傷，崩漏帶下等症。

茭白的性能及療效

茭白是禾本科植物菰的花莖經茭白黑粉的刺激而形成的肥大菌癭，為多年生水生草本植物。

古時候把茭白稱為「菰」，早在周代就被人們作為食物，並列為「六穀」之一，美味可口，受到當時人們的喜歡。茭白在唐代以前是當作糧食作物種植的，它的種子叫作「菰米」、「茭米」、「雕胡」，用茭白的種子做成的飯稱「雕胡飯」。李時珍在《本草綱目》中說茭白：「古人以為五飯之一者……菰本作苽，茭草也。其中生菌如瓜形，可食，故謂之苽。」後來人們發現這些染上黑粉菌而生病，不再抽穗的茭白其莖部不斷膨大，並逐漸長成紡錘形的肉質莖，而且可以食用。從此，人們就利用這種現象，讓黑粉菌阻止茭白開花結果，大量繁殖這種有病的畸形植株作為蔬菜，供應市場。相反的是現在人們把那些生長健康、會開花、會結果、會結子的茭白看作是不好的、是退化的品種。

茭白原產於中國，是中國特有的水生蔬菜。目前，世界上把茭白作為蔬菜栽培的只有中國和越南。茭白在中國南北各地均有出產，其中以江蘇的無錫和蘇州，浙江杭州一帶出產的茭白品質最佳。

茭白性寒，味甘，具有解熱毒，除煩渴，利二便，解酒毒等功效。中醫臨床用來治療黃疸，小便不利，大便秘結，產後乳汁不通以及高血壓等症。茭白含有蛋白質，碳水化合物，粗纖維，維生素B_1、維生素B_2、維生素E、少量的胡蘿蔔素以及礦物質如鐵、磷、鈣等。現代醫學實驗表明茭白含有一種甾醇類化合物能清除人體內部的活性氧，並能抑制酪氨酸酶的活性，從而阻止黑色素的生成；而且這種甾醇類物質還能軟化皮膚表面的角質層，使人體肌膚潤滑細膩。由此也證實了茭白的「嫩白保濕」的美容作用。

儘管茭白可治病，又有美容的作用，同時也是人們喜愛的蔬菜，但是，腸胃虛寒的人、患有瘡瘍且化膿的人最好不要食用茭白，以免加重病情。

蘆筍的性能及療效

蘆筍是百合科植物石刁柏的性腺根莖，也叫露筍、龍鬚菜等。

蘆筍是一種高檔的蔬菜。蘆筍原產於地中海東岸和小亞細亞地區，目前在中國和其他地區仍有野生的蘆筍。蘆筍在地中海和小亞細亞已有二千多年的栽培歷史，但是直到十七世紀以後，其栽培技術才隨著外國移民傳入中國，至今僅僅只有百餘年的歷史。

蘆筍性寒，味甘，具有清熱降火，解暑，益腎，提神，寬胸，利小便的功效。蘆筍含有豐富的組織蛋白，核酸，葉酸，醣類，多種維生素，纖維素，微量元素硒、鉻、錳等。現代醫學實驗表明蘆筍既可以直接抑制殺滅癌細胞，又對正常細胞沒有毒副作用，能使機體細胞生長正常化，並能減輕藥物治療和放射的副作用，使白血球升高。蘆筍對各種癌症患者都有預防和治

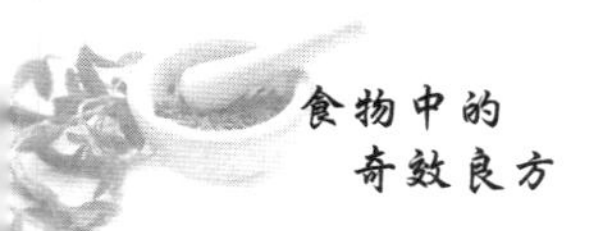

療作用，特別是對膀胱癌，宮頸癌、乳腺癌、肺癌、皮膚癌、食道癌等有特殊的療效。

蘆筍除了有很好的抗癌作用外，經常食用則對心臟病、高血壓、心動過速、疲勞症、水腫、膀胱炎、腎病、膽結石、肝功能障礙以及肥胖等病症都有治療作用。

蘆筍不但肉質鮮嫩，味美可口，又有很好的醫療保健作用，因此越來越受到人們的喜愛，成為尋常人家餐桌上的一道佳肴。但是，要注意蘆筍不宜生吃，也不宜久存（大約在一周以上），存放時最好避光。

香菜的性能及療效

香菜是傘形科植物芫荽的帶根全草，又叫芫荽、胡荽、香荽等。

一般認為（香菜）芫荽原產於地中海沿岸，但也有人認為埃及人早在西元五千年前就開始食用芫荽，是羅馬人把芫荽從埃及帶到了歐洲的。傳說中國是在西漢時期由張騫出使西域引入的，因而人們又把芫荽叫做「胡荽」。由於芫荽具有一種特殊的香氣，所以習慣把它叫「香菜」，全國各地均有栽培。

香菜性溫，味辛，具有祛風散寒，發汗透疹，健脾消食，利大小腸，下氣消食的功效。中醫臨床用來治療傷風感冒，食欲缺乏，痲疹初起等症。香菜含有揮發油、蛋白質、脂肪、醣類、粗纖維、維生素B_1、維生素B_2，維生素C、胡蘿蔔素、煙酸以及鈣、磷、鐵等。現代醫學實驗表明香菜有除去重金屬的作用，它可以除去蓄積在人體內的汞、鉛等重金屬。這對於當今環境嚴重污染的狀況無疑是一個令人鼓舞的報告。

香菜還可以用來治療風濕病，尿路感染，過敏症等疾病。

香菜的嫩莖和葉均有特殊的香味，經常被人們用作各種菜肴的提味品或是點綴。但中醫認為香菜有損人精神，對眼睛不利的缺點，因此不可多食、久食。同時，患有腳氣、狐臭、嚴重口臭、齲齒及生瘡的人都不宜食用。氣虛自汗，倦怠乏力者少食。

蓮藕的性能及療效

蓮藕是睡蓮科植物蓮的多年生水生性肥大根莖，有的地方也稱之為蓮菜，中國各地均有栽培。

蓮藕原產於印度，很早以前傳入中國，在南北朝時，蓮藕的種植就已經十分普遍了。人們不但食用蓮藕，用蓮藕治療各種疾病，還在詩歌，文學作品中大量應用蓮藕、蓮花來比喻和讚美人的品格、愛情和事物。佛教文化也十分崇尚蓮花，相傳創造世界的大梵天就是坐在蓮花上出生的。

蓮藕性平味甘，具有清熱生津，涼血止血，補血養神，消食開胃，止渴止瀉的功效。中醫臨床用來治療肺熱咳嗽，血熱煩渴，衄血、吐血、咯血、尿血、便血以及子宮出血等症。蓮藕的營養豐富，除了含有大量的醣類外，還含有豐富的蛋白質，維生素B、維生素C，脂肪、粗纖維、鞣質、鈣、磷、鐵等。現代醫學實驗表明蓮藕所含的黏蛋白和粗纖維能與人體內的膽酸，食物中的膽固醇及三醯甘油結合，並從糞便中排出，從而減少機體脂類物質的吸收。蓮藕中的鞣質有收縮血管的作用，因而具止血的作用。

由於蓮藕含有豐富的植物蛋白、維生素、澱粉以及鈣、磷、鐵等，因此有明顯的補益氣血、增強機體免疫功能的作用。

蓮藕甜而脆，生、熟皆可食用，可炒可涼拌，還可煲湯滋補。用蓮藕加工成的藕粉更是保健滋補的佳品，藕粉有消食止渴、開胃清熱、滋補養性的功效，是體弱多病的上好流質食物，且老少皆宜。正因如此，藕粉在清咸豐年間就被欽定為御膳貢品。

茼蒿的性能及療效

茼蒿是菊科植物茼蒿的莖葉，也叫茼菜、蓬蒿、蒿子杆。

茼蒿原產於地中海地區，中國已有900多年的栽培歷史，以前主要是在南方栽培，現在全國各地多有栽培。茼蒿在中國是當作蔬菜栽培，而在歐洲卻常常作為花壇花卉種植的。

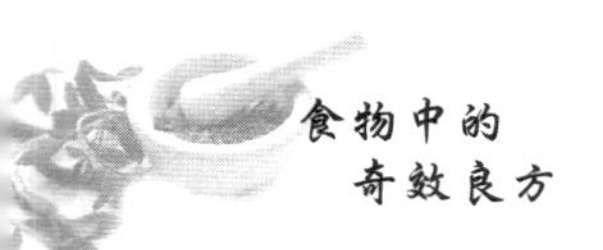

茼蒿性平，味辛甘，具有安心氣，養脾胃，消痰飲，利腸胃等功效。可用來治療咳嗽痰多，脾胃不和，記憶力減退，習慣性便秘等症。茼蒿含有豐富的維生素B、蛋白質、粗纖維、膽鹼和礦物質（如鐵、鈣、鉀等）、揮發油以及少量的維生素A和維生素D等。現代醫學實驗表明茼蒿所含的揮發油有幫助消化、增加食欲的作用。其揮發油和膽鹼還有降壓的作用。其粗纖維有增加腸道蠕動、促進排便的作用，有利於人體將腸道內的毒素排出體外。

茼蒿也是鈣鐵補充劑，是兒童和缺鐵性貧血患者的日常食用佳蔬，茼蒿還對解除心情鬱悶和預防高血壓等有一定的功效。儘管如此，茼蒿對於陰虛發熱和泄瀉的人不宜食用。

番茄的性能及療效

番茄是茄科植物番茄的成熟果實，又叫番茄、洋柿子。

番茄原產於中美洲和南美洲，當地的土著人把它叫「狼桃」，不敢食用。直到十八世紀，有一位法國畫家在為番茄寫生時，被番茄絢麗可愛的長相所吸引，決定冒險吃一次番茄。然而，當他吃了番茄以後並沒有發生任何不適，反而感到口中甜酸美妙，由此開始了食用番茄的歷史。現在，番茄作為食用蔬菜已在全世界普遍種植。

番茄性微寒，味甘酸，具有清熱解毒，補中和血，益氣生津，健胃消食的功效。中醫用來治療胃熱口苦口渴，食欲不振等症。番茄含有維生素B、維生素C、維生素D以及胡蘿蔔素，煙酸，檸檬酸，果酸，番茄紅素，穀胱甘肽，生物鹼，鈣、磷、鋅、鐵及微量元素錳、銅、碘等。現代醫學實驗表明番茄所含煙酸能維護胃液的正常分泌，促進紅血球的形成，可以降低毛細血管的通透性，並有防止其破裂的作用，防止血管硬化，預防高血壓。所含微量元素非常有利於嬰幼兒和兒童的發育成長。番茄紅素有阻止前列腺癌的癌變進程，還可以有效地減少胰腺癌、直腸癌、口腔癌、乳腺癌、肺癌等癌症的發病危險。番茄紅素還有抗氧化的作用，可以清除人體內的自由基，延緩衰老。穀胱甘肽也具有抗癌、抗衰老的作用。

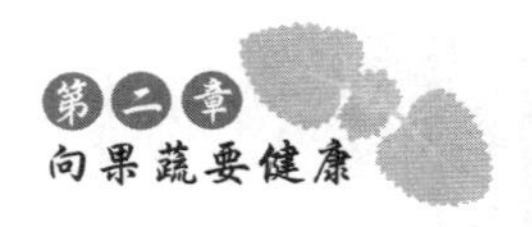

番茄的品種、顏色、成熟度、甜度，甚至生產季節的不同，都是決定其番茄紅素多寡的重要因素。如黃色品種的番茄中的番茄紅素含量很少，每百克僅含0.3毫克；紅色品種的番茄中的番茄紅素含量比較高，每百克含二至三毫克，有的甚至高達20毫克。一般來講，越紅的番茄，番茄紅素的含量就越高，紅色的番茄比粉色的含量高。未成熟或半成熟的番茄中的番茄紅素的含量相對較低。越是不甜的番茄，番茄紅素的含量就越高。夏天因光照充足，且時間長，這時的番茄中的番茄紅素含量比較高，而在溫室大棚裏種植的番茄，番茄紅素的含量相對就低。

一個人每天食用50～100克鮮番茄，即可滿足人體一天對幾種維生素和礦物質的需要。為此，番茄在二〇〇一年被美國《時代》雜誌評為「十大風雲食物」的第一名。食用番茄要注意以下幾點：

(1) 不宜與黃瓜同時食用。因為黃瓜裏含一種維生素分解酶，會破壞番茄中的維生素C。

(2) 不適宜空腹食用。這是因為番茄含有較多的可溶性收斂劑等成分，可與胃酸產生作用，形成不溶解的塊狀物，堵塞幽門，引發胃腸脹滿、疼痛等症狀。

(3) 不宜食用未成熟的番茄。因為青番茄中含有龍葵鹼，多吃會引起中毒反應。

(4) 脾胃虛寒、胃酸過多的人不宜多食。

(5) 由於番茄紅素遇光、熱和氧氣容易分解，烹調時應避免長時間高溫加熱，並蓋嚴鍋蓋，再稍加些醋，能保護其不被氧氣破壞，以保留更多的營養成分。

馬鈴薯的性能及療效

馬鈴薯是茄科植物馬鈴薯的新鮮塊莖，也叫土豆、洋芋、荷蘭薯等。

馬鈴薯原產於南美洲的智利、秘魯，是當地印第安人的主要食物。西元十六世紀末馬鈴薯傳入歐洲，明代傳入中國（最初由荷蘭人帶到臺灣種植

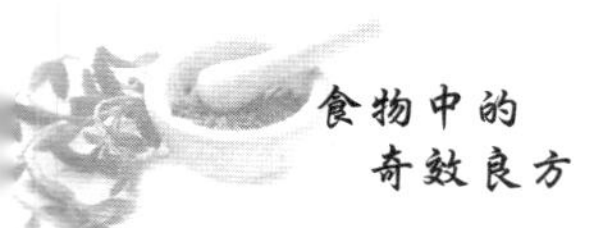

的）。現在世界各地都普遍種植馬鈴薯，它營養豐富，不但可以當作糧食，也可以當作蔬菜，能烹飪出各色美味佳肴。

馬鈴薯性平，味甘，具有健脾益氣，潤肺固精，和胃調中等功效。中醫用來治療脾虛泄瀉，久勞久咳，大便乾燥，遺精，帶下，尿頻，關節疼痛，慢性胃病等症。馬鈴薯含有豐富的蛋白質，醣類及脂肪，粗纖維，胡蘿蔔素，維生素C、維生素B2，煙酸，礦物質鈣、磷、鐵、鉀等。現代醫學實驗表明馬鈴薯所含蛋白質屬於完全蛋白質，能很好的被人體吸收。所含維生素比去皮的蘋果高一倍。有報導馬鈴薯的各種營養成分較均衡，而且全面，如每天只吃全脂奶粉和馬鈴薯，即可得到人體所需的一切食物元素。馬鈴薯還是少有的高鉀蔬菜，鉀能幫助維持細胞內液體和電解質平衡，並維持心臟功能和血壓正常。心臟病特別是心功能不全的患者，因患有不同程度的水腫，須經常服用利尿藥，因而導致體內鉀的流失。這種患者就可經常食用馬鈴薯，不但補充了鉀，又補充了醣類、蛋白質、維生素和礦物質。

馬鈴薯是一種低熱量、高蛋白，維生素和礦物質豐富的食品，也是一種理想的減肥食品。

儘管馬鈴薯有許多優點，但它也含龍葵鹼，新鮮馬鈴薯的龍葵鹼含量極微，可是一旦發芽、變綠或潰爛的地方則含量急劇升高，可達平時的四十倍。如果誤食這種馬鈴薯就會產生中毒症狀，輕者噁心嘔吐、腹痛腹瀉，重者出現脫水、血壓下降、呼吸困難、昏迷、抽搐等症狀，嚴重者可因心肺麻痺死亡。因此，食用馬鈴薯時一定要將發了芽的地方徹底清除乾淨，削去綠色部分，再放入冷水中浸泡一個小時，這樣就可以避免在食用時中毒。

油菜的性能及療效

油菜是十字花科芸苔屬的多種可以收籽榨油植物，也叫芸苔、胡菜、寒菜等名。

中國是油菜的原產地之一。考古學家曾在陝西半坡村新石器時代遺址中發現的陶罐裏存有大量已經碳化了的菜子，其中就有油菜子。全國各地普遍

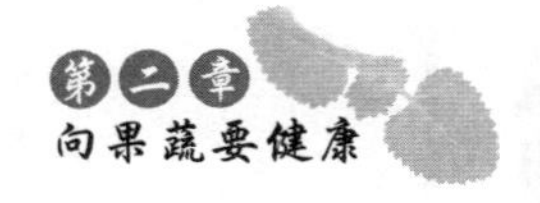

種有油菜，因為它不但是一種大眾蔬菜，也是一種非常重要的油料作物。

油菜性溫，味辛，具有活血化瘀，解毒消腫，寬腸通便，強身健體等功效。中醫用來治療勞傷吐血，熱毒瘡癤，乳癰，習慣性便秘等症。油菜含有大量的胡蘿蔔素，維生素B、維生素C、維生素D，纖維，植物激素，鈣、鐵等。現代醫學實驗表明油菜所含膳食纖維能與膽酸鹽和食物中的膽固醇、三醯甘油結合，並從腸道排出，因此，有降壓和降脂的作用。所含植物激素可以增加酶的形成，對進入人體的致癌物質有吸附作用，故可預防癌症。所含大量維生素有助於增強機體免疫功能，提高抵禦疾病的能力。

油菜還是一種有利於減肥的低脂肪蔬菜，而且在綠葉蔬菜中鈣的含量最高，因此，經常食用油菜有利於人體鈣質的補充。

豇豆的性能及療效

豇豆是豆科植物豇豆的幼嫩果實，也叫長角豆、帶豆、裙帶豆等。

一部分學者認為中國也是豇豆的原產地之一，但是多數學者認為豇豆原產於非洲，西元一千年前傳入印度和中國，現在全國各地均有種植。根據果實的長短、質地和用途分為蔬菜用、糧食用兩種。短豇豆莖直立，豆莢易硬化，種子較大，一般多做糧食用，也就是「飯豆」；長豇豆莖蔓生，豆莢細長，纖維少，鮮嫩的豆莢常常作為蔬菜食用。

豇豆具有理中益氣，補腎健胃，生津液，止消渴的功效，可用來治療食少脘脹，嘔逆噯氣，小兒食積，老年性便秘等症。豇豆含有豐富的蛋白質，脂肪，醣類和膳食纖維，維生素B、維生素C、維生素E，胡蘿蔔素，鈣、磷等。現代醫學實驗表明豇豆的熱量和糖的含量比較低，且飽腹感強，特別適合肥胖、高血壓、冠心病和糖尿病這類患者食用。豇豆含鈉量極低，（4.6毫克／100克）大大低於其他蔬菜，如大白菜、小白菜、油菜、芹菜等，因此對於心、腎功能不好，時常腿腫，夜尿多的人是極佳的低鈉食物。

豇豆含有豐富的植物蛋白，也被稱為「蔬菜中的肉食品」。因此，長期食素的人或年老體弱的人，如果在日常飲食中多吃一些豇豆，可以增加蛋白

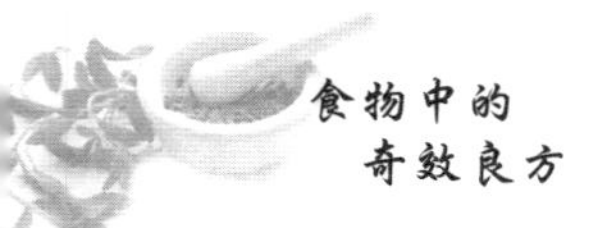

質的攝取。而且豇豆無毒，不會發生扁豆類食物中毒，食用安全。

薺菜的性能及療效

薺菜是十字花科植物板葉薺菜和花葉薺菜的嫩株。薺菜也叫田兒菜、菱角菜、薺薺菜、護生草、地菜、清明草等，全國各地均有分布。

薺菜原產於中國，自古就有採集食用薺菜的習慣。早在春秋時期的《詩經》中就有「其甘如薺」的記載。二十世紀初上海郊區的農戶就開始栽培薺菜，至今已有近百年的歷史。民間不僅有「陽春三月三，薺菜當靈丹」的諺語，至今還有「寧吃薺菜鮮，不吃白菜餡」的說法。可見薺菜不僅是美味佳肴，還有很高的藥用價值，有治百病之說，所以人們稱它為「護生草」。

薺菜性溫，味甘，具有健脾、利水、止血、明目等功效。中醫臨床用來治療痢疾、水腫、淋病、乳糜尿、吐血、便血、血崩、月經過多、目赤疼痛等症。薺菜含有豐富的蛋白質、醣類、脂肪、膳食纖維、鈣、磷以及胡蘿蔔素、維生素C、煙酸、鐵、鉀、錳、鎂和人體必需的多種氨基酸。現代醫學實驗表明薺菜所含的薺菜酸能縮短出血及凝血時間，有止血作用；豐富的胡蘿蔔素有治療眼病和夜盲症的作用；所含的膳食纖維可以增強大腸蠕動，促進糞便排泄，加快體內的新陳代謝，有助於防治高脂血症、高血壓、冠心病、肥胖症、糖尿病以及腸癌等。除此以外，薺菜還有消炎抗病毒的作用。

薺菜的用量：內服15～25克（用鮮品為50～100克）；外用研末調敷或鮮品搗敷，或鮮品搗汁點眼。

薺菜的新鮮嫩株可以生食、炒食、還可做餡、做湯等。薺菜有種特殊的清香味，並且營養豐富，它的蛋白質含量在葉類、瓜果類蔬菜中是數一數二的；所含胡蘿蔔素與胡蘿蔔不差上下；維生素C含量雖然不及辣椒，但卻比番茄要高；各種微量元素的含量也比較高，這也是其他蔬菜所無法比擬的。因此，不妨在春天來臨之際，在我們的飲食中增添一些用薺菜做成的菜肴，以保持健康。

苜蓿的性能及療效

苜蓿是豆科植物紫花苜蓿或南苜蓿的嫩莖葉，也叫草頭，木栗，風光菜等。在中國的東北、華北、西北及南方均有栽培。

苜蓿原產於西域諸國，漢代張騫出使西域從大宛帶入中國，從此苜蓿在中國開始種植。苜蓿既可以當作飼料，還可以作為食品食用和藥用。

苜蓿性平，味苦，具有清脾胃，除濕熱，利尿，消腫等功效。中醫臨床用來治療熱病煩滿，目黃、目赤，小便黃，用根搗汁煎飲可以治療沙石淋痛等症。苜蓿含有豐富的蛋白質，脂肪，膳食纖維，醣類，氨基酸，胡蘿蔔素，維生素B_1、維生素B_2、維生素C、維生素E、維生素K、維生素P，苜蓿酚，苜蓿素，大豆黃酮，以及豐富的礦物質鈣、鎂、鉀、鐵、磷等。現代醫學實驗表明苜蓿所含的苜蓿素和苜蓿酚有止咳平喘的作用，對支氣管疾病有一定療效；大豆黃酮和苜蓿酚均具有類刺激素的生物活性；苜蓿素也能抑制腸道收縮，增加血液中的甲狀腺素的含量，還可以防止腎上腺素的氧化。苜蓿含有豐富的維生素E，對習慣性流產、不孕症、炎症、硬皮病和腸痙攣等均有防治作用。苜蓿含有的豐富膳食纖維可以加快體內糞便的排出，有利於人體清理腸胃、排毒和減肥。另外苜蓿還有防止記憶力減退的作用。

苜蓿的用量：內服搗汁用150～200克；乾品研末5～12克。

苜蓿的營養價值與動物蛋白相比有過之而無不及，其蛋白質的含量是小麥、大豆、玉米和豌豆的四倍，難怪有學者把苜蓿譽為「植物牛肉」。在陝西的關中地區，老百姓就有食用嫩苜蓿的習慣。苜蓿可以炒、可以煮後涼拌，也可以做湯食用。只是脾胃虛寒，大便溏薄的人要盡量少食。

苦菜的性能及療效

苦菜主要是菊科植物苦菊菜及同科多種植物的嫩莖葉，為多年生草本植物。苦菜也稱苦菊菜、苦麻菜、苣蕒菜等。

在中國，食用苦菜的歷史已有二千多年，而其藥用的歷史也很早，在

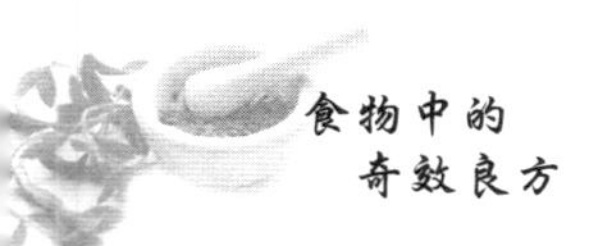

《神農本草經》中就有苦菜「主五臟邪氣，厭穀胃痹。久服安心益氣，聰察少臥，輕身耐老」的記載。民間不但食用苦菜，還把苦菜當作草藥使用，治療一些疾病。

苦菜性寒，味苦，具有清熱解毒、涼血止血的功效。中醫臨床用來治療痢疾、黃疸、血淋、痔瘺、疔腫等症。苦菜含有豐富的蛋白質、醣類、膳食纖維、鈣、磷及鋅、銅、鐵、錳等微量元素，另外，苦菜還含有維生素B_1、維生素B_2、維生素C、胡蘿蔔素、煙酸、蒲公英甾醇、膽鹼等成分。現代醫學實驗表明苦菜所含的蒲公英甾醇、膽鹼等化合物對多種細菌有殺滅或抑制作用。因此對急性黃疸型肝炎、咽喉炎、細菌性痢疾、感冒、慢性支氣管炎、扁桃體炎、膽囊炎、慢性盆腔炎等均有一定療效；苦菜有助於促進人體抗體的合成，增強機體的免疫功能；苦菜還有降低血壓和防治癌症的作用。

馬齒莧的性能及療效

馬齒莧是馬齒莧科一年生肉質草本植物。分為黃花、白花兩種，黃花葉為綠色，莖帶有紫紅色，並帶有酸味，口感較差；白花葉和莖均為綠色，口感比較好。

馬齒莧原產於印度，後傳至世界各地，廣泛分布於溫帶和熱帶地區。馬齒莧對生長環境的要求不高，田邊、荒地和路旁均可生長，中國各地均有。

馬齒莧性寒，味酸，具有清熱解毒，散血消腫，利水潤腸的功效。中醫臨床用來治療痢疾、黃疸、血淋、便血、痔漏、疔腫、蛇蟲咬傷等症。馬齒莧含有豐富的蛋白質、脂肪、醣類、粗纖維、維生素E、胡蘿蔔素以及鈣、磷、鐵、鉀、鎂、錳、鋅、銅等。現代醫學實驗表明馬齒莧含有一種叫做ω－脂肪酸，這種不飽和脂肪酸可抑制人體對膽固醇的吸收，降低血液膽固醇濃度，改善血管壁彈性；馬齒莧還可預防血小板聚集、冠狀動脈痙攣和血栓的形成；對大腸桿菌、傷寒桿菌、痢疾桿菌金黃葡萄球菌等多種致病性細菌有較強的抑制作用，特別是對痢疾桿菌的殺滅作用更強；有殺滅腫瘤細胞抑制腫瘤生長的作用，特別是對胃癌細胞和結腸癌細胞的抑制作用更為突

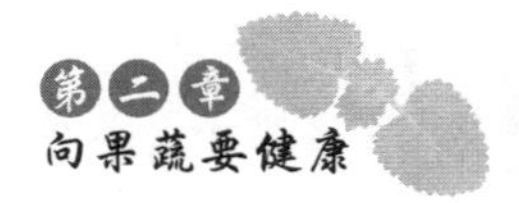

出；馬齒莧含有較高濃度的去甲腎上腺素，能降低血糖，並保持血糖穩定。

最近，科學家發現地中海一帶居民由於經常食用馬齒莧，當地的心臟病和癌症的發病率低於其他地區。食用馬齒莧先將老莖摘去，洗淨後，放入開水中焯一下，切段，加鹽、蒜泥、香油和味精，食之別有風味。只是脾胃虛寒，便溏瀉泄者少食。

白菜勝百菜

中國北方人有句口頭禪叫做：「百菜不如白菜」，大畫家齊白石曾在他的白菜畫裏為白菜鳴不平，他寫道：「牡丹為花之王，荔枝為果之先，獨不論白菜為菜之王，何也」白菜營養豐富，清爽適口，久吃不厭。蘇東坡在詩中形容道：「白菘類羔豚，肯土出熊蹯」，認為白菜的味美不減羔羊、熊掌之類。詩人范成大也讚道：「撥雪挑來塌地菘，味如蜜藕更肥濃。葷也代，素更有，誰比白菜更風流。」

白菜味甘性平，具有清熱解毒、消腫止痛、消食下氣及調和腸胃的功效。《千金要方》記載，白菜能「通利腸胃，除胸中煩、解消渴」。白菜梗部含有維生素A的先導體，故有清涼解熱通大小便的作用。白菜屬性甘涼，富於纖維素，性熱而便秘的人吃了白菜可刺激腸的蠕動，起到通便作用。白菜含有較多的微量元素「鉬」，可以抑制人體對亞硝胺的吸收與合成，達到抗癌效果。白菜可防乳腺癌、胃癌和結腸癌。白菜中含有硫化合物，能夠增強肝臟對異物解毒時所需酶的作用。白菜中的維生素C對防治壞血病和增強身體抗病能力也大有益處。（逢春）

甜椒養眼又養顏

甜椒在市場中是很熱門的新興蔬菜，在甜度、厚度方面均比青椒高。甜椒含有豐富的維生素A、維生素B、維生素C，醣類、纖維質、鈣、磷、鐵等營養素，是蔬菜中維生素A和C含量最高的。甜椒所含豐富維生素C和β胡蘿

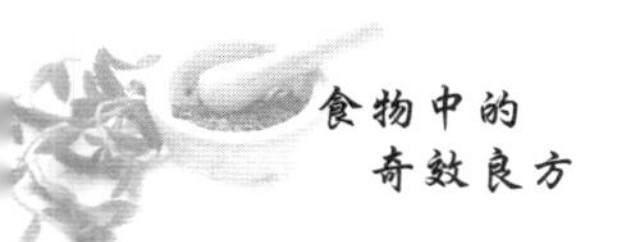

蔔素的結合，能對抗白內障，保護視力，還可以使皮膚白皙亮麗。

另外，甜椒中還含有指甲和毛髮生長所需營養的矽元素，加上其富含的維生素A和維生素C，經常食用可以強化指甲和滋潤髮根，對於肌膚有活化細胞組織功能，促進新陳代謝，使皮膚光滑柔嫩，具有美容的功效。還有甜椒的生物類黃酮含量也非常高，可以預防微血管的脆弱出血、牙齦出血、眼睛視網膜出血、腦血管出血，也是糖尿病患者較宜食用的食物。採用生食、汆燙、低油烹調或運用甜椒豐富多彩的顏色來做涼拌菜等烹飪方式，最能保留住甜椒特色。不過，馬鈴薯、茄子、辣椒、青椒、紅椒等茄科食物中，均含有植物鹼，會抑制關節修復，如有對茄科食物過敏的人或關節炎、類風濕關節炎患者，食用上需特別注意，不宜多食甜椒。（季玉娜）

芽菜保健功能多

綠豆芽性涼味甘，有解酒毒、熱毒、腫毒之功效。香椿芽有開胃、調節人體內分泌等功能。蘿蔔苗其性微涼味甘，有健胃消食、止咳化痰、除燥生津等功效。蕎麥芽富含蘆丁，對於人體血管有擴張及強化作用，對高血壓和心血管病患者是一種較好的保健食品。枸杞苗滋陰壯陽。黑豆芽性微涼味甘，有活血利水、清熱消腫、補肝明目之功效。

芽菜營養價值高且熱量低，還含有豐富的膳食纖維，常吃芽菜，可以防治便秘。（芳洲）

洋蔥是心血管病的良藥

洋蔥在歐美被譽為菜中「皇后」，有極高的藥用價值。相比之下，中國人對它的藥用價值了解的較少，因此有必要將現代醫學對它的效用研究介紹給大家。

降血壓作用　含前列腺素，是人體內特殊激素之一，在降低血壓預防血栓形成，保護大腦與心臟等主要生命器官中具有不可代替的優勢。迄今為

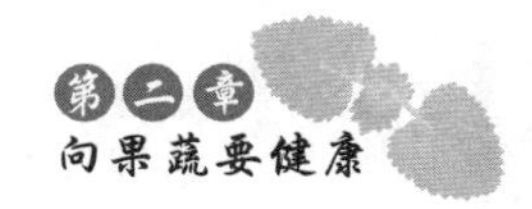

止，科學家只在洋蔥中發現有前列腺素，故洋蔥是唯一含有前列腺素的蔬菜，在日本已成為高血壓病人爭相使用的降壓藥物。洋蔥用於降壓還有一段故事呢。有一個高血壓病人血壓一直很高，吃了很多藥，血壓總是降不下來，但是他每到秋季不吃藥血壓會自動降下來，這個怪現象使人迷惑不解。後來有一位醫生無意中發現，秋季是洋蔥大量上市的季節，而這個病人又特別喜歡吃洋蔥，他就懷疑是不是洋蔥在起作用？於是他買了很多洋蔥儲存起來，每天用洋蔥煎水給這個病人喝，這樣治療兩年後，這位頑固性高血壓病人竟給治好了，於是醫生又用洋蔥治療其他類似病人，都收到了很好的效果。日本著名醫學博士大種敞節教授對此通過多年研究後認為：「長期食洋蔥可以穩定血壓，減低血管脆性，對人體動脈血管有很好的保護作用。」

抗動脈硬化，減少血管栓塞　它含有類黃酮物質，這是一種植物色素的總稱，被稱為「槲皮酮」，其保護心臟效能特別大。美國威斯康辛大學醫學教授約翰．福爾茨博士認為，這種物質是一種抗氧化劑，可阻止氧與低密度脂蛋白黏合（如果兩者黏合，附著在血管壁上，則妨礙血液流動）。另外，它可降低血小板黏滯性——試驗證明，吃洋蔥後，血小板黏滯性可降低34%，長期吃洋蔥，可防止動脈硬化，減少血管栓塞。在這方面也有一個故事：在十多年前法國有一個養馬人，飼養的一匹馬得了血管栓塞的病，癱瘓在地。也許是出於依戀的感情，養馬人信手給馬吃了一些洋蔥，沒過多久，奄奄一息的馬似乎有些精神，於是他繼續飼餵洋蔥，數日後，這匹馬竟然恢復了健康。他驚喜之餘，將這個奇蹟告訴醫生，醫生後來在動物和人身上進行了實驗，發現的確是洋蔥給了這匹馬新的生命。結果證實洋蔥有消散血管內凝血塊的作用，它所含的蔥素可以減低血液異常凝固的危險，降低血液中的膽固醇，預防血栓形成，因而可用來防治動脈硬化和血栓形成。中國古代對此已有所認識，清代名醫吳儀洛所著的「本草從新」中即指出：「蔥有通脈回陽之功」，「本草綱目」中也談到蔥可散瘀血。

能降低血脂　洋蔥幾乎不含脂肪，但卻含有二烯丙基，二硫化物，和能啟動血溶纖維蛋白活性的成分。這些物質均為較強的血管舒張劑，能減少外周血管和冠狀動脈血管的阻力，有對抗體內兒茶酚胺等升壓物質的作用，一

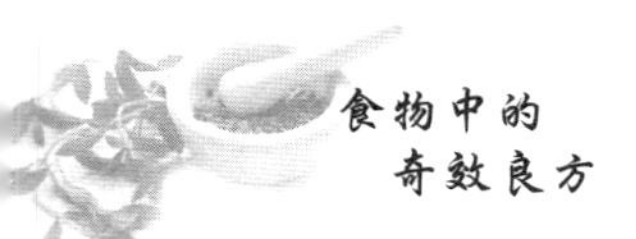

般心血管病患者每日食用50～100克洋蔥的效果，比降血脂藥安妥明還強。

(4) **洋蔥含有一種微量元素硒**　硒是一種抗氧化劑，它的特殊作用是使人體產生大量的穀胱甘肽。穀胱甘肽的生理功能是輸送氧氣供細胞呼吸，此物質濃度升高，癌症發病率就會大大下降，所以洋蔥又是抗癌藥用食物。此外，蔥、蒜素對葡萄球菌、鏈球菌、痢疾桿菌、大腸桿菌和某些病原蟲有殺滅或抑制作用。

根據洋蔥的藥用價值，近十年來我每天都吃50～100克洋蔥，對穩定血壓、保持血脂正常有很好的作用。建議心血管病患者不妨一試。　（卞連益）

2.水果

梨的性能及療效

梨是薔薇科植物白梨、沙梨、秋子梨的栽培變種，在中國古時稱為快果、果宗、玉乳、蜜父等。

梨在中國已有三千多年的栽培歷史，人們通過不斷探索實踐，目前梨的栽培已普及全國各地，統計現在大約有一千零三十多個品種，其中多見的為京白梨、鴨梨、雪花梨、蘋果梨以及新疆庫爾勒地區的香梨等。有傳說在《西遊記》中，豬八戒偷吃的人參果就是產於新疆庫爾勒的香梨。

梨性涼，味甘，微酸，具有生津潤燥，滋陰潤肺，清熱化痰的功效。中醫用來治療熱病傷津，熱咳，煩渴，驚狂，噎膈，便秘；同時還可解瘡毒，解酒毒等。梨含有豐富的果糖，葡萄糖，蘋果酸和有機酸，還含有蛋白質，脂肪，維生素B_1、維生素B_2，維生素C，胡蘿蔔素，煙酸以及無機元素鈣、磷、鐵等。現代醫學實驗表明梨含有豐富的配糖體及多種維生素，除有降壓作用外，患有心肺病、肝炎、肝硬化的人引起的頭昏目眩、心悸耳鳴時，經常食用一些梨，對病情大有益處。梨還有一定的鎮靜作用。

生吃梨能明顯消除因上呼吸道感染引起的咽喉乾痛，發癢以及聲音嘶啞。熟食有助於腎臟排泄尿酸，可預防痛風和關節炎；煮熟的梨有清喉降火的作用，對嗓子有良好的保養作用，是教師、播音員和演員的上佳食物。

梨雖然有營養，還有很好的醫療、保健作用，但是，身體虛寒，脾胃虛弱，便溏及寒咳的人不宜食用。

除此之外，梨的葉子有解食物中毒，治小兒疝氣的功效；梨皮有清心潤肺，降火生津的功效；梨枝有治療霍亂吐泄的功效；梨樹皮有治傷寒瘟疫的功效；梨樹根有止渴、治疝氣的功效。

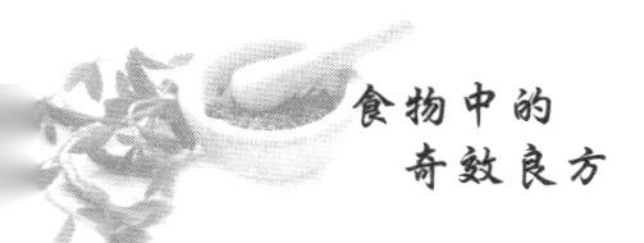

蘋果的性能及療效

蘋果是薔薇科植物蘋果的成熟果實，在中國古時稱為柰、柰子、平波、超凡子、天然子等。

蘋果原產於歐洲及中亞地區，在中國的栽培歷史可以追溯到西漢時期。經過多年的培育，目前蘋果有了許多品種。因此，蘋果是世界上種植最廣、產量最大的果品，也是大家最喜愛的主要果品之一。

蘋果性平，味甘酸，具有補心益氣，補脾養胃，生津止渴，潤肺化痰，除煩解暑，開胃，醒酒等功效。中醫用來治療心煩口渴，咳嗽盜汗，精神倦怠，食欲缺乏，便秘等症。蘋果含有醣類，蛋白質，脂肪，粗纖維，胡蘿蔔素，維生素B_1、維生素B_2，維生素C，維生素E，煙酸，有機酸，果膠，抗氧化物質，柚皮素，柚皮苷，槲皮苷，山梨醇，酪氨酸，多酚，無機元素鈣、鐵、鉀和鋅等。現代醫學實驗表明蘋果所含的粗纖維和果膠有吸附膽固醇的功能，可使體內血液中的膽固醇降低，有預防心腦血管疾病的作用；果膠還能促使人體腸道中的鉛、汞、錳等有害元素的排泄，因此，食用蘋果可以防止鉛中毒。所含多酚有抑制癌症的作用。在蘋果中含有大量的槲皮苷可以改善呼吸系統和肺功能，可保護機體免受污染和煙的影響。所含豐富的鉀元素能促進體內鈉鹽的排出，具有降壓的作用。另外蘋果中的粗纖維可以調節人體血糖水準，預防血糖的驟升驟降。

只是要注意不能使用太多，否則會產生腹脹，特別是脘腹痞滿的人尤其須注意。

桃的性能及療效

桃是薔薇科植物桃的成熟果實。

桃原產於中國青藏高原地區，至今已有三千多年的栽培歷史，後來才逐漸傳播到歐洲和世界各地。桃在中國農民長期培育下，新的品種不斷得到新的增加，到現在已經多達800多種。目前市場上多見的品種有水蜜桃、紅桃、

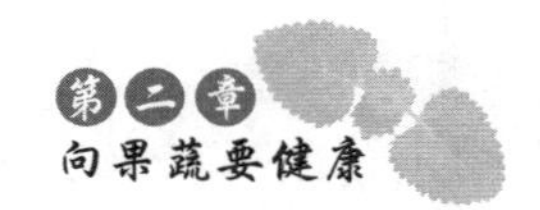

蟠桃、玉露桃、油桃等，其中河北深州和北京平谷的蜜桃、浙江奉化的玉露桃、山東的肥城桃，這些品種個大、味美、質優。值得一提的是北京平谷產的蜜桃除了質優外，其產量也大得驚人，目前，平谷區有22萬畝的大桃種植面積，總產量約2.2億公斤，出口額佔全國的40%。

桃性溫，味甘酸，具有益氣血，生津液，潤腸，活血，消積的功效。可用於大病之後的氣血虧損，面黃肌瘦，心悸氣短等症，桃的營養豐富，其中含有蛋白質，脂肪，醣類（如葡萄糖、果糖、蔗糖木糖），粗纖維，胡蘿蔔素，硫氨酸，維生素B_2，煙酸，維生素C，蘋果酸，檸檬酸，以及無機元素鈣、磷、鉀、鐵等。現代醫學實驗表明鐵元素可參與人體血液的合成，桃中含有較為豐富的鐵元素，所以，長期食用桃能提升血液中血紅蛋白的再生能力，因此是缺鐵性貧血患者的理想輔助食品。另外桃含鉀多，而鈉少，適合水腫患者食用。

除此，桃仁還是一種常用的中藥，桃仁有破血行瘀，潤燥滑腸的功效。民間一直把桃作為福壽祥瑞的象徵，如有「仙桃」、「壽桃」的美譽，並有桃可以養人之說法。但是，如果胃腸功能不好的人就不宜食用過多的桃；患有糖尿病的人也應慎食。

杏的性能及療效

杏是薔薇科植物杏或山杏的果實。杏的果肉綿軟，香氣四溢，而味甜美，故又稱「甜梅」。

杏原產於中國，二千多年前就為中國人民所喜愛，並廣泛種植。杏在中國有許多品種，其中不乏優良品種，如產於河北的串枝紅、銀白杏、香白杏；陝西華縣的大接杏、三原縣的曹杏、禮泉縣的大梅杏等堪稱佳品。它們以果大、汁多、味甜而著名。產於禮泉縣的大梅杏每枚重達200克左右，其個頭可謂「杏中之王」。而在北京的懷柔和密雲一帶，人們通常把當地產的杏仁叫做「大扁」，這是因為當地出產一種荷包扁杏，雖然果肉不佳，但其仁卻為上乘，這種杏仁大而扁平，香甜酥脆，很有知名度。

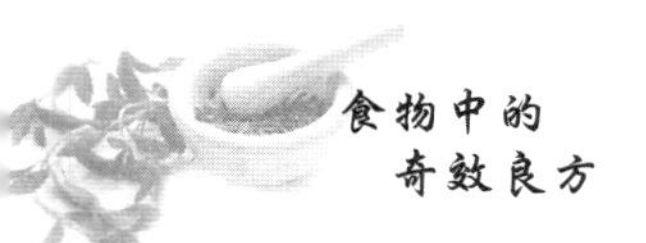

杏性溫，味酸甘，具有潤肺定喘，生津止渴的功效。可以用來治療咽乾煩渴，大便秘結等症。杏含有大量的胡蘿蔔素，其含量是蘋果的二十二倍，為各種果品之冠。杏還含有醣類，粗纖維，蛋白質，維生素B_1、維生素B_2、維生素B_{17}，維生素C，果酸，無機元素鈣、磷、鐵、鉀等。現代醫學實驗表明杏中所含的維生素B_{17}是極為有效的抗癌物質，對癌細胞具有殺滅作用。杏則是含維生素B_{17}最多的果品。杏中含有的胡蘿蔔素有阻止腫瘤形成和減少輻射的作用，還有明顯的抗衰老作用。在尚未成熟的杏中含有較多的黃酮類化合物，這些化合物有預防心臟病和減少心肌梗塞的作用。

自二十世紀八〇年代起，國內外先後報導南太平洋島國斐濟人、喜瑪拉雅山南麓札洪人、新疆南疆地區的人因經常食用杏乾，所以很少有癌症發生，而且百歲以上老人較多，從而證實了杏的營養保健和藥用價值。

杏的種子就是中藥杏仁，有祛痰止咳，平喘，潤腸通便的功效。

杏性溫，一次不可食用過多，否則會上火發炎，容易誘發癤腫或腹瀉，故有「杏傷人」的說法。

（張鎬京　郗效）

常食香蕉益處多

香蕉清甜柔軟，口感糯滑，是老幼皆宜的水果。中國醫學認為：香蕉具有清熱潤肺、利尿消腫、潤腸通便、益血脈、增精髓諸功效，故藥食皆宜。據現代醫學分析，在100克香蕉果肉中，含有醣類19.5克，蛋白質1.2克，脂肪0.6克，粗纖維0.9克，還有鈣9毫克，磷3.1毫克，鐵0.6毫克、鉀42毫克，維生素B_1 0.02毫克，維生素B_2 0.05毫克，維生素C 0.6毫克。此外還含有5羥色胺和去甲腎上腺素等化學物質。可見香蕉營養豐富，含有多種食療物質。經最新實驗研究和應用證實，它具有以下獨特的食療效果。

改善抑鬱症　醫學神經遞質學方面的有關研究認為，5羥色胺缺少是情感性精神障礙的生化基礎，尤其在憂鬱症是構成機體素質和發病的傾向的內因。香蕉中含有一定量的5羥色胺及合成5羥色胺的物質，能使人心境變得愉快和舒暢，活潑開朗，從而起到預防和治療抑鬱症的作用。

平衡血鉀　鉀是體細胞內液陽離子的主要成分，在正常情況下隨食物攝入的鉀與從汗液和二便中排的鉀呈現相對平衡狀態。但在發生大量吐瀉後或長期使用雙氫克尿噻、速尿等排鉀利尿劑時，都會導致血鉀濃度降低。因香蕉中含有較多的鉀元素，這時食用些香蕉，能及時補充機體對鉀的生理需要，有效地防治低血鉀症。

預防心血管疾病　體內的鉀離子除維護電解質平衡功能外，還有保持正常心肌收縮的協調作用，當體內缺鉀時，會發生心律失常，心動過速，血壓下降等情況。經常食用香蕉，能使機體保持水鹽電解質平衡及酸鹼代謝平衡，能使神經肌肉興奮性維持常態，使心肌收縮與舒張功能協調，從而起到維持血壓穩定和預防心血管疾病之功效。

防治消化道潰瘍　胃、十二指腸潰瘍是常見多發的消化道疾病，其主要病變是胃腸黏膜的炎症與糜爛，有關醫學實驗發現香蕉中含有一種能防治消化潰瘍的化學物質，它能刺激胃腸道黏膜細胞的生長繁殖，從而修復各種潰瘍病損。對於患有消化道潰瘍者，多吃些香蕉，對改善症狀，癒合潰瘍、防止復發都十分有益。

降低膽固醇　血中膽固醇含量過高，易沉積於心血管內壁，引起動脈粥狀硬化和冠心病。在香蕉的果柄中，含有一種能降低血液膽固醇濃度的化學物質。膽固醇偏高者，可取鮮香蕉柄30～50克，洗淨後切片，經常泡水飲用，對防治動脈硬化有一定效果。

防治癌症　新近日本東京大學的山崎正川教授等研究發現，香蕉能促進白血球生成，並改善和提高機體免疫系統功能，同時還含有一種能直接「攻擊」癌細胞的物質。今後如能進一步提取分離出香蕉中的抗癌成分，將可能研製成無毒副作用的抗癌新藥。山崎正川教授的研究還發現，香蕉的成熟度越高，它的免疫活性也就越強。

（李美春）

橘子渾身都是寶

陳皮為芸香科常綠小喬木植物橘及同屬多種植物的成熟果實之果皮；青

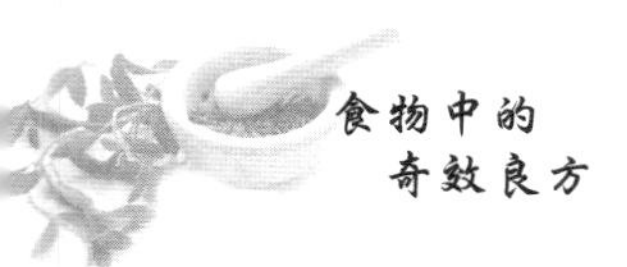

皮為其幼果或未成熟果實的果皮；橘核為橘的種子；橘絡為橘的中果皮及果皮之間的維管束群，橘葉為橘樹之葉。

陳皮功效理氣、調中、燥濕化痰。主要用於脾胃氣滯之脘腹脹滿或疼痛，消化不良；濕濁阻中之胸悶腹脹，納呆便溏；痰濕壅肺之咳嗽氣喘。在使用時注意本品辛散苦燥，溫能助熱，故舌紅少津，內有實熱者慎用。

青皮功效疏肝破氣，散結消滯。主治肝氣鬱滯之胸脅、乳房脹痛或結塊、乳痛、疝氣痛；食積脘腹脹痛；痞瘕積聚，久瘧癖塊等症。由於本品辛散苦泄，性烈耗氣，故氣虛者慎用。

橘核功能行氣散結止痛，用於疝氣、睾丸腫痛及乳房結塊等症。橘絡功能宣通經絡，行氣化痰，用於痰滯經絡、咳嗽胸脅作痛。（耀農）

核桃樹上下全是寶

核桃，也叫胡桃、羌桃。原產西域羌、胡之地，漢代張騫出使西域引種而植，後遍及中原。核桃樹屬胡桃科，為高大落葉喬木。核桃入藥，主要用其種仁。核桃樹葉、花、果殼、嫩枝、根、核桃油等，也作藥用。

核桃仁，即核桃的種仁，含脂肪油、蛋白質、醣類及鈣、鐵、磷等多種成分。核桃仁味甘，性溫，能補腎固精，烏黑鬚髮，溫肺定喘，潤腸。治腎虛喘嗽，腰痛腳軟，陽痿遺精，小便頻數，石淋，大便腸結等症。

治腎虛腰痛腿軟，小便頻數，常與補骨脂、杜仲同用；核桃仁與補骨脂研末蜜調服，可治腎虛寒咳；久咳氣喘，常與人參、杏仁製蜜丸服用。血虛、津枯、腸燥、便結，可單味用或與火麻仁、當歸、肉蓯蓉等配伍應用。核桃仁常用量為10～30克。定喘止嗽應連皮用；潤腸通便宜去皮用。應該注意的是，陰虛火旺、痰熱咳嗽及大便溏瀉者，忌用。

核桃仁，作為滋補佳品，副食商店有售，人們常用它熬粥、煨湯，以求補腎健體，延年益壽。

核桃樹葉，性溫，味甘，能殺蟲、解毒，治白帶、象皮腿。治婦女白帶過多，核桃樹葉10片，加雞蛋兩個煎服。治象皮腿，核桃樹葉50克，石打穿50克，雞蛋3個，同煮至蛋熟，去蛋殼，繼續入湯煎至蛋發黑，每天吃蛋三個，十四天為一療程。

核桃殼，能治婦女血氣痛，乳癰及疥癬。治婦女血氣痛，核桃硬殼100克，陳老棕50克，燒成炭，淬水服。治乳癰，核桃殼燒灰存性，取灰末10克，酒調服，每日一次。治疥癬，核桃殼煎水洗患處。

核桃花，用以泡酒塗瘊子（疣）有效。

核桃嫩枝，性溫，味甘，可治淋巴結核及子宮頸癌。治淋巴結核，鮮核桃嫩枝，鮮大薊等份，煎水當茶飲，另煮馬齒莧當菜吃。治子宮頸癌，鮮核桃枝一尺，雞蛋四個，加水同煮，蛋熟後敲碎蛋殼再煮四小時，每日吃蛋二個，不間斷。此方可以試用各種癌症。

核桃油，即核桃仁榨取的脂肪油，可治絛蟲、凍瘡、耳盯聹等症。

核桃樹根，可殺蟲，攻毒，治老年牙痛，兼能補氣，煎水服20～50克；外用，煎水洗。

（宋光銳）

蘋果三日能減肥

有一種不必挨餓、不必吃藥、不必多花錢的減肥法，你想試試嗎？方法很簡單，只要在三天內純吃蘋果，就可以減輕三～五公斤體重，這就是近來風靡日本的「三日蘋果減肥法」。

三日蘋果減肥法

(1) 連續三天只吃蘋果，不吃其他水果和食物。

(2) 你可以按照三餐的時間吃蘋果，或是肚子餓就吃，吃飽為止。

(3) 不管什麼種類的蘋果都可以，不過，最好是紅蘋果。因為青蘋果比較酸，吃多了會刺激腸胃。

(4) 蘋果要吃新鮮的，而且要洗淨削皮，避免農藥殘存。

(5) 在蘋果減肥期間，如果出現便秘問題，可以在第三天晚上，喝一兩湯

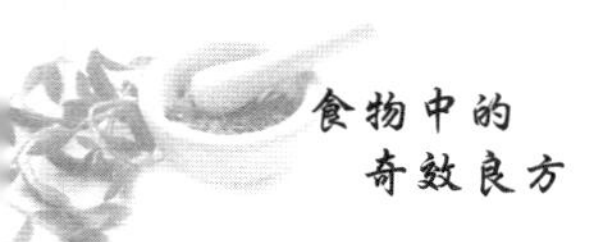

匙的橄欖油潤腸，促進體內積蓄的毒素排泄。

三天後的飲食要點

三天的蘋果減肥結束後，因為遠離了刺激性食物，所以你的腸胃會很柔弱，味覺也很敏感，而且胃會變小。

第四天開始，你的飲食要慢慢恢復，不能一下子就吃很多食物，尤其不要吃零食。恢復飲食的頭三天，最好先從吃粥、吃豆腐等開始。

總之，減肥後恢復飲食時，食物要清淡而且不要過量，這樣一來，減肥的效果才會持續。

蘋果減肥等於身體消化系統的大掃除。如果你真的很胖，想要做一次蘋果減肥就恢復身材是不可能的。最好每一兩個月就進行一次，直到減至理想體重為止。

蘋果能減肥的五大理由

(1) 食物攝取量減少，所以腸胃等消化器官得以休養。節食期間少吃或定期減肥，可讓消化系統休息，恢復本來的機能，並且正常運作。

(2) 蘋果減肥提高了腎臟或腸胃功能，能夠排出體內廢物，淨化血液。把體內的瘀血（老舊殘汙血液）、宿便（老舊糞便）、水毒（造成水腫的原因）排出，身體也變得更健康。

(3) 蘋果減肥使人體攝入的熱量減少，不足部分就需要體內積蓄的熱量供給。所謂體內積蓄的熱量即脂肪，多餘的脂肪消耗掉，人自然會變瘦。

(4) 肥胖者幾乎都是因過食而使胃部擴張，無法控制食欲。蘋果減肥法能使胃部收縮，減肥後食欲變得容易控制，而且味覺變正常，不會喜歡刺激性食物或油膩食物。

(5) 蘋果減肥可以促進血液內白血球的生成，提高人體的抵抗力和免疫力，同時促進神經和內分泌功能，有助美容養顏。（孫陽）

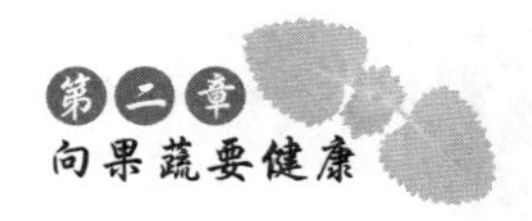

吃棗保你身體好

大棗又名紅棗，它與桃、李、梅、杏等並稱為「中國五果」。大棗味道甘美，營養豐富。據測定，每百克乾棗中約含蛋白質3.3克，醣類2.8克，脂肪0.4克，鈣61毫克，磷55毫克，鐵1.6毫克，胡蘿蔔素0.01毫克，核黃素0.15毫克。此外，大棗中還含有豐富的維生素A、維生素B_2、維生素C及維生素E。每千克鮮棗肉中維生素C的含量高達4～6克，比蘋果、桃中維生素C的含量高達80～100倍。難怪有人稱大棗是「活的維他命丸」。

英國有位醫生曾經作過一個的試驗，發現在163個身體虛弱的患者中，每天堅持吃棗的病人，康復的速度要比不吃棗的病人快三倍以上。臨床研究表明，大棗中含有的環磷酸腺苷是人體能量代謝的必需物質，它可以起到增強心肌收縮力，改善心肌營養，擴張血管，恢復疲勞的作用。因此，大棗常被用於預防鉛中毒，治療夜盲症、頭髮枯乾、皮膚粗糙、心情煩躁、記憶力減退、失眠症、眼底出血以及皮膚紫癜等。近年來研究表明，大棗中的山楂酸具有明顯的抗癌作用，所以常食大棗有助於預防和治療腫瘤。下面介紹幾則簡便易行的大棗食療方：

(1) 用大棗20個煎湯，吃棗喝湯，可用於血小板減少性紫癜的輔助治療。

(2) 用紅棗、烏梅等量，去核，研碎入蜜為丸，如棗核大，含服，可用於治療熱病後口乾咽痛。

(3) 用大棗60克，大米400克，共同放入鍋中，加適量水煎煮。待米爛熟時喝粥吃棗，每次一小碗，每日三次，可用於治療心脾兩虛，心煩不眠。

(4) 用大棗10～15枚、羊心1只（洗淨切塊兒），加適量水燉湯，用食鹽調味服用，可用於治療血虛心悸，思慮過度，煩躁不安。

(5) 用大棗6～8枚，枸杞子20～30克，雞蛋2個同煮。雞蛋熟後，去掉外殼再煮片刻，吃蛋喝湯。每日一次或隔日一次，連服三次，可治療神經衰弱。

(6) 取杏仁120枚，豆豉100枚，大棗40枚（去核），合搗成泥，做藥丸如杏核大，含於口中，慢慢服下，每日3～8次，可用於治療咳嗽。

(7) 取大棗250克，玫瑰花適量。將棗去核，放入玫瑰花，上鍋蒸熟。每

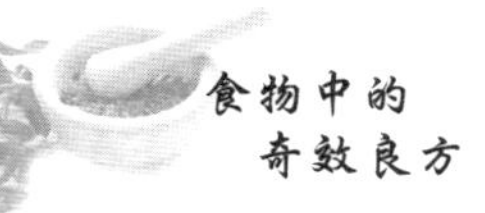

次吃棗五枚，每日三次，可用於治療胃、十二指腸潰瘍。

(8) 取大棗20枚，糯米一把，先在沙鍋內將水燒開，放入大棗、糯米，煮至爛熟為宜。食用時加入適量白糖或紅糖，每日一劑，可用於治療小兒自汗、盜汗。（王鳳蘭）

夏秋瓜果，清脆更治病

夏秋時節瓜果飄香。在驕陽似火的當口，坐在瓜棚花架下，品嘗清脆可口的瓜果，頓覺心清氣爽，好不愜意。

瓜果具有較高的營養價值，對人們的養生保健也有十分重要的作用，同時還具有較好的防病、治病及美容作用。事實上，瓜果也屬傳統中藥之一，其應用範圍極為廣泛，涉及臨床各科、養生、美容等各領域。以下介紹的瓜果食療方，即可作為輔助治療的好方法。

秋梨白藕汁治咳嗽

【配方】秋梨500克，白藕500克。

【製法】將梨洗淨，去皮去核切碎，白藕洗淨，去節切碎，分別以紗布絞汁，再將二汁混勻即成，隨時飲用。

【用法】每日一劑，分三～四次服用，連服五～七日。

【功效】潤肺止咳。

【主治】咳嗽。症見咽癢咳嗽，發熱煩躁，口渴喜飲，痰稠不爽等。

方中秋梨潤肺清熱消痰，白藕補益心脾、潤肺止血。二者合用，有潤肺止咳的功效。

世界上，最美麗的是花朵，最香甜的是水果。水果，乃日月之華、山川之秀、雨露之潤，集精粹而成。人類，在漫長的蒙昧歲月中，依靠植物性食物，發育得如此之好，功勞應當首推水果。

所以，我們應該感謝水果，養育了世間生靈。

所以，我們應該感謝水果，養育了我們人類。

第三章

向花茶要健康

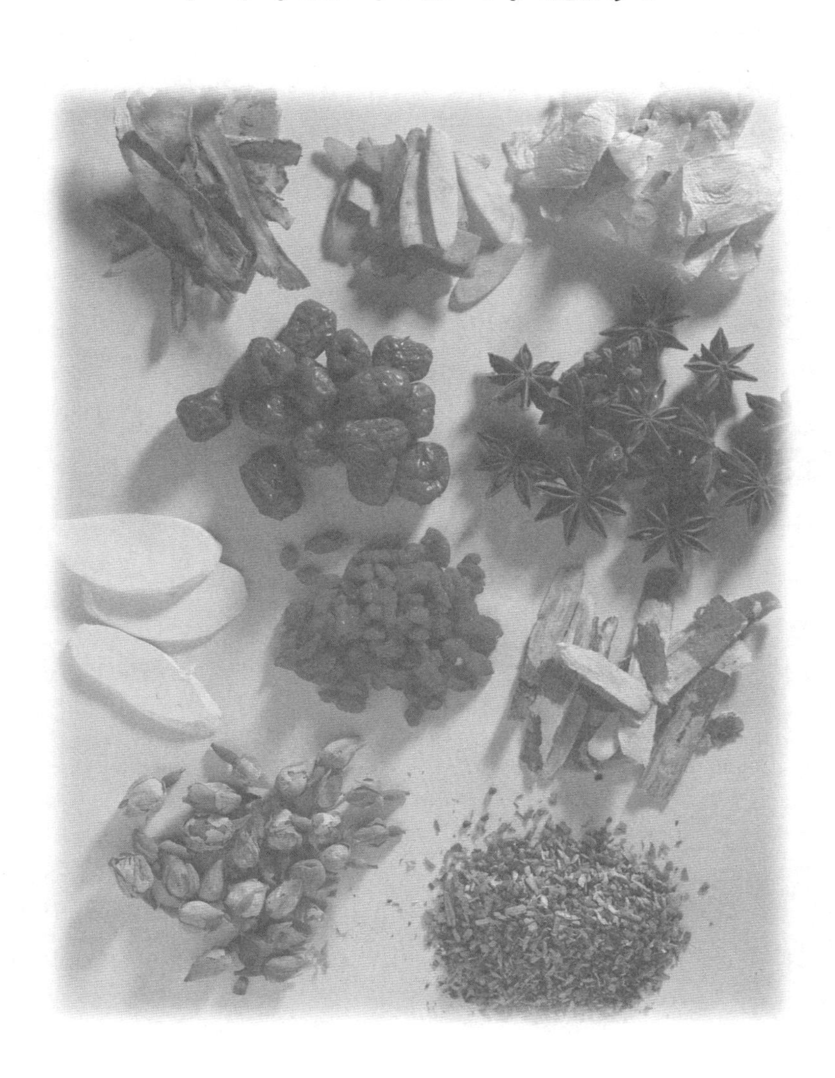

1.花草

健康生活花為伴

無論多麼先進的科技，無論多麼豐富的財富，似乎都不能代替鮮花的美麗。鮮花永遠是最美麗的。可你知道嗎？花還是你的保健助手，與花結伴你將受益無窮！

種花

種豆得豆，種瓜得瓜。種花得什麼呢？健康！比如，放幾盆花於陽臺之上，你就獲得了一個「微型自然療養院」。奧妙在於樹木花草可通過增加或減少人體能量的途徑發揮治病健身作用。種幾盆花草於室內，等於安裝了幾台「空氣淨化器」。美國環境保護專家比爾·沃維爾頓的試驗表明，梔子、石榴、米蘭、菊花、女貞子等花草具有吸收空氣中的汙物、塵埃和噪音的本領，還給你一個新鮮乾淨的生活空間。另外一些花草如吊蘭，尚可降溫送爽如同「空調」，一般十五平方米居室內放置一～二盆吊蘭，即可將空氣濕度提高40%，使你在夏季也「如沐春風」。

至於種花過程中的翻土澆水、修枝剪葉也是一種「動其筋骨」的鍛鍊，同樣具有健身效果，並能獲得精神上的滿足。所謂「採菊東籬下，悠然見南山」就是這種愉悅心境的形象寫照。

賞花

「花間一壺酒」，「日高花影重」……我們的老祖宗很懂得如何從花花草草中尋找創造的靈感與健身的秘訣。現代醫學研究證實，花草的色彩與氣息對人的心理、體格和行為皆有重要的影響。

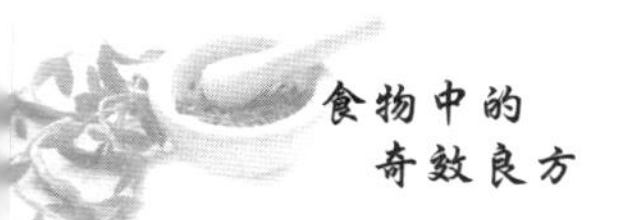

先說顏色。不僅給人視覺上的良性刺激，還可改善情緒，療疾防病。如白色使人明快，米黃使人和諧，淺藍使人愉悅，橙色增人胃口，咖啡色減輕寂寞。工作之餘往花前一站，緊張、疲勞等不快感便會「不翼而飛」。臨床醫生報告，綠色可使發熱病人體溫下降2℃，心跳每分鐘減少二～三次，收縮壓下降十～二十毫米汞柱。紐約的顏色心理學家將適宜的顏色比作滋潤心靈的維生素，奧妙就在這裏。

再說氣息。花草的氣息對人的影響勝於顏色，究其原委，乃是花草氣息對人體產生不同的生理與心理效應的結果。如水仙花與紫羅蘭氣息使人溫馨纏綿，薄荷、菊花氣息增加食欲與好奇心，丁香、桂花、檀香木氣息增強記憶力。尤其可貴的是花草氣息中含有殺菌物質，如玫瑰花香中有芳香醇；茉莉、梔子花香中有蘋果酸、方樟酸等殺菌成分，對流感、扁桃體炎患者有益；菊花含有菊花環酮等揮發性香氣，有祛風、清熱、平肝、明目之功；丁香花氣息中有丁香油酚，其殺菌能力比化學消毒劑石炭酸還強五倍；天竺花香能促睡眠，消疲勞；月季花香能活血消腫；茴香、肉桂、薄荷等氣息防抽筋、助消化、促進血液循環、健腦益智。前蘇聯巴庫市有一所鮮花醫院，其藥物就是形形色色花草散發出的氣息。據那裏的醫生報告，已發現十五種花草的氣息有確切的治療作用，諸如高血壓、心臟病、哮喘、神經衰弱等疾病的治療效果獨到。所謂「花前轉一圈，賽過活神仙」，真乃養生箴言也。

吃花

從屈原的「朝飲木蘭之墜露兮，夕餐秋菊之落英」的詩句，到二十世紀九〇年代英國《食用鮮花》一書的暢銷，反映出人類對花草價值的深層認識與開發。原來，花草是養分的「富礦」，具有一般食物難以企及的保健功效。

科學家告訴我們，花朵中含有九十六種營養物質，包括二十二種氨基酸，十四種微量元素和豐富的維生素，尚未發現哪一種食物能與之媲美，所含蛋白質多以游離氨基酸的形式存在，含量比雞蛋、牛肉、乳酪還要高出七～八倍，維生素C的含量勝過新鮮蔬菜。同時，花粉進入體內能刺激腦下

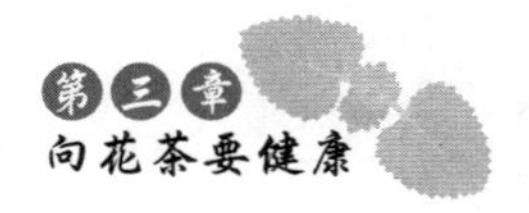

垂體，具有調節激素分泌的作用，能增加紅血球，軟化血管，防止衰老，對中風後遺症、貧血、糖尿病等多種頑症痼疾有益，堪稱老幼咸宜的佳品。

至於吃法，民間創造的形式頗多。如將鮮花搗碎，榨取汁液，混在各種菜肴中；把蜂蜜淋在鮮花上，作為餐後甜點；用麵粉包裹白玉蘭花油炸，或用白糖浸漬成蜜餞；將霸王花與豬蹄、紅棗共煮；用木槿花煮豆腐；用牡丹花和肉類燴成肉質牡丹；用茉莉花與海參燜肝片等都是上品，不妨根據自己的口味確定烹調方法。

當然不是所有花草都能入饌，夾竹桃、曼陀羅、一品紅、虞美人、蝴蝶花等因含有有毒生物鹼，不可食用。這一點必須記住，以保安全。以下是以鮮花為主的食療方五款，可供讀者參考：

鮮花鯽魚湯　梅花10朵，鯽魚100克，大白菜嫩葉、菠菜心、粉條各50克，奶湯、豬油、花生油、香菜適量。粉條用沸油炸泡；梅花去蒂、去花蕊取瓣，鯽魚去雜後洗淨，切成薄片，倒入料酒、薑末。鍋內先放入適量豬油，燒至六成熟，加薑、蔥炒一下，注入奶湯，加魚頭、魚骨等，用旺火燉煮約十分鐘，撈出魚頭、魚骨、蔥、薑等，把湯倒入火鍋內，待火鍋煮開後將梅花、生肉片和青菜涮後蘸調料食用之。此款花香、魚鮮、菜清，具有健脾益氣，補虛利濕、養胃利水之功。適宜於胃弱食少、水腫、虛勞、消瘦之症者食用。

杏花燴三鮮　鮮杏花10朵，鮮蝦50克，豌豆100克，雞蛋1只，鮮湯500毫升。杏花摘瓣洗淨，豌豆撥殼去衣；鮮蝦洗淨擠出蝦仁，用乾紗布輕輕擠乾水分，加精鹽少許，並用味精、雞蛋清、濕澱粉拌勻上漿；炒鍋上爐燒熱，放入豬油，到五六成熟時，下蝦仁用筷子輕輕撥散，滑透，用漏勺撈起控油。原鍋留少許底油燒熱，放入豌豆炒熟，再倒入鮮湯，加精鹽、味精、黃酒、胡椒粉，倒進蝦仁，燒沸後撇淨浮末，稍煮。最後撒入杏花瓣，淋上熟豬油或雞油即成。此款色美花香，鮮嫩適口，具有強腎壯陽之功。適宜於腎虛、性冷淡、陽痿、腰膝酸軟、畏寒肢冷者調養。

茉莉花氽雞片　茉莉花24朵，生雞脯肉100克，雞蛋2只，水澱粉、雞清湯各適量。雞蛋去黃留清，雞脯肉去筋洗淨，切成薄片，放入涼水中泡一

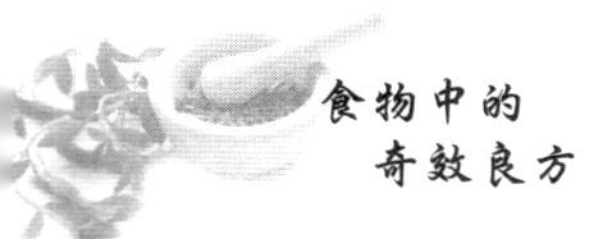

下，撈起用乾布擠淨水分。精鹽、水澱粉與雞蛋清一起調勻，拌入雞片。茉莉花去蒂洗淨。水燒開，鍋離火，將雞片理平逐一下鍋，再上火略汆後撈出。再燒開雞清湯，加入調料，盛熱湯把雞片燙一下，撈入湯碗內。最後放入茉莉花，注入雞清湯即成。此款味道鮮美，濃香可口，具有補虛健胃、補血調經、提神醒腦之功。宜於五臟虛損的人食用，尤其對貧血、疲勞者有益。

紅花海鮮湯　藏紅花10克，水發海參100克，加工鮮鮑魚50克，大蝦2隻。大蝦、海參常規打理，鮮鮑魚洗淨，加料酒，倒入適量清水上籠蒸爛取出，切成薄片。藏紅花去雜物後放在小碗內，用開水沏好。坐鍋，倒入熟豬油燒熱，投入蔥段、薑片，煸出香味，倒入蒸鮑魚的原湯，燒開後撇淨浮末，撈出蔥、薑，放入鮑魚肉片、大蝦片和海參片燙透，撈出盛在湯碗內。將料酒、精鹽、味精和沏好的藏紅花倒在鍋內，開鍋後即成。此款菜味鮮美，頗富營養，具有補腎益精、壯陽療痿之功。宜於腎精虧損、虛弱癆怯、陽痿夢遺、小便頻數者調理。此外，高血壓、白內障等病人亦可食用。

桂花燉鴨　糖桂花50克，鴨1隻。鴨內外用鹽擦勻；糖桂花與料酒放入大碗內調勻，將碗置於沙鍋內，碗外注清水過半，碗上擱一井字形竹架，將鴨剖腹處覆蓋於「井」口上。沙鍋置火上煮一小時，再用小火燉三十分鐘，直到有香氣溢出。最後開鍋，取出大碗，把鴨放入鍋中，將碗中餘汁潑於鴨面即成。此款香氣襲人，開鬱暢神，具有滋陰補虛、化痰散寒、利水消腫之功。宜於素體陰虛、痰飲水腫者食用。

山花爛漫也治病

在野外生長的花葉，由於不斷吸收大自然陽光雨露的滋潤，其生機和活力，其綠色無污染的品質，其營養豐富的植物特性，已被越來越多的現代人所關注。

在古代，許多人的疾病就是被醫家隨手拈來的花草治癒的。中國的藥聖李時珍更是專門研究野外花草幾十年，他奉獻畢生心力的著作《本草綱目》，是人類醫學史上用花草治療疾病的典範。

我們也應不時的把目光投向那些野生的花草，比如杜鵑花、金銀花、黃芪花等。直接把這些野生花草引入我們的生活中當茶飲，既能適時親近綠色花草的精華；又能在潛移默化中緩解或治癒我們身上的一些疾病。

杜鵑花——芬芳之香飄我家

杜鵑花又名迎春花、滿山紅。杜鵑花之花葉的主治功能為：花，和血、調經、祛痰止咳、祛風濕、止癢，主治月經失調、閉經、崩漏、跌打損傷、風濕痛、吐血衄血；葉，清熱解毒、止血、主治癰腫疔瘡，外部出血、蕁麻疹、支氣管炎等。

肺虛咳嗽　杜鵑花與花茶、黃芪花同沏，可治肺虛咳嗽；與黃芩花，枸杞子、紅景天、切荷同用，可清心、明目、安神鎮靜；與金蓮花同用，可治上呼吸道感染及咽喉炎、聲音嘶啞等不適。

月經失調　杜鵑根15克，香茶菜根15克，益母草15克，月季花9克，水煎服。

金銀花——清熱解毒清新肺

許多預防非典的藥方中都有金銀花。本花具有廣泛的抗菌作用，對多種致病菌如金色葡萄球菌、溶血性鏈球菌、大腸桿菌、痢疾桿菌、霍亂弧菌、傷寒桿菌、副傷寒桿菌均有一定抑制作用；對肺炎球菌、腦膜炎雙球菌、綠膿桿菌、結核桿菌亦有效。

金銀花可清熱解毒，主治外感發熱咳嗽、腸炎、菌痢、麻疹、腮腺炎、敗血症、瘡癤腫毒、闌尾炎、外傷感染、小兒痱毒等。

感冒　1.金銀花30克，甘草3克，水煎代茶頻飲。2.金銀花20克，茶葉6克，白糖50克，水煎服。

咽喉炎　金銀花、野菊花、蒲公英各9克，桔梗6克，甘草4克，水煎服，每日一劑，當茶飲。

脈管炎　1.金銀花30克，水煎服，每日二次，七天為一療程。2.四妙勇安

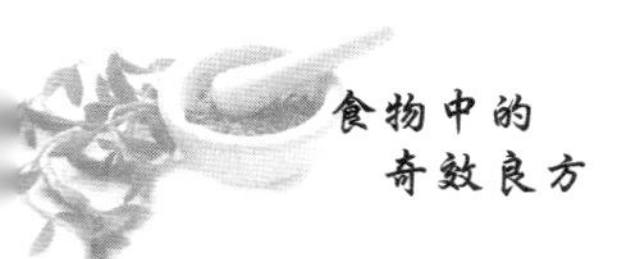

湯：金銀花、元參各90克，當歸60克，草30克，水煎服，適用於熱毒型脈管炎。

黃芪花——增強免疫力之秘方

在非典期間，增強免疫力的中醫藥方中，黃芪花大受青睞。黃芪味甘性微溫，歸脾、肺經，作為常用的補氣中藥，可廣泛地用於脾氣虛弱、中氣下陷、脾肺氣虛、氣血雙虧、氣虛發熱、氣虛水腫、血痹麻木、消渴、體虛多汗、瘡瘍日久不癒等中醫病症。此外，黃芪中含有人體必需微量元素硒，對各種重金屬如鎘、汞等一些化學致癌物質有拮抗作用，可增強機體抵抗力，保護正常細胞。

黃芪大棗粥 黃芪、黨參各30克，甘草濃煎取汁，用粳米、大棗同煮，待粥成後，兌入藥汁，調勻即可食用。適於氣虛血虧低熱者，中老年體弱者常食此粥，有助於增強體質，延年益壽。

黃芪花茶飲 以黃芪花為主，與枸杞子、五味子、陳皮、山楂、花茶等相配伍，長期當茶飲，可治中氣虛衰、健脾強胃，增進食欲。

金蓮花——甘涼清火益身心

金蓮花係雙子葉植物綱，開五瓣金黃色花，單瓣。金蓮花性味甘涼、無毒、有清熱解毒、消炎、滅菌的功效。其化學成分多含葉黃素、金蓮花黃質等多種有益元素。

咽炎、上呼吸道炎 用金蓮花合綠茶或花茶沏飲，可治咽炎，上呼吸道炎，也可為急性中耳炎及淋巴管炎的輔助劑。如與杜鵑花合茶葉做飲品，可清肺熱、解毒，並有較好的消炎止咳作用。

提高免疫力 金蓮花、黃芪花或黃芪花與茶合沏，可補益中氣、增強人體保健免疫功能，長飲可身輕健體，治療咽炎，上呼吸道炎等。每次用3～5克。

黄芩花——清解心火潤肺腑

黃芩生於大興安嶺山地陽坡，品質優秀，為清熱解毒瀉火常用中草藥，其化學成分富含黃芩苷、穀甾醇、豆甾醇等，性味苦寒、根入藥。

感肺熱咳嗽、鼻出血及腸炎、痢疾 其花及嫩葉與荷合飲，可治上感肺熱咳嗽，鼻出血及腸炎、痢疾等症。

炎夏防中暑 如配合金蓮花，杜鵑花可潤肺止咳化痰，並治咽炎，以黃芩花葉與綠茶合沏，可清解暑熱，預防炎夏中暑。（王守義　曹志剛）

菊香入夢時

兩年前，單位舉辦了一次體檢，結果我被告知患有二級高血壓。不久，單位裏的一個老鄉回家探親，把這事告訴我那遠在鄉下的母親。她慌了，到處給我打聽治病的偏方，隨時幫我收集求醫的資訊。後來，她聽一位老中醫說，枕著野菊花睡覺能治高血壓。

每到秋天，老家那個叫池洪河的地方，荒山野嶺上總是開滿了一大片一大片金黃色的野菊花。好不容易等到了秋天，母親便提著一個小竹簍，在夕陽的映照下，像在田間勞作一樣，以佝僂的背影，採摘那些因為成熟而灑落在地的野菊花。動作不能太快，怕把雜質或枯葉採到了簍中，也不能太慢，畢竟花期有限，不能錯過可以採摘的時節。

到了秋末花萎的時候，老家的陽臺上就晾滿了野菊花。她把這些野菊花稍作晾曬，然後分成兩部分，把一半晾乾，再買上一塊好布，做成菊花枕頭。另一半先擇淨，用清水反覆沖洗幾次，再放在鍋上蒸烤一番，據說這樣可以起到消毒的作用。最後她把這些菊花用一個潔淨的袋子包裝起來，連同菊花枕一起，託人帶給我。

每天，我都揀一撮野菊花泡茶；每晚，我都枕著菊花枕入夢……

前不久，我到醫院做複檢，血壓居然正常了。面對這個結果，我一時還真不敢相信，不相信野菊花對治療高血壓會有這樣奇特的效果。於是，我問了一個醫生，他說野菊花的主要功效就是清火，也就是說，它對治療高血壓

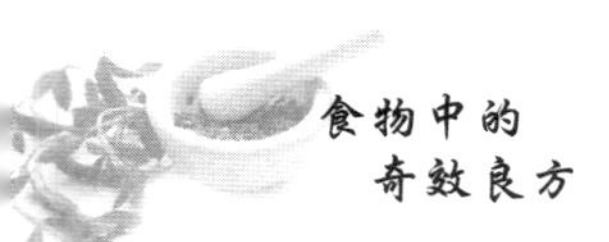

並沒有明顯的療效。

回到住處，躺在床上，我反倒難以入眠了。望著依然還放在床頭的野菊花，枕著母親帶來的菊花枕，我突然明白了，原來，真正能降低血壓，能讓人入夢的，並不是野菊花起了作用，而是因為有母親的愛心偏方。

夜深了，我泡了一杯菊花茶，枕著菊花枕，遙想著遠在鄉下的母親，有一種難以言說的思戀，伴著幽幽的、淡淡的菊香，在心頭慢慢升起，讓我悠然入夢，讓我夢見母親，夢見母親採擷菊花時佝僂的背影。 （蕭章）

藥用花卉——菊花

菊花，別名菊華、秋菊、九華、黃花、帝女花等，其冷傲高潔、飄逸清雅、傲霜怒放、淩寒不凋，和梅、蘭、竹一起被人們譽為「四君子」。在古代神話傳說中，菊花被賦予吉祥、長壽的含義，常常成為組合圖案中的吉祥符號，如菊花與喜鵲組合表示「舉家歡樂」，菊花與松樹組合就成為「益壽延年」的象徵。菊花在中國已有三千多年栽培歷史，經歷代園藝家的精心培育，品種已發展到三千多種。金秋時節，各種菊花爭奇鬥豔。細細觀察那姹紫嫣紅、形態各異的菊花，實在是一種美的享受。

菊花不僅有很好的觀賞價值，而且藥食兼優，具有良好的養生保健價值。現代醫學研究證明，菊花有很好的抗菌和擴張冠狀動脈血管作用。藥用菊花是菊科植物菊的乾燥頭狀花序，我們平常所說的一朵菊花，實際是由一朵朵的舌狀花（大家認為是花瓣）和管狀花共同組成的。因其產地和加工方法的不同，而有貢菊、亳菊、滁菊、杭菊、懷菊、祁菊、川菊、濟菊等之分。現將幾種市面上常見的菊花的產地、加工方法和這幾種菊花的性狀區別點列表如下：

這幾種菊花在使用時，功效略有不同。亳菊、貢菊、杭菊以疏散風熱、解暑明目為主，滁菊和懷菊則較擅長平肝明目，常用於治療肝陽上亢所致的頭暈目眩等症。此外，菊花還有黃白之分，疏散風熱，黃菊花功強；平肝、清肝明目則白菊花為好。菊花在日常生活中，可有多種用法，在此為大家略作介紹。

茶飲

菊花茶　菊花5克，放在蓋杯中，用沸水沖泡。菊花茶香氣濃郁，可消暑、生津、祛風、潤喉、養目、解酒。

菊花枸杞茶　杭菊花、枸杞各10克，以沸水沖泡，十分鐘後便可飲用。菊花枸杞茶能預防和治療各種眼病，對糖尿病、高血壓、冠心病都有好處，最適宜老年人飲用。脾胃虛弱者可放上幾枚大棗，以加強健脾作用。

桑菊飲　菊花6克，金銀花4克，桑葉3克，以沸水浸泡代茶飲，治風熱感冒效果尤佳。

菊花蘆根茶　菊花6克，蘆根21克（鮮者加倍）。以沸水浸泡代茶飲，清熱解毒，治風熱感冒。

菊銀山楂茶　菊花、山楂、金銀花各10克。將山楂切成碎片。再把三味加入杯中，用沸水沖泡即成。每日一劑，代茶飲用。此茶有減肥輕身，清涼降壓，消脂化瘀的功效。

菊楂決明飲　菊花3克，生山楂片、草決明各15克，放入保溫杯中，以沸水沖泡，蓋嚴溫浸三十分鐘。頻頻飲用，每日數次。此飲品可治療高血壓兼冠心病症。

藥膳

菊花粥　菊花50克，粳米100克，白糖40克。粳米加清水1000毫升，煮至米爛湯稠，表面浮起粥油時，下菊花瓣、白糖再煮五分鐘即可。此膳有疏散風熱、清肝明目、降血壓的功效。適用於風熱頭痛，肝火目赤，眩暈目暗以及高血壓病，冠心病等症。

菊花糕　把菊花拌在米漿裏，蒸製成糕，或用綠豆粉與菊花製糕，具有清涼去火的食療效果。

菊花醪　菊花10克，剪碎，與粳米酒釀適量，煮沸。頓食，每日二次。此品可治療肝熱型高血壓眩暈症。

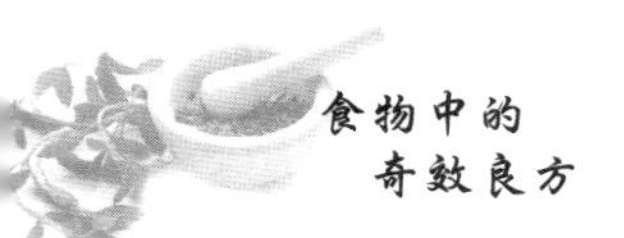

菊花拌蜇皮 菊花50克，蜇皮200克，鹽、糖、醋、麻油適量。蜇皮切成絲，用開水燙煮一下，冷卻後再浸泡五～六小時。菊花入沸水過一下，瀝淨水分。將各種調料與菊花和蜇皮拌勻即成。此膳有降血壓，防肥胖的功效。適用於高血壓，肥胖症。

菊花羹 將菊花與銀耳或蓮子煮或蒸成羹食，加入少許冰糖，可去煩熱，利五臟，治頭暈目眩等症。

其他

菊花枕 將菊花採集後陰乾，收入枕中，製作成菊花枕。對高血壓、頭暈、失眠、目赤等都有較好的療效。

菊花護膝 將菊花、艾葉搗碎為粗末，裝入紗布袋中，做成護膝，可祛風除濕、消腫止痛，治療關節炎。

菊花浴 用鮮菊花500～800克，煎汁去渣，加入浴水中，泡洗二十分鐘左右，再用水沖淨。此浴有解暑、明目、清火、醒腦之功，還可治濕疹和皮膚瘙癢等症，使肌膚細嫩潔白。

菊花入藥煎湯在此就不列舉了。需要一提的是：由於菊花性寒，所以脾胃虛寒、大便稀溏的人不宜飲用。 （盧穎）

凌霄花的性能與療效

凌霄原名紫葳，又叫上樹蜈蚣花、倒掛金鐘、喇叭花、藤羅花等，是多年生藤木植物，在長江流域和華北地區多見，園林和庭院中常有栽培。凌霄常常依物攀高，可達百尺，猶如游龍直上雲宵。正如唐代詩人白居易在《凌霄歌》中所吟：「有木名凌霄，擢秀非孤標。偶依一株樹，遂抽百尺條。」凌霄花適應性較強，不擇土，枝丫間生，有土生根，以此攀緣於山石、牆面或樹幹，向上生長，多植於牆根、樹旁、竹籬邊。每年農曆五月至秋末，綠葉滿牆，花枝伸展，一簇簇橘紅色的喇叭花，綴於枝頭，迎風飄舞。花繁葉茂，紅綠相映，蔚然可觀，不僅受到中國百姓的喜愛，在國外也很受青睞，常被譽為友誼之樹、吉祥之花。在日本，凌霄花寓意慈母之愛，經常與冬青、櫻草放在一起，結成花束贈送給母親，表達對母親的熱愛之情。

除了觀賞、美化環境之外，凌霄花也具有一定的藥用價值。藥用凌霄花來源於紫葳科植物凌霄和美洲凌霄的乾燥花，始載於《神農本草經》，列為中品，是一種活血化瘀藥，主要用於婦女閉經、痛經等症。同時，凌霄花又有涼血祛風的功能，可用於血熱生風，周身瘙癢。現代藥理研究表明：凌霄花具有抑制血管平滑肌收縮、抗血栓形成和抑菌作用。

凌霄與美洲凌霄在藥材性狀上的區別可看花萼。凌霄的花萼鐘形，灰綠色，質薄，先端五裂至中部，裂片披針形，頂端長而尖，中央有一條突起的縱脈紋，裂片相接處也有一條不明顯的縱脈紋。而美洲凌霄的花萼暗棕色，質厚；先端五裂，裂片長約佔三分之一，三角形，無脈紋。

下面為大家介紹一些凌霄花的臨床用法和經驗配方，僅供參考。

閉經　凌霄花研末，每次飯前用酒送服6克。或用凌霄花5克，月季花10克，紅花15克，水煎服。

痛經　凌霄花、吳茱萸各5克，水煎服。

崩漏　凌霄花15克，配延胡索、當歸、紅花、赤芍各10克，水煎服。也可單味凌霄花研末溫酒送服。

酒糟鼻　凌霄花、梔子各9克，研末。每日兩次，茶水沖服。或取凌霄花適量，研末，加蛋清調成糊狀，敷患處，一周為一療程。

腸風便血　凌霄花9～15克，冰糖15克，隔水燉服。

血熱生風，周身瘙癢　可單用凌霄花9克，水煎服；或用散劑酒調服；或凌霄花、歸尾、荊芥、防風各9克，赤芍、白鮮皮各10克，生地30克，甘草6克。水煎服，每日一劑。

皮膚濕疹　凌霄花、雄黃、白礬各9克，黃連、羊蹄根、天南星各10克，研細末，用水調勻外擦患處，每日三次。

蕁麻疹　凌霄花5克，白蒺藜20克，丹皮、知母各10克，水煎服。

糜爛型腳癬　凌霄花鮮品沖爛取汁外搽。

高血壓　凌霄花、馬齒莧各20克，水煎當茶飲。

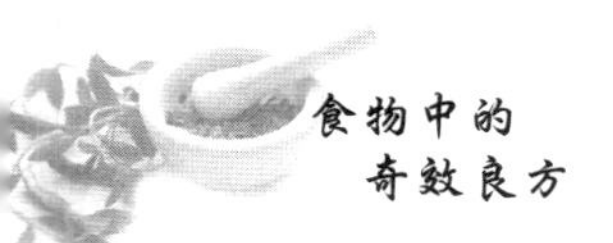

痔瘡出血　凌霄花5克，槐角15克，地榆炭20克，水煎服。

血虛經閉，面色萎黃　凌霄花、阿膠各10克，糯米50克，紅糖適量。先將凌霄花加水煎汁，去渣取汁，加入阿膠、糯米同煮成粥。每日1～2次，溫熱服。

由於凌霄花是活血化瘀藥，所以孕婦慎用或忌服。（盧穎）

金蓮花的性能與療效

蓮花，又稱旱金蓮、旱地蓮、金梅草、金芙蓉、金疙瘩等，是毛茛科的草本植物，野生於東北、華北地區，生長在海拔1800米以上的高山草甸或森林地帶。金蓮花用播種或分株繁殖，栽植當年植株高可達30～50公分，基生葉1～4片，具長柄，葉片五角形。夏季開花，花單生或2～3朵組成聚傘花序。萼片黃色，橢圓狀倒卵形或倒卵形，8～15片，生長旺盛時可達1～19片。花瓣多數，與萼片近等長，狹條形，頂端漸狹。

金蓮花不奢求水中婷婷玉立的丰姿，不苛求肥沃的土地，不在乎犀利的風霜雨雪，每當夏秋季節，總是開放出燦爛芳香的花朵，宛如峽谷中的金蝴蝶，金黃璀璨。金蓮花不僅絢麗奪目，其花朵在東北地區還被稱為「塞外龍井」，素有「寧品三朵花，不飲二兩茶」之說。用金蓮花泡出的茶，色澤金黃澄明，喝在口中，清純爽口，有滋潤、生津、利咽喉的效果。據傳金蓮花曾使遼金時代最有名的女人蕭太后皮膚白皙，容顏亮麗，被列為宮廷貢品。

金蓮花作為藥用，其性味寒、微苦，具有清熱解毒的功效，常用於咽喉腫痛，口瘡，疔毒，淋巴炎等的治療。現代研究表明：金蓮花含有生物鹼及黃酮類成分，具抑菌作用，對肺炎雙球菌、甲型鏈球菌、卡他球菌、綠膿桿菌、痢疾桿菌等均有較強的抑制作用。用金蓮花煎劑或製成片劑醫治急、慢性扁桃體炎、中耳炎、結膜炎、淋巴管炎等均有顯著療效。

下面為大家介紹幾種金蓮花的民間用法：

金蓮花茶　金蓮花3克，蒲公英15克，開水沖泡當茶飲或含嗽，治療急、慢性扁桃體炎。

金蓮花枸杞茶　金蓮花、枸杞子、甘草、玉竹、冰糖各適量，開水沖泡，長期飲用可清咽潤喉，提神醒腦，消食去膩，使人精神振作，嗓音清亮。

金蓮菊花茶　金蓮花、貢菊各3克，沸水沖泡，代茶飲，可清暑解熱。

檸檬金蓮花茶　金蓮花3克，沸水沖泡後，兌入幾滴檸檬汁，即清熱解毒，苦酸爽口，常喝可去口臭。

金蓮薄荷茶　金蓮花2朵，薄荷3克，薰衣草半匙（一杯為量），沸水沖泡，代茶飲用，可以滋潤舒緩喉嚨，防止喉嚨沙啞乾澀。

清拌金蓮花　金蓮花嫩莖葉250克，蒜蓉、精鹽、味精、麻油等各適量。將金蓮花採回，洗淨，入沸水焯透，撈出用清涼水沖洗，瀝水，切碎，裝入盤內，放入蒜茸、精鹽、味精、麻油，拌勻即成。此菜為京西風味，清淡爽口，為席中佳品。

金蓮花雞片　雞脯肉250克，鮮金蓮花1朵，雞蛋清3個，蔥薑水、精鹽、胡椒粉、味精、乾澱粉、鮮湯、濕澱粉各適量。雞脯肉切成片，用精鹽、蔥薑水醃漬入味；金蓮花洗淨，用濕開水浸泡成金蓮花汁；雞蛋清加入乾澱粉調成蛋清糊。炒鍋上火，放入沙拉油燒至三成熱，將雞片逐一掛勻蛋清糊下入鍋中，滑油後撈出，再放入沸水鍋中氽去油分。淨鍋重上火，摻入鮮湯燒沸，倒入金蓮花汁，下入雞片，用精鹽、胡椒粉、味精調好味，略燒後將雞片撈出裝盤，再將鍋中湯汁用濕澱粉勾芡，起鍋淋在盤中的雞片上，撒上用沸水氽過的金蓮花瓣，即成。此膳雞片滑嫩，鹹鮮味美，對咽喉腫痛，聲音嘶啞等症狀具有一定功效。

花浴　將金銀花、菊花、荷花各3克，金蓮花2克，置於熱水中浸泡一會兒，待浴水溫度適宜時泡澡。此花浴清熱解毒，可治各種皮膚病，常洗浴還可防蚊蟲叮咬。

（盧穎）

藥用花卉——金銀花

金銀花又名雙花、忍冬花、鴛鴦花、二寶花，是一種藤本植物，可盆

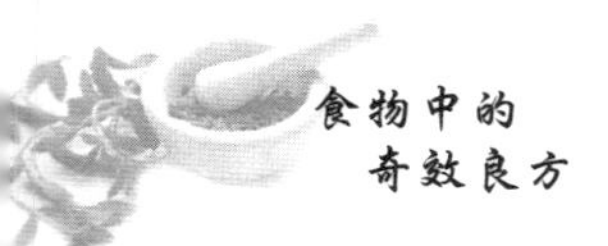

栽。春夏開花時，從葉腋間生出兩朵並蒂小白花，花開一周後，花色由白轉黃，黃白相映，令人賞心悅目，其淡淡清香又沁人心脾，可美化、綠化環境，是一種很好的觀賞植物。

金銀花同時又是中國古老而常用的藥物，其原植物為忍冬，藥用部位主要為花蕾和初開的花，其藤莖也可藥用（為忍冬藤）。金銀花始載於《神農本草經》，列為上品，味甘性寒，具有清熱解毒，疏散風熱的功能，臨床上常用於治療呼吸道感染、流行性感冒、扁桃體炎、急性乳腺炎、大葉性肺炎、細菌性疾病、癰癤膿腫、丹毒、外傷感染以及子宮糜爛等。現代研究證明，金銀花對於鏈球菌、葡萄球菌、肺炎雙球菌、百日咳桿菌、腦膜炎球菌等，都有較強的抑菌力。金銀花享有「藥鋪小神仙」之譽，據統計，全國三分之一的中醫方劑中用到金銀花，二〇〇三年在防治「非典」的中藥處方中也都使用了金銀花。

山東、河南為金銀花的主要栽培區。山東平邑、費縣所產金銀花稱為「東銀花」，河南密縣、鞏縣、滎陽所產稱為「密銀花」。「密銀花」品質優良，馳名中外。

含有金銀花的藥方很多，在此為大家介紹一些日常生活中能用到的、簡單易行而有效的小藥方和用法，僅供大家參考。

泡茶

金銀花茶　金銀花20克，煎水代茶或泡茶飲，治療咽喉腫痛和預防上呼吸道感染。

三花茶　金銀花，菊花各10克，茉莉花3克，加入沸水泡茶飲用。可清熱解毒，治療頭痛口渴、咽喉腫痛。此茶水煎，外洗，還可治療皮炎。

三花大海茶　菊花4克，金銀花、茶花各3克，膨大海3粒，冰糖10克，開水沖泡五分鐘，飲服，一日一劑，連飲三日，可清熱解毒，利咽潤喉，主治流行性感冒，咽喉乾癢疼痛。

金銀花薄荷茶　金銀花、薄荷各10克，用沸水沖泡，加蓋悶十五分鐘後，加入適量蜂蜜即可飲用。夏季用於清熱解暑，清除痱子。

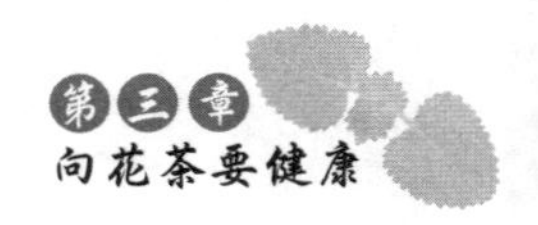

金花甘草茶　金銀花15克，生甘草3克，沸水泡茶飲用，夏季用於防暑降溫清熱解渴。此茶煎水含漱，也可治療咽喉炎和口腔潰瘍。

金銀花大黃茶　金銀花10克，大黃3克，一併泡茶飲用，並以適量的蜂蜜調味，有清熱瀉水，潤腸通便的功效，用於治療習慣性便秘。

金銀花飲　金銀花、山楂適量，沸水沖泡，代茶飲。用於開胃、消食。

水煎劑（湯藥）

治療熱毒癰腫瘡瘍　金銀花20克，野菊花、蒲公英、紫花地丁、紫背天葵子各15克，水煎後，加酒適量合服，藥渣搗爛可敷患處。（出自《醫宗金鑒》的五味消毒飲）

預防流腦、乙腦　金銀花、連翹、大青葉、蘆根、甘草各9克，水煎服，每日1劑，連服三～五天。

治腮腺炎　金銀花、蒲公英各25克，甘草15克，每日一劑，水煎服。

大葉性肺炎　金銀花100克，連翹、生地黃各50克，麥冬、天冬、玄參各30克，每日一劑，水煎服，3～5天為一療程。

泌尿道感染　金銀花15克，車前草、旱蓮草、益母草各30克，每日一劑，水煎服。

治暑熱瀉痢　金銀花20克，焙乾研末，糖水或蜂蜜調服。

治急性菌痢　金銀花300克，黃連、黃芩各90克，加水煎煮，取藥液1000毫升，每次服用30毫升，每日四次。

藥膳

銀花蓮子湯　金銀花30克，蓮子（不去芯）50克。將金銀花煮水，去渣後煮蓮子。食時加些冰糖。可清熱解毒，健脾止瀉。凡因熱毒內擾大腸引起的暴瀉、痢疾，裏急後重並伴有發熱、肛灼、心煩者，皆可食用。

金銀花露　金銀花、蜂蜜各30克。金銀花加水煎汁，去渣，加入蜂蜜製成飲料服用，對預防流感，治療肺燥咳嗽有良好療效。

雙花飲　銀花、菊花、山楂各50克，蜂蜜500克。將金銀花、菊花和山楂

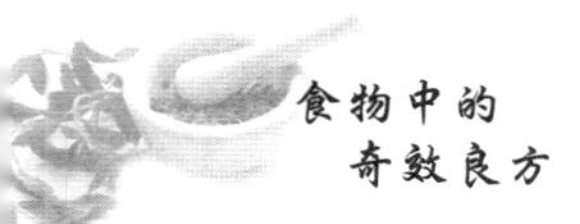

加水煎成濃汁，加蜂蜜食之。它不僅是夏季清涼飲料，而且也是暑天身熱、炊渴、眩暈、咽痛、高血壓、高血脂、冠心病、化膿性感染等症的保健飲料。

銀花蒲公英粥　金銀花30克，蒲公英60克，粳米100克。將金銀花、蒲公英加水煎煮，去渣取汁，再入粳米煮作粥，適於急性乳腺炎。

金銀花沖雞蛋　雞蛋1個，打入碗內。金銀花15克加水200毫升，煮沸5分鐘，去渣取汁，沖蛋，趁熱一次服完。十分適宜風熱咳嗽初病時服用。

其他

解毒：取金銀花鮮嫩莖葉及花適量，用冷開水洗淨，細嚼嚥下，可解毒蘑菇和汞中毒。

金銀花並非是人人、日日皆可應用。金銀花藥性偏寒，不適合長期飲用，僅適合在炎熱的夏季暫時飲用。特別需要提醒的是，脾胃虛寒或氣虛體弱者及婦女月經期內不能飲用。

2.茶葉

不妨常飲柿葉茶

近年來，人們對柿葉生物學特性有了新的認識，使柿葉的實用價植有了新的突破。日本厚生省實驗指出，每100克柿葉裏含有1000毫克維生素Ｃ，是茶葉的三倍，青椒的十倍，檸檬的二十倍。人們普遍採用柿葉健身，大都是因為柿葉維生素Ｃ的含量異常高的緣故。

據諾貝爾獎得主、美國著名化學家萊納斯、波林博士的研究證實，柿葉中的維生素Ｃ獲取量越高，抵抗病毒的能力就越強。人們對維生素Ｃ的每日需要量僅僅是70毫克，如果打算從柿葉裏獲取維生素Ｃ的話，只要兩枚嫩葉就可獲得60毫克。除此以外，柿葉中還含有黃酮苷、蘆丁、膽鹼、氨基酸、胡蘿蔔素等成分，用它製成茶葉長期飲用有清腦醒目、消炎解熱之功效，能軟化血管、防止動脈硬化，對肝炎、肺炎、胃炎、腎炎、水腫、冠心病、高血壓患者均有一定的療效。其保健、防癌效果不亞於綠茶。

柿葉茶的製法很簡單，先將新鮮的嫩葉切碎，放在鍋內熱燙殺青，除去草酸味。隨後投入冷水中冷卻，再出水瀝乾，輕輕揉搓，使柿葉軟化變形。接著倒入鍋內烘炒，直至發出香味後迅速取出，晾乾包裝備用。

柿葉茶色澤淡雅、芳香味濃、口感舒適。如果您有興趣，不防試試，相信您會得到意想不到的驚喜，很快就會喜歡上它。　（陳雪寒）

辨證飲茶巧治病

俗話說，開門七件事，柴米油鹽醬醋茶。可見茶在日常生活中的七件大事中榜上有名。飲茶，看似平常、簡單，殊不知其中大有學問，飲茶得法，

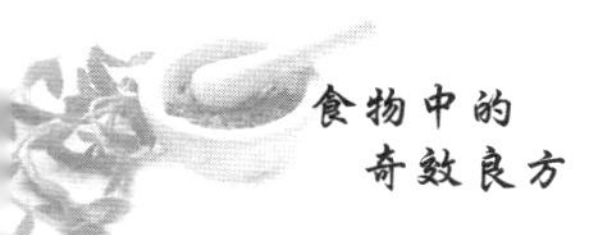

對症飲茶，將會對我們的健康帶來很大助益。這叫做辨證茶飲法。

辨證茶飲，是通過對症飲茶並佐以一些適用的中藥的方式防治疾病的方法。其中特製的茶飲，還有養生益壽的作用。除了單純泡茶法之外，還有茶與中草藥混同浸泡和中草藥單獨浸泡等方法。用什麼藥，要根據體質和疾病不同，辨證選擇；用什麼茶飲方法，要根據中草藥材是否適合浸泡飲用而定。中藥的葉、花、根、果、木、石等都可選用。

藥聖李時珍，在《本草綱目·茗》章中有不少有關茶飲治病的論述。李時珍在總結自己飲茶教訓時說：「時珍早年氣盛，每飲新茗，必致數碗，輕汗發而肌骨清。中年胃氣稍損，飲之即覺為害，痞悶嘔惡，腹冷洞瀉。」李時珍年輕時尚不懂辨證飲茶，導致因多飲茶而患寒症。中年之後，他弄清了一個道理，要想多飲茶而不受寒邪之害，就必須辨證而飲。所以他在《本草綱目》中論茶時，介紹了不少辨證飲茶的知識。如：痢疾，可用臘茶與蜂蜜同浸泡飲用來治療；「久年心病」，可以用湖茶調頭醋來治療；茶與梔子合浸服用，可以治癲癇；茶與乾薑混合泡飲，可以治吐瀉等。

茶屬寒性，即使加溫到100℃，仍然是寒性。長期飲茶，必然積寒成病。另外，茶還有令人失眠、消瘦和聚痰等副作用。如果辨證飲茶，不但完全可以平復茶本身的寒邪等副作用，而且還可以起到防病益壽的作用。

人體有偏熱偏寒、偏虛偏實、偏陰偏陽等狀態，這些都是病。各種中草藥也各有寒熱虛實、陰陽等特性。茶藥合用，或單獨浸藥飲用，就是通過調整體內陰陽平衡來達到祛病益壽的目的。

以下介紹的辨證茶飲方法，可供參考選用。

偏寒性體質者的辨證茶飲

嚴格來講，一切寒症體質者，都應當忌飲一般茶水，即使是熱茶也在禁忌之例。因為熱茶涼茶都是寒涼性質。患寒症再飲茶，無疑是雪上加霜，病上添病。如果實在想飲茶，就應當在茶中放些熱性藥物。如附子10克，桂皮15克，吳茱萸15克，乾桂花15克，桂心15克等。每次只用一二味。這樣做，不但可以消減茶葉的寒性，對中輕度寒症還有調治作用。以上各味藥也可以

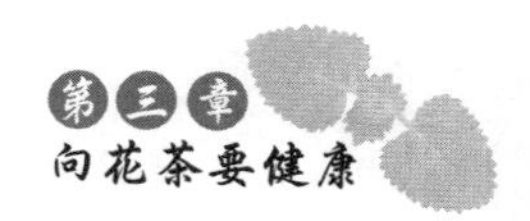

單獨浸泡應用。

養生益壽茶泡製法

配製養生茶的中草藥，既能平去茶葉的寒性，又具有補益功能。這類藥主要有乾石榴花10克，乾黃芪嫩葉15克，油松樹乾花20克，柏子仁10克，人參5克，白朮20克等。特別應當提到的是茉莉花茶，具有很好的養生效果，但不是市售的茉莉花茶。因為市售茉莉花茶的茉莉花含量太低。能產生養生效果的茉莉花茶，茉莉花每日應達到10克以上。

養生茶的保健機制在於：溫補性藥，久用必然引發虛實熱病；茶性寒涼，久飲也必生寒病。兩者協同，互相制約寒熱之性，性趨中和，長期飲用，也不會發生或寒或熱之症了。

虛熱體徵者的辨證茶飲方法

給此類體質者配製茶飲的主要中藥有：麥冬20克，玉竹20克，黃精20克等。中醫認為，陰虛生內熱。上列藥品，都有養陰涼血作用，再與寒性茶一同泡飲，更增加了平虛熱的作用。每次使用，最好選其中一二味。如果有失眠症狀，還可以加酸棗仁15～20克。以上各藥也可以單獨飲用。

體弱易患感冒者的茶飲

這類人，多因表衛不固引起。配製茶飲可選具有固表溫陽和增強免疫力的一些藥物。如黃芪15克，乾椴樹花15克，乾椴樹嫩葉15克等。選其中一二味與茶長期泡飲。也可單獨飲用。

其中，椴樹花茶，是三十年前周恩來先生帶領全國醫務人員防治慢性氣管炎時用於預防感冒的重要方法之一。

痔瘡的茶飲療法

方法：曬乾的槐樹花15克與茶同時浸泡，長期飲用，也可單獨飲用。

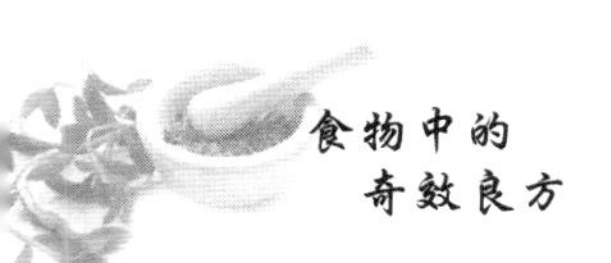

慢性咽炎的茶飲療法

方法：將對此病有治療作用的中草藥與茶混合浸泡。這類中草藥主要有：乾荔枝花15克，雙花20克，乾紫花地丁30克，乾蒲公英30克，鮮蒲公英50克，以上各藥，可與茶同泡，也可單獨浸泡飲用。每副一日泡二次飲完。

過敏性鼻炎的茶飲

方法：每次泡茶，加入10克枇杷葉。每副一日分數次飲完。

防治齲齒的茶飲

方法：乾楊樹嫩葉20克（或鮮嫩楊樹葉50克）與茶同泡飲用，或單獨浸泡飲用。每副一日分數次飲完。

治療高血壓的茶飲

方法：選擇有平陽降血壓類藥物與茶同泡飲用。這類中藥，主要有：乾菊花20克，鉤藤20克，龍骨40克，牡蠣40克，乾龍膽草10克，桑寄生20克，羅布麻葉20克，白芍20克，馬尾松乾嫩葉15克等與茶同泡飲用。對於那些異味大的品種，可以單獨用，每次只選一二味。

因高血壓類型不一，每種藥作用也不盡相同，如果用這種效果不理想，可以換另一種。並且，如果病情重，可以二三種同時浸飲。

以上各藥，以羅布麻葉和菊花最為常用，並且都可以單獨使用。

各種關節炎（風寒濕痹）的茶飲

中醫認為，此病多為寒濕風三邪侵犯而成。因此配製治療此病茶飲的中草藥，應當具備驅風寒燥濕邪的功能。這些藥如：柏節15克，白朮嫩乾葉20克，白蒿嫩乾葉20克，五加皮15克，七葉蓮40克，穿山龍切薄片20克等。可選一、二味與茶混泡飲用；但是此病多為長期頑疾，故可以數種藥合泡飲用。

其中，穿山龍、白朮葉、五加皮常用。

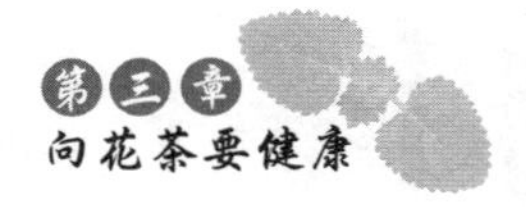

老年消化不良的茶飲

方法：將雞內金10克，洗淨，與茶同泡，每劑用一天，可分數次飲用。也可以單獨用。在泡雞內金時，要煮開，可增加療效。

其他如無花果乾嫩葉10克，山楂與山裏紅皮20克，蘿蔔子10克，蒼朮10克等，都有助消化作用（但是，有便秘者不可用蒼朮）。這些都可以與茶同泡，或單獨浸泡飲用。

老年便秘的茶飲

老年大便乾燥，以陰虛內熱為多見。配製治療老年便秘的中草藥，應當具有養陰緩便功能。如番瀉葉10克，乾蘆薈葉5克，郁李仁15克，每次選一種與茶同泡飲用。對於少數的偏寒性便秘，可選用乾嫩桑葉20克與茶泡飲，或桑葉獨用。各藥也可以單獨泡用。

慢性氣管炎的茶飲

方法：好茶末一兩、白僵蠶一兩，皆製成末，浸泡飲用。一劑可以泡服兩到三次。一天服完。

需要說明一點，本文凡有「乾葉」字樣的藥，多屬驗方藥及草藥。

（高中山）

且將清茶泡上來

蘇東坡得過一次感冒，但這個遊山玩水的行家連一天也不願停下，他遍遊西湖佛寺，一天喝七盞濃茶，發一身汗，病就好了，並作了一首詩：

示病維摩元不病，在家靈運已忘家。

何須魏帝一丸藥，且盡盧仝七碗茶。

後來人們要說茶的效用，就會提起蘇東坡的這首詩。

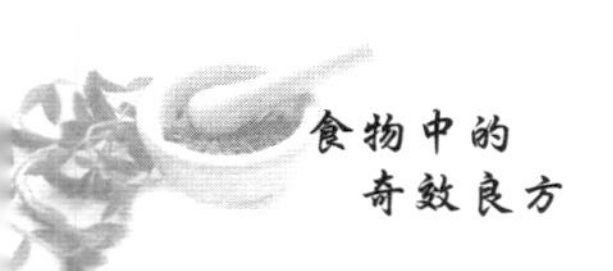

飲茶好處多

據專家們統計，茶的保健效果，在古書裏記載有六十一種，功效有二十項，大致介紹如下：令人少睡、安神除煩、清頭目、下氣、消食、醒酒、去膩減肥、生津解渴、祛痰、治痢、療瘺、利水（尿）、通便、祛風解表、堅齒、益氣力、療饑等。

現代醫學，對茶的療效進行一番分析，又分析出一番好處。

一是能治療糖尿病。三十年以上的老茶樹，葉片製成茶，叫薄茶。薄茶能治糖尿病，效果不錯。

二是能預防肝炎。用紅茶糖水，用綠茶丸，或用綠茶藤瓜湯，都能預防和治療肝炎。

三是抗癌和抗突變。對食道癌和胃癌患者來說，喝少許濃茶，飯後會有舒服感。專家們發現中國綠茶具有較強的阻斷人體內亞硝胺（強致癌物質）合成的效力，其中西湖龍井和烏龍茶效果尤佳。

我投身茶事這些年來，對茶的功效，印象最深的還是喝了長壽。當代茶聖吳覺農先生九十一歲去世，茶界三大泰斗莊晚芳、王澤農、陳椽都年逾八十五後，仍然著書立說，頭腦清晰。無怪中國向有茶壽之說：「何止于米，相期以茶」。

萬應午時茶

清朝同治十三年（一八七四年）大名鼎鼎的富商胡雪巖在西湖畔，興辦胡慶餘堂，遂成國內著名的一家國藥號，它的一貼萬應午時茶，流行江南各省。舊時窮人家裏小病小災，感冒滯食，是少不了萬應午時茶的。

萬應午時茶有連翹、羌活、防風、藿香和紫蘇，這五種藥一起煎，稱為五虎湯，解毒功效特強。胡慶餘堂午時茶還有一種與眾不同的方劑——一般午時茶用的都是陳紅茶，而萬應午時茶卻是紅綠茶各一半，顏色像咖啡一樣，每塊九克。人若受了風寒感冒、食積停滯、腹瀉腹痛等症，輕者一塊，重者二塊，每塊泡兩次，上午九十點鐘，下午三四點鐘各服一次。

午時茶不能煎，只能蓋好悶在杯裏，這樣芳香油才不會蒸發，吃了午時

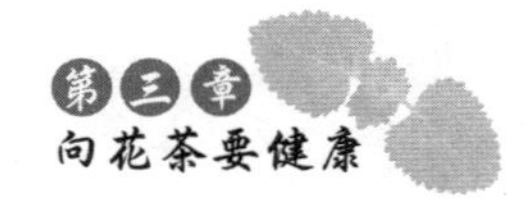

茶，病人要睡覺，並把棉被蓋好，發一發汗，一般吃上兩次，病就會好的。

高血壓的茶療

高血壓病患者，除堅持藥物治療外，還可用一些植物的果葉泡茶飲。這裏向讀者推薦幾種：

菊花茶　以杭白菊為佳，每次用3克泡茶服用，一日三次，也可用菊花加金銀花、甘草同煎，代茶飲用。

荷葉茶　荷葉的浸劑和煎劑可擴張血管，清熱解暑，有降血壓的作用，同時，荷葉還是減肥良藥。家庭中常用的方法是將鮮荷葉洗淨切碎，加適量水煎後沖茶飲用。

蓮心茶　蓮心味極苦，是一味良藥，能降血壓、清熱、安神、強心。蓮心茶可用蓮心12克，開水泡後飲。

山楂茶　山楂可以增進消化、降低血脂、擴張血管、降低血壓，每次用一至二枚山楂泡服飲用。

玉米鬚茶　玉米鬚有很好的降壓作用，同時具有利尿、止血、止瀉和健胃的功效。臨床上應用玉米鬚治療因腎炎引起的水腫和高血壓，療效明顯，而且很穩定。泡茶每次取25克，一日數次。

龍虎鬥茶

龍虎鬥茶是中國藥茶中一劑頗為奇特的配方。本茶劑以茶葉和酒為原料組合而成，在中國多民族聚居的雲南地區，尤受青睞。茶葉為山茶科灌木茶的芽葉，性涼味苦甘。酒係用米、麥、黍、高粱等和酒麴釀成的飲料，性溫，味苦、辛、甘。茶葉功擅清頭目、消食化痰、解毒除煩；酒則一通血脈、禦寒氣、行藥勢為功用特長。

取茶葉5～10克，加水煎熬五分鐘左右成濃澀湯，沖入有酒的盛器中即成，香味醇厚濃郁，酒量按各人情況以適宜為度。外受風寒雨濕，畏寒發熱、頭脹、鼻塞流涕之症，及時飲服，療效頗佳。據說，「龍虎鬥」在雲南山區尤為慣用，人們一旦風寒感冒，煎取熱茶，沖酒飲服，喝完後渾身散發

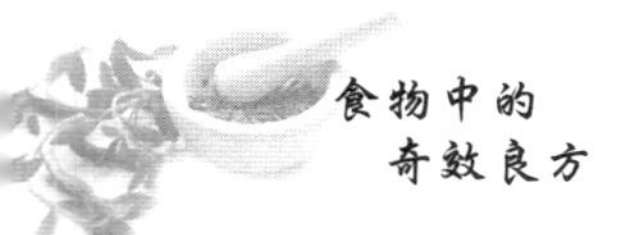

熱汗，再睡上一覺，便覺渾身輕快，感冒全消。古人認為，酒之熱性，獨冠群物，通行一身之表；熱茶借酒氣而升散，故能祛風散寒，清理頭目。

唐代大詩人李白有詩云：「沙塵何茫茫，龍虎鬥朝昏。」「龍虎」指某種雄壯氣勢、氣派而言，飲用龍虎鬥茶，正有鼓舞人體陽氣，振奮精神的作用。龍虎又屬道家之語，猶言水火也，莫非是茶性涼屬水，酒性熱屬火，茶沖入酒中故謂「龍虎鬥」。

（王旭峰）

茶湯茶點多茶趣

在達官貴人們大擺茶宴和文人雅士們煮茗清談的同時，民間的茶事活動更有聲有色，更能在日常生活中怡養身心。

在中國湖南，湘江水流過的地方，有幾種特殊的保健茶，既醒腦又健身，在此供大家一覽。

雞蛋米花茶　這種茶用滾沸的紅茶水沖泡，其中又加事先用曬乾的糯米飯粒爆成的米花，外加蜂蜜和兩個以上煮好剝殼的雞蛋。飲用時先用調羹將雞蛋鏟開，把蛋黃弄碎和水攪和，這樣，紅茶水變成了蛋黃水，飲用起來噴香可口，清涼甜韻，並且還有生津解渴之功效。

擂茶　擂茶原名叫「三生湯」，就是將生茶、生米、生薑合在一起，用水浸泡之後，放在陶製的擂缽裏，用木棒反覆擂成糊狀，加適量的食鹽或紅糖就成了「擂茶腳子」。飲用時，將腳子放在碗裏調勻，然後用沸騰的開水沿碗沖下，你立即會看到碗裏有淡色的花瓣如雲朵遊動，一股清香撲鼻而來，如果趁熱飲上幾口，就使你心曠神怡。喝擂茶時，還有很多輔佐食品，如粑粑、炒米泡、油炸薯乾、酥黃豆、酸辣泡醬，有甜的、有鹹的、也有辣的，擺上十碗二十碗土特產食品，滿滿一桌，這叫「壓桌」。現在的擂茶大多用芝麻、花生和茶葉，沒有花生就用黃豆、綠豆。愛吃擂茶的人家，有的光芝麻一年就要吃掉幾十斤呢。

油茶　在湘西南山區一帶的苗族和侗族同胞，喜歡喝打油茶。油茶的「打」法十分有趣，先把茶油倒入加熱的鍋中，待油加熱後加進一瓢水，再

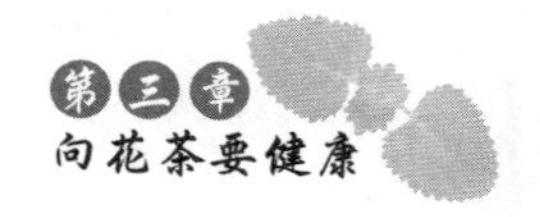

將搗碎的茶葉、薑末、乾棗等投入。再用木勺在濕透的茶葉上不停的拍，漸漸地那鮮美的褐色茶汁便被「打」了出來。待客時，先在茶碗裏放上煮米花、煮花生米、熟苡米等，再把滾滾的茶汁沖進碗裏，即成油茶。如果是貴客來了，還要在油茶中加點雞湯或鴨湯，以示敬意。

早在唐代，這裏的少數民族就懂得堅持飲茶能預防各種常見病，會用茶葉煮粥治療感冒、發熱、痢疾等病。苗族古諺說：「早晨三杯茶，郎中餓得爬」，不是沒道理的。宋代，他們在茶中加茱萸、薄荷、蔥薑同煮，後來又在茶中加薯類、包穀等食品，既充饑解渴，又有保健作用。

蜜餞茶　蜜餞茶又叫萬花茶，用半熟的冬瓜、桃乾、杏乾和半熟的柚子皮，將之做成花狀蜜餞。吃茶時，將蜜餞泡在茶內，就成了蜜餞茶，蜜餞經水一泡，成了一朵生動的鮮花，或變成一尾遊動著的鯉魚，令人賞心悅目。同時，蜜餞滲出的糖汁、果香和茶香拌和在一起，幽香襲人，吃起來更是甜口提神。

茶肴　五香茶葉蛋就是茶肴。中國傳統的茶肴還有茶葉豆腐乾、茶葉香腸、茶葉雞等。近些年來，後起之秀層出不窮，膾炙人口。滑嫩清香的蘇州「碧螺魚片」，色澤鮮明的「碧螺炒蛋」；安徽廚師用黃山毛峰煙薰製成「雲霧肉」；四川名廚們則用香樟樹木屑和紅茶一起，薰烤出色金紅、肉酥嫩的「樟茶鴨子」。在家常菜裏，於清淡鮮爽的菜肴裏添入綠茶、花茶，於濃郁厚重的菜肴裏配以紅茶、烏龍茶，相得益彰，味道更新。

人人皆知茶葉是抗衰老、抗氧化、預防癌症的佳品，在日常生活中，為什麼不多創造一些茶趣、茶湯、茶點呢？

（王旭烽）

消暑熱的中藥茶

夏日炎炎，喝多少白開水都無法解渴，怎麼辦？試試中藥茶吧，它能防暑，能除煩，能去風熱，能祛時疾。伴你清涼度夏。以下幾款是夏季常飲的藥茶。

苦瓜解暑茶　將苦瓜上端切開，挖去瓤，裝入綠茶，把瓜掛於通風處陰

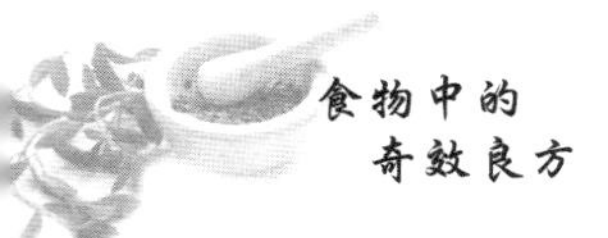

乾，取下洗淨，連同茶切碎，混勻，取10克放入杯中以沸水沖沏，悶半小時，可頻頻飲用，有清熱解暑除煩之功效，適用於中暑發熱，口渴煩躁，小便不利等症。

薑鹽茶　生薑2片，食鹽4克，綠茶6克，將上述用料放入杯中，用沸水沖泡三十分鐘後飲服，具有清熱潤燥、和胃止嘔功效，適用於口渴多飲，胃部不適，心中煩悶，多尿等症。

菊花龍井茶　菊花10克，龍井茶5克，和勻放茶杯內，沖入開水，加蓋泡10分鐘後飲用。有疏散風熱，清肝明目的功效，對早期高血壓、慢性肝炎、風熱頭痛、結膜炎等症有輔療作用。

感冒茶　紫蘇葉、薄荷葉、桑葉、龍膽草、蘆根、菊花各等份，共研細末沖泡代茶飲，有清熱解毒，祛風消滯之功效，適用於外感風熱，發熱較重，惡風寒、咽喉腫痛、痰稠黃等。

薄荷茶　薄荷6克，黨參6克，生石膏20克，麻黃3克，生薑3片。將上述藥切細，加水適量，煎取藥汁，過濾去渣代茶飲服，有辛涼解表，疏散風熱的功效，適用於體虛或年老感冒者的發熱頭痛、咽喉腫痛、咳嗽不爽、胸悶喘逆等症。

藿香茶　藿香、佩蘭各10克，切碎，沖入開水泡十分鐘，有解暑祛濁，化濕和中的功效，適用於流行性感冒，頭痛鼻塞，神經性頭痛，噁心嘔吐，食欲不振等症，為夏令解暑佳品。

雙花茶　金銀花15克，白菊花10克，用開水沖泡代茶飲，有清熱解毒，祛暑消炎的功效，適用於流行性感冒、高熱煩躁不安、急性腸炎等症。

決明子茶　決明子15克，夏枯草10克，將決明子炒至稍鼓起，微有香氣後放涼，打碎，夏枯草切細末，混合後沖泡開水，十分鐘後飲服，有清肝明目、通便、降血壓的功效，適用於高血壓頭痛、急性結膜炎、角膜潰瘍、青光眼、大便秘結等症。

枇杷竹葉茶　枇杷葉、鮮竹葉、蘆根各20克，洗淨切粗末，放入鍋內加水500毫升，煎煮十五分鐘，去渣濾汁，趁熱放入少許白糖和食鹽後飲用，有清熱生津，止咳平喘的功效，適用於肺胃邪熱、發熱咳嗽、咳痰稠黏、口渴

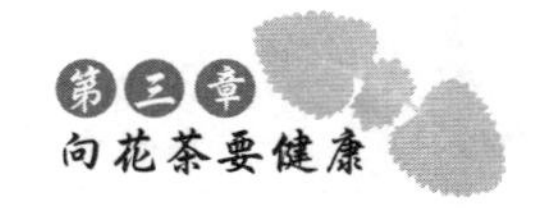

津少等症，也為清暑之佳品。

玄麥桔甘茶　玄參、麥冬各10克，桔梗、甘草各5克，將上述藥切粗末，沖泡開水十五分鐘後代茶飲，有潤肺生津、止咳化痰的功效，適用於肺陰不足、喉癢乾咳無痰、口渴咽乾等症。

參斛茶　太子參15克，石斛10克，五味子5克，將上述藥切粗末，用開水沖泡代茶飲，有益氣生津、養陰止汗的功效，適用於熱病傷陰之口舌乾燥或胃陰不足、胃脘作痛、乾嘔納少、舌光少苔以及老年人氣短乏力、頭暈心悸等症，不失為夏季常飲佳品。

茶的壯骨功能

臺灣國立成功大學的專家最近通過一項調查發現，每天有喝茶習慣的人具有更強壯的骨骼，到中年以後能防止骨質疏鬆症發生。這些專家調查了三十歲以上的四百九十七名男性和五百四十名女性，其中48.4%的人有十年左右的「茶齡」。通過骨骼檢查發現，堅持平均每天喝兩杯茶至少6年以上的人比其他人骨骼更加強壯。保持喝茶習慣的時間越長，效果越明顯。那些具有十二年以上茶齡的人骨質密度竟比一般人高出6.2%。與之相反，堅持喝茶不到五年的人與沒有喝茶習慣的人則區別不大。專家認為，茶裏面含有的氟化物、咖啡因等成分長期潛移默化地起到壯骨的作用。（周鑫宇）

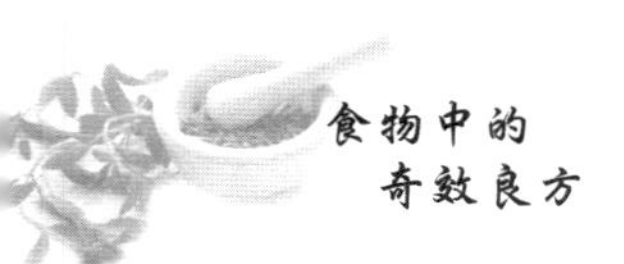

第四章

向作料、肉、菇要健康

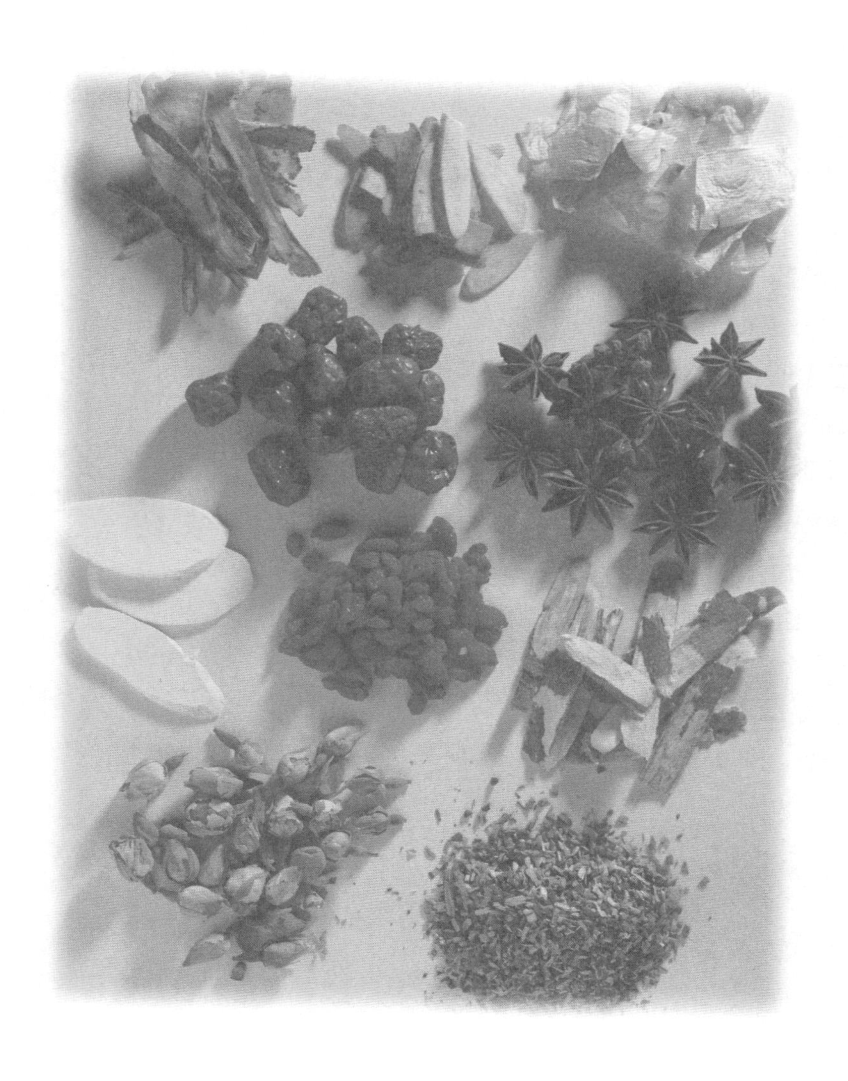

1.調味品

生薑抗腫瘤抗發炎

現在，薑已迅速地廣受西方人士的喜愛，有用薑調製的果醬，或做成薑味麵包、糖果、布丁、餅乾等甜點，也有用薑與麥酒混合飲用、調味成薑汁汽水等。

在醫學上，美國的癌症研究中心已經將它列入預防腫瘤的方案中。

而今天部分醫學研究，已發覺薑具有以下的效益：

抗腫瘤　根據現代美國的醫學研究，發現薑含一種化合物，可有效的抗腫瘤作用。此外，還能增強其他抗腫瘤藥物的效用。

防止血小板聚合　有些研究已經顯示，薑能防止血小板聚合，也就是說，它能預防血小板緊連在一起而形成血凝塊。如果有個血凝塊停駐在通往心臟或腦部的動脈裏，則這個血凝塊可能會導致冠心病急性發作或中風。

減輕偏頭痛　丹麥所進行的一項研究顯示，薑有助於預防偏頭痛，它同時也能緩解這類頭痛的某些症狀，如疼痛、噁心等。

有抗發炎效用　有些研究顯示，薑具有抗炎效用，這也許是薑能發揮緩解疼痛的一大因素。

想要攝取薑的有效成分，可以用薑來煮菜或製成薑茶。薑茶的每天飲量，以1～2杯即可，若每天服用薑膠囊，則需按照醫師指示。　（勝坡）

夏天請你多吃薑

「冬吃蘿蔔夏吃薑，不用醫生開藥方」。自古以來中醫學家和民間有「生薑治百病」之說。所以，薑在炎熱時節有興奮、排汗降溫、提神等作

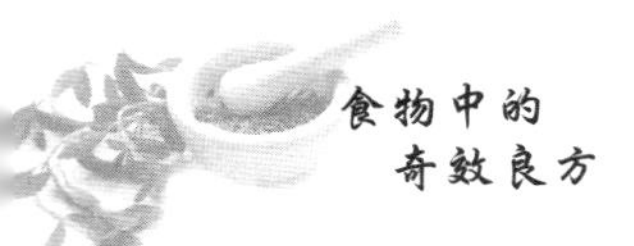

用；可緩解疲勞、乏力、厭食、失眠、腹脹、腹痛等症狀。生薑還有健胃增進食欲的作用，夏令氣候炎熱，唾液、胃液的分泌減少，因而影響人的食欲，如果在吃飯時食用幾片生薑，會增進食欲。生薑對胃痛亦有緩解或止痛作用，胃炎及胃十二指腸潰瘍所發生的疼痛、嘔吐、泛酸、饑餓感等用生薑50克煎水喝，可使症狀迅速消除。

夏季，細菌生長繁殖異常活躍，容易污染食物而引起急性腸胃炎，但是適當吃些生薑或用乾薑加茶沸水沖泡後飲之，能起到防治作用。科學家通過研究發現，生薑有某些抗菌素的作用，尤其對沙門菌效果明顯。生薑還有殺滅口腔致病菌和腸道致病菌的作用，用生薑水含漱治療口臭和牙周炎，療效顯著。

夏天，人們好貪涼，喜愛電扇空調對著用，很容易感受風寒，引起傷風感冒。這時及時喝點薑糖水，將有助於驅逐體內風寒。中醫認為生薑能「通神明」，即提神醒腦。夏季中暑昏厥不省人事時，用薑汁一杯灌下，能使病人很快醒過來。對一般暑熱，表現為頭昏、心悸及胸悶噁心的病人，適當吃點生薑湯大有裨益。（宇光）

巧妙用薑療小病

「薑絲催我早入眠」。作為一個教書匠，多年來，我的睡眠機制較為脆弱。工作或生活中一有點小波瀾便令我輾轉反側，直到下半夜還難以入睡，這使我對「安定」產生了依賴性。礙其副作用，我又試著在睡前改服每次10片劑量的維生素B_2。試了一段時間後，總覺得次日上午打不起精神。後來經一位老友提示，我棄用安眠藥，改用毫無副作用的薑絲來解決失眠問題。其方法是：每日睡前取一大塊鮮薑，洗淨後切成細絲，將其放入不加蓋的小盒中，然後放在枕邊。躺下後，薑絲在枕邊沁香撲鼻，漸漸在大腦中轉化為一種安逸感，繃緊的心緒很快便鬆弛下來，隨之安然入睡。第二天，可以把用過的薑絲風乾後積存起來，到時用熱水將其與紅棗一同沖泡，再加點蜂蜜飲用，也不失為一種養生飲品。

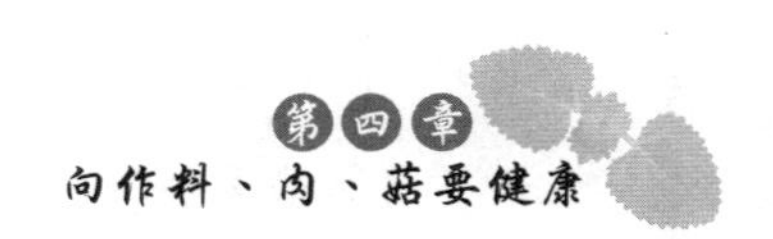

薑片幫我治便秘。有段時間，便秘現象折騰得我也是小有煩惱。為此，我服過不少相關藥品。如「果導片」、「蘆薈膠囊」等，但效果不是很理想，而且一停藥便秘就又找上門來。後來，一位同事推薦了一個小偏方，試起來還真管用。其方法是：將一塊完整的新磚頭洗淨風乾後，置於煤氣灶上，以文火將其慢慢加熱，然後把切好了的薑片放在磚的表面，鋪滿為止，薑片上再蓋一層清潔的紗布，閉火後，戴手套將其搬到坐便器蓋上，當然底部要有鋪墊物。隨後便坐在上面十五～二十分鐘，每日二次。此種方法我堅持了二個月，現在，便秘現象一點都沒有了。

薑塊用於抑制咽炎。我的另一老毛病是患有多年的咽炎。曾有人建議我每日含數次大蒜治療，可礙於這樣與人接觸不便，以及出於對鮮薑藥用價值的偏愛，我又堅持以口含小薑塊來抑制咽炎。由於鮮薑較之大蒜同樣具有較強的滅菌作用，不但可殺死許多病毒，還能殺滅某些對抗生素有抗藥性的細菌，長期口含，對咽部消炎大有裨益。現在，我的咽炎症狀很少復發。

（張正修）

白芷的性能及藥用

白芷是傘形植物白芷、杭白芷和川白芷的乾燥根。白芷產於東北地區及山東、河北等省，現各地有栽培。杭白芷產於浙江、福建、河北等省，均為栽培。川白芷產於東北地區及山東、江蘇、四川、河南、安徽等省。採收在夏秋間葉黃時挖出根，並除去地上部分及鬚根曬乾或炕乾；浙江地區習慣加石灰拌，放置一周後曬乾或炕乾。白芷和川白芷的根一般似胡蘿蔔狀，長2～24釐米。杭白芷與上兩種的區別是根具四稜。白芷的香氣濃烈，味辛苦。

白芷性濁，味辛，具有「解表，祛風燥濕，消腫排膿，止痛」的功效。中醫臨床用來治療外感風寒頭痛，鼻塞，眉稜骨痛，齒痛，寒濕帶下以及瘡瘍腫痛症。白芷主要含有揮發油和香豆互。現代藥理實驗表明白芷具有鎮痛作用、解熱作用、抗炎作用、對動物子宮的收縮有抑制作用。白芷的藥用量為3～10克。

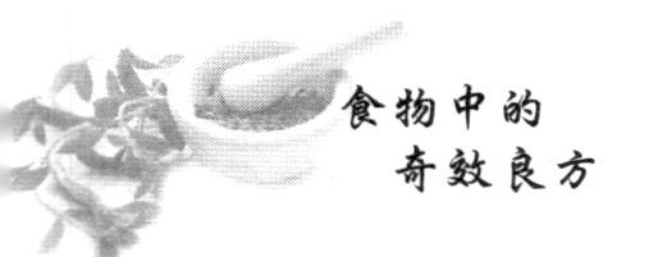

端午節是中國的傳統民族節日，源於紀念楚國偉大的愛國詩屈原。這一天家家要吃粽子、薰艾、划龍船，喝雄黃酒，並用雄黃酒點在小孩子的額頭上，點上雄黃，可以避免「五毒」的侵害。還有的地方大人、小孩在端午節要戴上用五顏六色的線做成的「香包」。這種「香包」由多種植物得料製成，這裏面就含有白芷。民間認為掛這種「香包」可以「辟邪氣」，這個「邪氣」從今天的觀點來看就是一些季節性的傳染病。而中醫歷來認為這些具有芳香氣味的藥物大多都具有這種作用。現代藥理實驗也證明了一些含有揮發油藥物的確有殺菌作用。

砂仁的性能及藥用

砂仁是薑科植物陽春砂及縮砂的乾燥成熟果實。陽春砂主產於中國廣東省，海南省，廣西地區亦產，多為栽培。縮砂產於越南、緬甸、泰國及印尼等國。陽春砂在八～九月果實成熟時採收，帶殼低溫焙乾。縮砂在果實成熟時採收，曬乾，稱為殼砂；剝去果皮，將種子團曬乾，即為砂仁。廣東陽春地區產的砂仁個大飽滿，品質最佳，奉為地道藥材。砂仁氣味芳香濃烈，味辛、微苦。進口者質效皆次於陽春砂。

砂仁性溫，味辛。具有「行氣化濕，健胃止嘔，安胎」的功效。中醫臨床用來治療因脾胃濕阻及氣滯引起的脘腹脹痛，不思飲食，嘔吐泄瀉，胎動不安等症。砂仁主要含有揮發油。現代藥理實驗表明砂仁有促進消化液分泌的作用，有增強胃腸蠕動的作用，另外還有一定的抑菌作用。砂仁的藥用量為3～6克。入湯藥一般要後下。

砂仁在藥店、食品店和菜市場的乾貨調味品攤位都可以買得到。

草豆蔻的性能及藥用

草豆蔻是薑科植物草豆蔻的乾燥成熟種子團。草豆蔻主要產於廣東、廣西等地。草豆蔻一般在秋季當果實由綠變黃時採收，曬至九成乾，剝去果

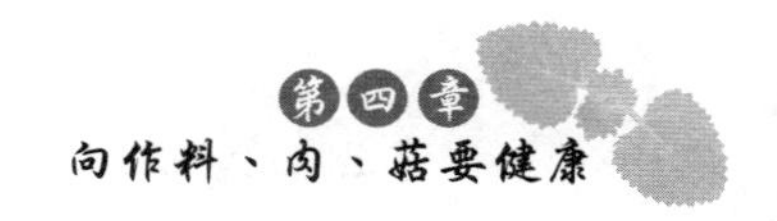

皮，再繼續將種子團曬乾，或先將果實用沸水稍稍燙一下，曬至半乾，剝去果皮，將種子團曬乾即可。種子團近球形，表面灰褐色或灰黃色，氣香，味辛辣。草豆蔻以種子飽滿，氣味濃者為佳。

草豆蔻性溫，味辛。具有「燥濕、溫中、行氣」的功效。中醫臨床用來治療寒濕阻滯脾胃，脘腹脹滿疼痛，嘔吐，泄瀉等症。草豆蔻主要含有揮發油。現代藥理實驗表明草豆蔻有殺菌、止痛、助消化、增進食欲的作用。草豆蔻的藥用量為3～6克。入湯藥一般要後下。

草豆蔻具有去除膻味、怪味，增加菜肴特殊香味的作用。在製作鹵水時也經常使用草豆蔻。

草果的性能及藥用

草果是薑科植物草果的乾燥成熟果實。草果主要產於雲南、廣西、貴州等地區。一般為栽培。草果在十～十一月間果實成熟時採收，曬乾即可。草果呈橢圓形，具三鈍稜，頂端有一宿萼殘基，基部留有果柄，表面灰棕色或紅棕色，並有明顯的縱溝。草果的種子破碎後有特殊的氣味，味辛、辣。

草果性溫，味辛。具有「燥濕、溫中、截瘧」的功效。中醫臨床用來治療因寒濕阻滯脾胃引起的脘腹脹滿、疼痛、吐瀉以及瘧疾等症。由於草果的辛香濃烈，因此，其燥濕散寒的作用較強。草果種子主要含有揮發油。草果的藥用量為3～6克。

草果有去腥防腐的作用，常常用於燒、烤、鹵、燉、煮製的各種菜肴。

近來，有報導在雲南昆明市場出現了含有致癌物質的草果。其主要原因是一些產地的農家在不具備條件的簡陋作坊裏用煙火烘烤加工草果，造成「有毒」的草果。因此，在選購時一定要注意，我們可以通過草果的顏色、氣味來判別「有毒」與「無毒」草果。「有毒」的草果表面呈深褐色，並帶有強烈的煙薰氣味；而「無毒」的草果的顏色比較淺，氣味新鮮，沒有煙薰的氣味，表面稜線清晰。

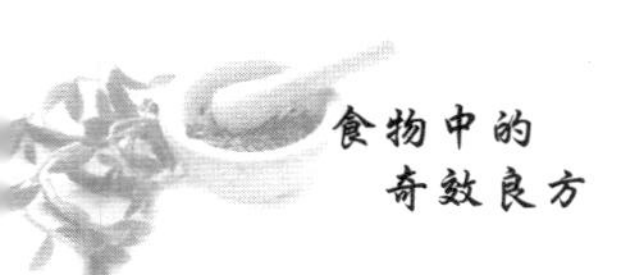

桂皮的性能及藥用

桂皮是樟科植物天竺桂、陰香、細葉香桂或川桂的樹皮。桂皮主要分布於廣東、廣西、浙江、湖南、湖北、四川等地，野生或栽培。採收在冬季，剝取樹皮，陰乾即可。乾燥的樹皮多呈半筒狀、或不整齊的塊片狀，厚1～3毫米。氣清香而涼似樟腦，味微甜辛。一般認為皮越厚，品質越好。

桂皮性溫，味辛。具有「暖脾胃，散風寒，通血脈」的功效。中醫臨床用來治療腹冷胸滿，嘔吐噎膈，風濕痹痛，跌打損傷，血痢腸風等症。桂皮主要含有揮發油（油中主要成分為桂皮醛），並有少量的鞣質。近有報導，在日常飲食中適量添加一些桂皮，可能有助於預防或延緩因年老而引起的二型糖尿病。桂皮的藥用量為3～6克。

還有一種與桂皮類似的皮類中藥叫肉桂，雖然肉桂也是樟科植物，但是，它的植物與桂皮的植物來源不同。肉桂的植物名叫肉桂，其皮厚，質硬而脆，易折斷，有濃烈的特殊香氣，味甜、辛。具有溫中補陽，除積冷，通血脈的功效。

花椒的性能及藥用

花椒是芸香科植物花椒的果皮。花椒主要為栽培，或野生於路旁、山坡的灌木叢中。中國大部分地區均有分布。八～十月果實成熟後，剪取果枝，曬乾，除淨枝葉雜質，分出種子（種子的中藥名為「椒目」）即可。在花椒中有時可見殘留的種子。花椒果皮革質，具有特殊的強烈香氣，味麻辣而持久，以鮮紅、光豔、均勻、無雜質者為佳。《詩經》中就有「有椒其馨」的詩句。

花椒性溫，味辛，有毒。具有溫中散寒，除濕、止痛、殺蟲止癢，解魚腥毒的功效。中醫臨床用來治療積食停飲，脘腹冷痛，嘔吐泄瀉，咳嗽逆氣，風寒濕痹，疝痛、齒痛、蟯蟲病、陰癢、疥瘡等症。花椒主要含有揮發油、不飽和有機酸等。現代藥理實驗表明花椒具有抗胃潰瘍的作用，有抗菌

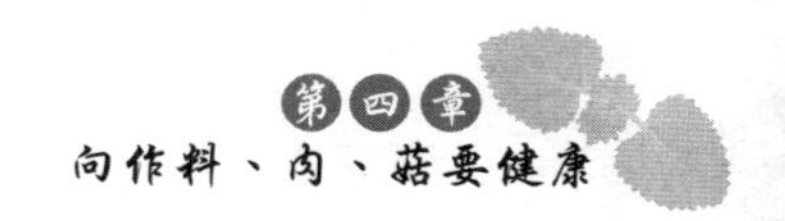

消炎和鎮痛的作用，有提高免疫功能的作用等。花椒的藥用量為2～5克。

花椒有時會引起過敏和毒性反應。如蕁麻疹，舌尖及四肢發麻，嘔吐，腹瀉；頭痛，噁心，嘔吐嚴重時可出現抽搐，昏迷，呼吸困難等。

生薑的性能及藥用

生薑是薑科植物薑的根莖。中國大部分地區均有栽培。生薑一般在9～10月間採挖，除去莖葉及鬚根，洗淨泥土即可。生薑氣芳香而特殊，味辛辣，以塊大、豐滿、質嫩者為佳。

生薑性溫，味辛。具有發汗解表，溫中止嘔，溫肺止咳的功效。中醫臨床用來治療外感風寒，惡寒發熱，頭痛鼻塞；胃寒嘔吐等症。生薑主要含有揮發油及辣味成分薑辣素等。現代藥理實驗表明生薑具有抗潰瘍、止嘔止吐，保肝利膽的作用，有鎮靜、催眠、抗驚厥、抑菌、抗炎、解熱、鎮痛和抗衰老等作用。生薑的藥用量為3～9克。注意：本品辛溫，對於陰虛內熱及實熱症忌用，例如更年期潮熱或是肺結核的熱，不可以誤認為風寒發熱而用生薑發汗。

近有報導，生薑所含有豐富的薑辣素對人體的心臟和血管有一定的刺激作用，使心跳加快、血管擴張，從而使人體周身脈絡通暢，有利於保護心血管的功能。

家庭可以經常備存一些生薑，為了可使生薑較長時間存放，可以用一個大小適中的罈子裝上乾淨的黃沙，然後把新鮮的生薑埋入沙中，這樣就可以較長時間存放了。

胡椒的性能及藥用

胡椒是胡椒科植物胡椒的乾燥果實。胡椒主要分布在熱帶、亞熱帶地區，中國華南及西南地區有引種。採收在十月至第二年四月間，當果實的基部開始變紅時，剪下果穗，曬乾或烘乾後，即成黑褐色，取下果實，通稱

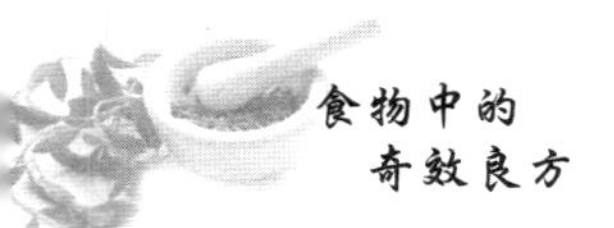

「黑胡椒」。如全部果實均已變紅時採收，再用水浸漬數天，擦去外皮，曬乾，此時，胡椒表面呈灰白色，故稱「白胡椒」。胡椒氣芳香，有刺激性，味辛辣。以粒大、飽滿、氣味強烈者為佳。

胡椒性熱，味辛。具有溫中止痛的功效。中醫臨床用於治療腸胃有寒，脘腹疼痛，嘔吐泄瀉等症。胡椒主要含有辛辣成分和揮發油等。現代藥理實驗表明胡椒有抗驚厥作用，有鎮痛鎮靜的作用。胡椒的藥用量為0.5～1克。

白胡椒的藥用價值稍高一些，調味作用稍次。它的味道相對黑胡椒來說更為辛辣，因此散寒、健胃功能更強。日常應用中可將白胡椒加入羊肉湯，以溫肺化痰。腸胃虛寒、腹痛的病人可在燉肉時加入人參、白朮，再放點白胡椒調味，除了散寒以外，還能起到溫補脾胃的作用。平時吃涼拌菜，最好也加點白胡椒麵，以去涼防寒。

黑胡椒溫補脾腎的作用明顯，可以治療由脾、腎虛寒造成的腹瀉，方法是將黑胡椒放入各類湯中調味喝下即可。

明代偉大的醫藥學家李時珍認為胡椒乃大辛熱之物，多食會影響視力，並使雙目乾澀。因此，此物不可過量食用，以免造成不適。

2.肉、菇

胖人吃肉有講究

雞肉

每百克雞肉含蛋白質高達23.3克，而脂肪含量只有1.2克，比各種畜肉低得多。

兔肉

兔肉含蛋白質較多。每百克兔肉中含蛋白質21.5克，含脂肪少，每百克僅含0.4克。兔肉中還含有豐富的卵磷脂，並且含膽固醇較少。

牛肉

牛肉的營養價值僅次於兔肉，也是適合胖人的肉食。牛肉蛋白質所含的必需氨基酸較多，而且含脂肪和膽固醇較低。因此，牛肉特別適合有肥胖、高血壓、血管硬化、冠心病和糖尿病的人適量食用。

豬瘦肉

豬瘦肉含蛋白質較高，每百克可達29克。每百克豬瘦肉的脂肪含量為6克，但經過煮燉後，其脂肪含量還會降低。

魚肉

一般畜肉的脂肪多為飽和脂肪酸，而魚的脂肪卻含有多種不飽和脂肪酸，具有很好的降膽固醇作用。所以，胖人吃魚肉較好，既能避免肥胖，又能防止動脈硬化和冠心病的發生。（丁永明）

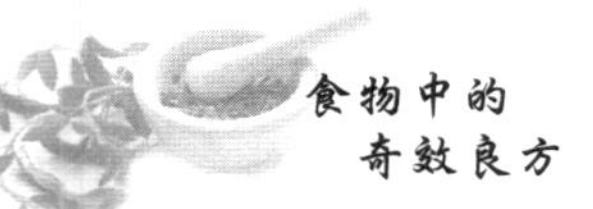

入冬羊腎上餐桌

隆冬季節，寒氣襲來。此時宜擇溫補之味進食，而羊腎可為上選，常食可填補腎精，使命門火熾，暖身暖心。

枸杞羊腎粥　取枸杞子30克，羊腎1個，羊肉50克，粳米50克，蔥、五香粉適量。先將羊腎、羊肉洗淨切片，與枸杞子併入佐料先煮二十分鐘，再將淘洗乾淨的粳米入鍋，熬煮成稀粥。本品具有益氣、補虛、通脈的功效，適用於中風後遺症。

羊腎酒　取羊腎1對，仙茅30克，玉米30克，沙苑子30克，桂圓肉30克，淫羊藿10克，白酒2000克。先將羊腎切碎，其餘五味加工使碎，入布袋，置容器中，倒入白酒，加蓋後置文火上加熱半小時，離火待冷後密封，浸泡二十一天後去渣，日服二次，每次10～25克。本品具有補腎溫陽、安神調胃的功效，適用於腰酸膝冷、少腹不溫、行走無力、精神恍惚、食欲缺乏等症。

枸杞羊腎湯　取枸杞50克，羊腎1對，蔥白15根，生薑3片，食醋適量。先將羊腎洗淨，剖開，去脂膜，切片，再與其他四味一同煮湯，經常食用。本品具有補腎氣、益精髓的功效，適用於腰酸陽痿。

羊腎杜仲五味湯　取羊腎1副，杜仲15克，五味子6克，精鹽、蔥適量。先將羊腎洗淨去脂膜，切碎放入沙鍋內，將杜仲、五味子用紗布包好，一同入鍋，加清水適量，用武火燒沸後轉用文火燉至羊腎熟透，加入精鹽、蔥、煮熟，空腹食用。本品具有補肝腎、強筋骨、溫陽固精的功效，適用於肝腎虛寒引起的腰膝酸痛、筋骨無力、陽痿、遺精、高血壓。

羊腎羹　取羊腎1具，羊肺1具，羊肚1具，羊肝1具，豬油30克，豆豉30克，蓽茇30克，胡椒30克，草果2個，陳皮6克，良薑6克，蔥10克，精鹽、味精、黃酒適量。先將羊雜洗淨瀝水，切成2釐米厚的小塊，將豆豉、胡椒、草果、陳皮、良薑、蓽茇等裝入布袋，再一同裝入羊肚內，放入鍋中加清水適量和豬油、蔥鹽，先用武火燒沸，再轉用文火燉熬至羊肚熟透，撈出。將羊肚切成塊，放入湯中燒沸，加黃酒和味精調味，佐餐食用。本品具有補腎填髓的功效，適用於腎虛腰痛、陽痿、白濁等。凡濕熱內蘊之痿症不宜服用。

蓯蓉羊腎粥　取肉蓯蓉15克，羊腎1具，羚羊角屑15克，靈磁石20克，薏苡仁20克。先將肉蓯蓉洗去土，再與羚羊角屑、靈磁石一起水煎去渣取汁；再將羊腎去脂膜細切後與薏苡仁一起放入藥汁中煮成粥，日服一劑。分數次食用。本品具有滋腎平肝、強壯補虛的功效，適用於肝腎不足、身體虛弱、面色黃黑、鬢髮乾焦、頭暈、耳鳴等症。

羊脊骨羊腎粥　取羊脊骨500克，羊腎1個，粳米100克，蔥、薑、精鹽各適量。先將羊脊骨剁碎，加水適量，煮燉四小時，去骨取湯汁；羊腎切開，剔去筋膜，洗淨切片，與羊脊骨湯及淘洗乾淨的粳米一同熬煮成稀粥，加蔥、薑、鹽等調味，日服一劑，分數次食用。本品具有補腎壯陽、強筋健骨的功效，適用於陽痿、腎虛腰痛、夜間尿頻、膝冷足涼等症。　（敏濤）

吃魚有方益心臟

居住在北極圈的愛斯基摩人為什麼很少患有心血管疾病，就是因為魚吃得多，平均每天吃魚近一斤。魚肉中含有豐富的長鏈多不飽和脂肪酸，具有降血脂、抗血栓和抗動脈粥樣硬化等作用。近年來許多臨床研究也證實吃魚有益於預防冠心病，可以有效避免致死性心律失常。但吃魚能不能最終產生對心臟的保護作用，還得看看用的是什麼烹飪方法。

美國一研究小組對3910例六十五歲以上無心血管疾病的老年人進行了一項為期近十年的跟蹤調查，被調查者主要吃金槍魚或其他魚類，魚被烹飪成烤魚、油炸魚或魚漢堡，吃魚頻率在每年五次至每周五次之間。調查過程中有247例被調查者死於冠心病，363例曾發生非致死性心肌梗死。經統計學分析後發現，吃烤魚可以有效降低冠心病的死亡危險，但並不降低發生非致死性心肌梗死的危險；吃烤魚每周三次以上的被調查者與每月吃魚少於一次的相比，其冠心病死亡的危險要降低50%左右。而吃油炸魚或魚漢堡則對降低冠心病死亡的危險和發生非致死性心肌梗死的危險均無作用。為什麼會出現這樣的結果？原來在油炸魚或魚漢堡的烹飪過程中，長鏈多不飽和脂肪酸受

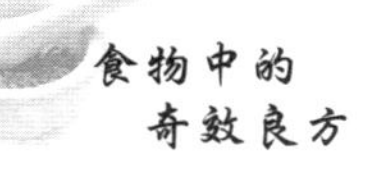

到破壞，其含量明顯低於烤魚，最終影響吃魚對心臟的保護效應。

因此，魚一定要多吃，每周至少一次，但油炸魚和魚漢堡還是少吃為好。

（王國忠）

木耳的性能及療效

木耳是木耳科植物木耳的子實體，也稱黑木耳、樹雞、木蛾、雲耳等。木耳寄生於陰濕、腐朽的樹幹上，中國各地均有栽培。目前，市場上常見的多為人工栽培，且有兩種：一種腹面平滑，色黑而背面多毛，呈灰色或灰褐色，這種木耳稱為「毛木耳」；另一種腹背兩面均光滑無毛，稱為「光木耳」。

木耳在中國應用的歷史十分久遠，早在《神農本草經》中就有收載，中國人工栽培木耳已經有一千多年的歷史。多年以來，木耳就是一種非常著名的食用菌，深受人們的喜愛。

木耳性平，味甘，具有益智健腦，清肺益氣，養胃通便，活血化瘀等功效。中醫臨床用來治療腸風、血痢、血淋、崩漏、痔瘡等症。木耳含有豐富的蛋白質，脂肪、醣類、粗纖維、維生素B、煙酸、賴氨酸、亮氨酸以及鈣、鐵、磷等元素。現代醫學實驗表明木耳有減低血液凝集的作用，降低血液黏稠度，使血液流動暢通，可緩和冠狀動脈粥樣硬化，對預防和治療冠心病有特殊作用；所含多醣類物質具有一定抗腫瘤作用；所含的膠體有較強的吸附作用，能將體內產生的「垃圾」及時排出體外，有清理消化道的作用。

木耳營養豐富，因此也被人們譽為「素中之葷」。有資料表明在木耳中蛋白質的含量和肉類相當，鐵的含量比肉類高十倍（比豬肝還高），鈣的含量比肉類高二十倍。

儘管如此，因木耳有清肺通便的功能，故大便溏薄者應少食用，以免症狀加重。

銀耳的性能及療效

銀耳是銀耳科植物銀耳的子實體，也稱白木耳、雪耳。銀耳原為野生，主要生長在各種枯死的闊葉樹樹幹上，特別喜生於陰濕環境的櫟類枯木上。人們利用它的生長習性，現已在椴木和木屑上栽培成功，並已獲普及。

銀耳不但是食品，也是傳統的滋補藥品。中國很多地方都有出產，尤以福建漳州和四川通江出產的銀耳比較出名。銀耳的乾品以朵大體輕、肉厚、色白、略帶微黃者為佳品。

銀耳性平，味甘，具有補腎強精，潤肺止咳，生津養胃，補氣強身，延年益壽等功效。中醫臨床用來治療虛勞咳嗽，痰中帶血，虛熱口渴，大便秘結，婦女崩漏，心悸失眠等症。銀耳含有蛋白質，脂肪，粗纖維，多醣，維生素B_2，煙酸以及十多種氨基酸（其中七種氨基酸是人體必需的），另外，還有無機元素鐵、鎂、鉀、鈣、磷等。現代醫學實驗表明銀耳多醣有明顯的抗氧化作用和抗腫瘤作用；有提高免疫功能的作用；可以促進蛋白質代謝的更新；提高肝臟解毒能力，起到保護肝臟的作用。

銀耳所含豐富的膠質對皮膚角質層有良好的滋養和延緩老化、美容的作用，因此，長期食用銀耳可以使皮膚白皙細嫩，富有彈性，減少面部皺紋。

銀耳不但有滋補強身，延年益壽的功效，並且有較好的經濟效益，因此，一些利慾薰心的商人為了使木耳色澤好看，易於銷售，往往在加工的過程中用硫黃薰製銀耳。這些硫化物會直接吸附在銀耳上，我們都知道，過高的硫化物對人體會產生危害，可引起噁心、嘔吐、腹瀉等症狀。所以，在選購銀耳時一定要注意識別。沒有用硫黃薰製過的銀耳表面的顏色為淡淡的黃白色，聞不到刺激性氣味。否則，最好不要購買，以免發生意外。

銀耳雖然對人體有許多益處，但是，如果有咳嗽痰多、陽虛畏寒及濕熱黃疸等症，則不宜食用。

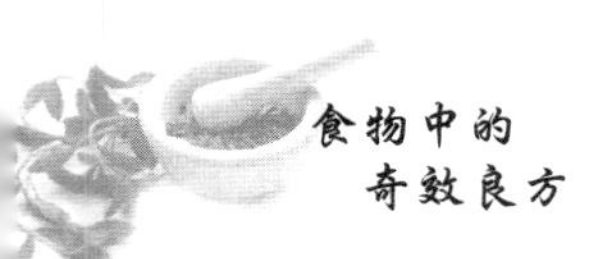

香菇的性能及療效

香菇是側耳科植物香蕈的子實體，又稱香蕈、冬菇。它是一種生長在木材上的真菌，中國多數地區均有栽培。

香菇是中國傳統的藥用、食用真菌，早在八百年以前已經開始栽培，早在宋代就成為了宮廷貢品，可見其珍貴。由於香菇的醫療和保健價值，自古以來它就被中國人民當作延年益壽的上品。

香菇性平，味甘。具有益氣健中，養肝補血的作用，可以治療食欲減退，少氣乏力，小便失禁等症。香菇含有蛋白質，脂肪，粗纖維，氨基酸，多醣類，維生素B_1、維生素B_2、維生素C、煙酸，香菇素，丁酸，麥角甾醇，乙醯膽鹼，腺嘌呤以及鈣，磷，鐵等。現代醫學實驗表明香菇可以提高機體的免疫功能；蘑菇核糖核酸能刺激人體產生干擾素，從而抑制病毒生長，並產生抗病毒的作用；腺嘌呤和膽鹼對肝硬化有預防作用；有明顯的增強機體抗腫瘤的作用。

如今，香菇已走進尋常百姓家的餐桌，不但味美可口，而且，經常食用對人體健康十分有益，可以調節人體代謝、促進消化功能、降低膽固醇、預防肝硬化以及防止佝僂病等。此外，香菇中的香菇多醣在某種程度上，能阻止癌細胞的生長，對已誘發的癌細胞，亦有抑制作用。但是，脾胃有寒，大便溏薄的人應當少食，以免症狀加重。（張鎬京　郗效）

第五章

食物配餐有良方

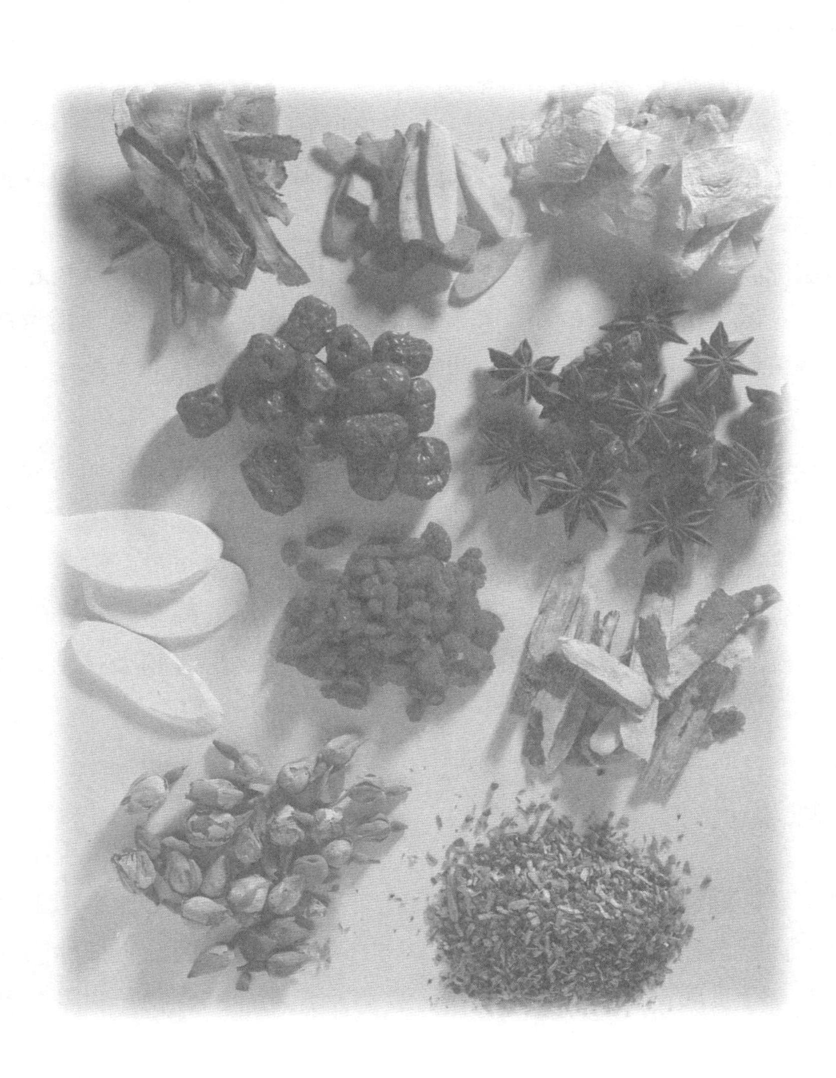

1.營養配餐

晚餐的食療技巧

晚餐早吃　可大大降低尿路結石的發病率。人的排鈣高峰期通常在進餐後4～5小時。若晚餐過晚，當排鈣高峰期來到時，人已上床入睡，尿液便豬留在輸尿管、膀胱、尿道等尿路中，不能及時排出體外，致使尿中鈣不斷增加，容易沉積下來形成小晶體，久而久之，逐漸擴大形成結石。所以說在下午六點左右進晚餐較合適。

晚餐素吃　以富含醣類的食物為主，蛋白質、脂肪類吃得越少越好。據研究顯示，晚餐時吃大量的肉、蛋、奶等高蛋白食品，會使尿中鈣量增加，一方面降低體內的鈣貯存，誘發兒童佝僂病、青少年近視和中老年骨質疏鬆症，另一方面尿中鈣濃度高，罹患尿路結石的可能性會大大提高。

另外，攝入蛋白質過多，人體吸收不了就會滯留於腸道中，會變質，產生氨、吲哚、硫化氫等毒質，刺激腸壁誘發癌症。脂肪吃得太多，還可使血脂升高。研究資料表明，晚餐經常吃葷食的人比吃素者的血脂高2～3倍。

晚餐少吃　吃得過多，可引起膽固醇升高。刺激肝臟製造更多的低密度與極低密度脂蛋白，誘發動脈硬化；長期晚餐過飽，反覆刺激胰島素大量分泌，往往造成胰島B細胞提前衰竭，從而埋下糖尿病的禍根。　（張權）

夏季解毒的食療法

夏季是各種皮膚病、胃腸病、傳染性疾病的高發季節。加之環境污染日趨嚴重，食物潛在的有害物質危害著人們的身心健康。因此，清除體內有害物質比補充營養顯得尤為重要。多吃一些有解毒功能的食物，對身體健康是

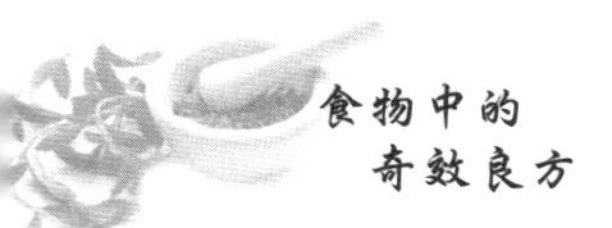

大有裨益的。

(1) **菊茶**　菊花是一味很好的中藥，《神農本草經》記載，菊服之，利氣血、輕身、延年益壽。其味甘苦，微寒，常飲之，有養肝明目，除風熱解毒之功效。現代醫學研究證實，菊花中含有菊苷、氨基酸膽鹼及少量維生素，對大腸桿菌、鏈球菌、金黃色葡萄球菌等有較強殺傷力。

(2) **海帶**　中醫認為海帶性寒、葉鹼、功能軟堅散結、清熱利水，祛脂降壓。其海帶中的褐藻酸能減慢放射性元素鍶在腸道內的吸收，並促使其排出體外。海帶因有預防白血病的作用，對於人體的鎘也有排泄作用。

(3) **綠豆**　綠豆性味甘、寒。可解金石、砒霜、草木諸毒，對重金屬、農藥中毒以及其他各種食物中毒均有防治作用，能加速有毒物質在體內代謝轉化和排泄。因此，常接觸鉛、砷、鎘、化肥、農藥等有毒物質的人，在日常飲食中應多吃綠豆湯、綠豆粥、綠豆芽。（楊建國）

巧妙少吃鹽，治療高血壓

鹽中含有的主要成分鈉離子是人體新陳代謝過程中的必需元素，但醫學已證實，每日攝入鹽6克以上，會導致高血壓的發生。世界衛生組織規定，成人每日鈉鹽攝入量應不超過6克，因此，在日常生活中，我們在買食用鹽的時候，應多加注意。

專家建議用「餐時加鹽」的方法控制食鹽量，既可以照顧到口味，又可以減少用鹽。「餐時加鹽法」很簡單，即烹調時，或起鍋時，少加鹽或不加鹽，而在餐桌上放一些鹽。因為就餐時才放鹽，此時的鹽主要附著於食物和菜肴的表面，還來不及滲入其內部，而人的口感主要來自菜肴表面，故吃起來鹹味已夠，與先放很多鹽的口感一樣。這樣既在不知不覺中控制鹽量，又可避免碘在高溫烹飪時的損失。

家庭中計算每天食鹽攝入量的方法：買500克碘鹽，記住開始用到用完的日期，計算出天數，用500克除以天數，再除以家中就餐的人數，便可大致算出每人每天的用鹽量。（于燁）

冬季冷食治療方

進入冬季以後，人們大都吃熱食或性熱的食物來保暖養生，而把「冷食」拒之口外。其實，在嚴寒的冬季，若能根據身體情況適當吃些「冷食」，不失為冬季的一種保健方法。

天津市天和醫院臨床營養科主任竇若蘭說，寒冬季節，對於腸胃健康的人來說，適當地吃些性冷食物和涼菜，喝些涼開水，對身體反而會有益。

冬天「上火」的現象很多，故民間有「冬吃蘿蔔夏吃薑」的說法。冬天外界氣候雖冷，但人們穿得厚，住得暖，活動減少，可造成體內積熱不能適當散發，加上大多的冬令飲食含熱量較高，很容易產生胃肺火盛，甚至導致上呼吸道或胃腸疾患。因此，冬天不妨吃些性冷的食物，如蘿蔔、蓮子等。

冬天適當吃點涼菜還有利於減肥。由於天冷人們喜歡吃油脂多、高熱量的食品，加之戶外活動減少，因此易發胖，除了注意運動鍛鍊外，適當吃些涼菜，能「迫使」身體自我取暖，多消耗一些脂肪。

冬天如能經常飲用涼開水，有預防感冒、咽喉炎之功效。尤其是早晨起床喝杯涼開水，能使肝臟解毒能力和腎臟排毒能力增強，促進新陳代謝，加強免疫功能，有助於降低血壓、預防心肌梗死。

竇若蘭建議，冬天想通過食物「保暖」，不一定非要多吃性熱的食物。低溫會加速體內維生素的代謝，飲食中應及時補充。維生素A能增強人體耐寒能力；維生素C可提高人體對寒冷的適應能力。因此，冬季適當增加胡蘿蔔、南瓜等富含維生素A的食物及新鮮蔬菜、水果等富含維生素C食物的攝入量也有助於「抗寒」。山芋、藕、大蔥、馬鈴薯等根莖類蔬菜中含有大量礦物質和熱量，經常食用也可增強人體抗寒能力。（劉冬梅）

全國聞名的老中醫干祖望教授冬季的早晨可吃下十個從冰箱裏拿出的熟元宵，並喝涼開水。但一般聽說的冷涼食品是指熟食在常溫下擺涼了吃，少數人可吃「凍」食。許多人喜歡「趁熱吃」，吃得燙才舒服，其實，吃燙食是個壞習慣，而冷食則是人的本性。冷食的好處有三：

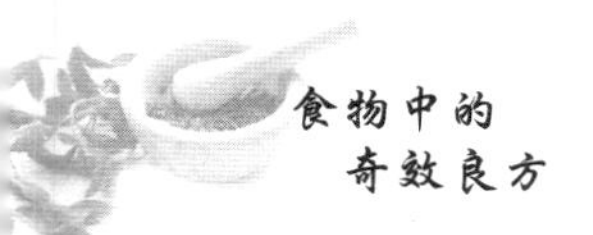

增強胃、腸功能　「脾胃為後天之本」，這個「本」需要強壯、正常、不鬧病，冷食便是對胃、腸的耐寒鍛鍊，其功能可在適度的冷刺激下逐漸得到加強，使黏膜功能旺盛。熱食可保護胃黏膜是一種誤解。

可延長腸道年齡　為腸內微生態提供良好環境，使有益菌群呈優勢生長，並抑制有害菌群，減少毒素的產生。

利於長壽　研究表明，低溫確可延壽。而冷食是從內部降溫。除冷的食物外，喝涼開水可提供更多的「冷」，也是一種冷食。有些家庭的孩子從小就養成了喝涼開水的習慣，同時也吃冷食。這些人抗疲勞能力增強，精神好、血脂、血壓下降，便秘改善，從而帶來了愉快的心情。

值得注意的是冷食不能一蹴而就，要根據自己的情況逐步適應，否則不但不能獲益，反而會弄壞胃腸。不要一下子就全部冷食，尤其是胃腸功能虛弱的人，雖然有可能通過逐步冷食鍛鍊而增強胃腸功能，也可能因過度冷食而減弱其功能，好壞結果全在於自己的調度。例如先吃一點冷食，多半熱食；適應後，吃一半冷食，一半熱食；進而可於一天中吃一頓冷食。開始冷食應從夏天起，堅持到秋天，冬天時更要慎重。從冬天開始冷食是不明智的。形成冷食習慣後，也不排除胃腸功能不好時進食熱食。　（宋為民）

養胃湯治病方

冬季由於寒冷的刺激，人體的自主神經功能易發生紊亂，胃腸蠕動的正常規律被擾亂，容易導致胃病復發。下面幾款美味靚湯對胃病患者有防治的作用。

桂棗山藥湯　紅棗12粒，山藥約300克，桂圓肉2大匙；砂糖1/2杯。紅棗泡軟，山藥去皮、切丁後，一同放入清水中燒開，煮至熟軟，放入桂圓肉及砂糖調味。待桂圓肉已煮至散開，即可關火盛出食用。山藥具有補脾和胃之功能；桂圓、紅棗有益氣血，健脾胃的作用。

蘿蔔羊肉湯　羊腩肉50克，白蘿蔔500克。香菜、鹽、雞精、料酒、蔥、薑、胡椒粉適量。將羊肉洗淨，切成粗絲，白蘿蔔洗淨切成絲；坐鍋點火

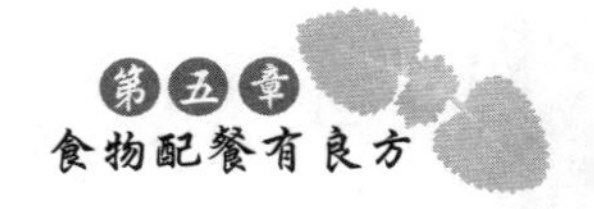

倒入底油，放入薑片煸炒出香味後倒入開水，加鹽、雞精、料酒、胡椒粉調味，水燒開後先放入羊肉煮熟，再放入白蘿蔔、轉小火煮至蘿蔔斷生後，撒上蔥絲和香菜葉即可出鍋。此湯補中益氣，溫胃散寒。

紫蘇生薑紅棗湯　鮮紫蘇葉10克，生薑3塊，紅棗15克，先將紅棗放在清水裏洗淨，然後去掉棗核，再把薑切成片。將鮮紫蘇葉切成絲、薑片、紅棗一起放入盛有溫水的砂鍋裏用大火煮，鍋開以後改用文火燉三十分鐘。然後將紫蘇葉、薑片撈出來，繼續用文火煮十五分鐘。此湯具有暖胃散寒，助消化行氣的作用。

胡椒豬肚湯　白胡椒30～50粒，豬肚1個，食鹽、料酒、味精各少許。先將豬肚洗淨（可加鹽、醋、用開水燙洗），鍋內注水，豬肚塊（或絲）下鍋，加入白胡椒，煲二小時左右，湯稠肚爛時，加入食鹽、料酒、味精即可食用。此湯可在飯前飲用。胡椒性溫熱，有溫中散寒作用；豬肚有健胃養胃的功效。

（王小溪）

營養的力量食療五方

沒錯，這就是營養的力量

每天三次，持之以恆，一年就有一千多個機會增強免疫力，預防疾病。

每當咬一口花椰菜或蘋果、舀起一湯匙全穀類早餐食品、喝一口水或低脂牛奶、嘗一匙鮪魚或豆腐時，你都或多或少地促進健康及維護青春。

儘管我們不把食物看成神奇的仙丹，但良好的飲食確實能為我們的身體提供預防、保護和治療的功效。

有些食物能增強人體免疫力，有些食物能讓消化系統運作順暢、降低患癌症的風險、避免心臟病發生、防止中風和記憶力衰退，強健骨骼，甚至保護視力。當然還有一些營養豐富的食物，對人整體的健康都有助益。

保護心臟的好食物

要維持心臟的強健，有賴於含氧豐富的血液供應。當血中膽固醇過高，

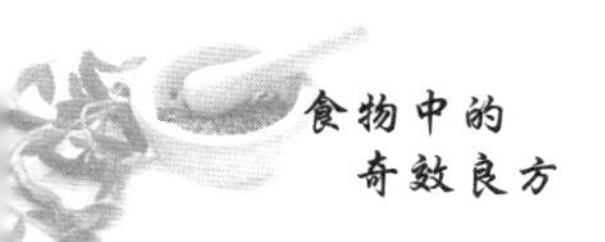

血流中充斥過多的脂肪時，心臟的肌肉首當其衝，承受痛苦的後果。注意飲食是預防心臟和動脈疾病的最有效方法。下面幾種食物對心臟最有益處。

多吃魚是保護心臟的好方法　因為魚肉比大多數肉類所含的全脂與飽和脂肪都低。像鮭魚、鮪魚、鯖魚等深海魚中都富含ω3脂肪酸，首先它有助於降低血壓，防止血液結塊。ω3脂肪酸還能增加「好」的膽固醇，協助清除血流中「壞」的膽固醇。

有一次以上心臟病發作經歷的人，假如每周吃兩餐富含ω3脂肪酸的深海魚類，會降低心臟病的再度發作，甚至降低致命的風險。

選擇大豆蛋白質　植物性蛋白質，尤其是大豆蛋白質，能降低膽固醇含量，保持心臟血管暢通。美國肯塔基大學的心臟病專家分析了三十八個有關大豆蛋白質與膽固醇含量的研究後發現，每天平均攝取四十七克大豆蛋白質的人，低密度脂蛋白降低了13%，整體膽固醇數值降低了9%。

大豆蛋白質中還含有植物雌激素。「植物雌激素能降低膽固醇含量，尤其是危險的低密度脂蛋白含量。」營養學家梅西納博士說。

維生素B族能保護心臟　某些B族維生素如維生素B_6、維生素B_{12}和葉酸，會不時攻擊一種叫「高半胱氨酸」的物質。高半胱氨酸是一種血流中的氨基酸，當高半胱氨酸數值太高時，就可能引起血管阻塞。有些研究顯示，假如從飲食中攝取的維生素B不夠充分，高半胱氨酸的數值就會升高。「即使高半胱氨酸的數值維持正常，缺乏維生素B_6仍然可能提高罹患心臟病的風險。」心臟病醫師羅賓遜說。深綠色的綠葉菜和豆類植物中，都含有豐富的葉酸鹽；許多未經加工處理的食物，如魚、全穀類、大豆食品、水果、蔬菜中，都含有豐富的維生素B_6。牛奶中含有的維生素B_{12}對人體最有益。

藥補不如食補　維生素E是一種抗氧化劑，它像清道夫一樣，能夠防止因血液凝塊而引起的動脈阻塞。許多人喜歡服用維生素E，這不見得是上策。應該多選擇小麥胚芽、芒果、蘆筍，以及全穀類早餐食品等。

保護大腦的好食物

腦子比體內任何器官都更需要持續供應含氧豐富的血液，而中風時，因為血管阻塞，腦部得不到血液和氧氣的供應，也會發生這種狀況。動脈阻塞和高血壓是中風的兩大主因，而正確的飲食將有助於控制血壓，避免動脈阻塞，預防中風。

美國曾經針對高血壓做過一次全國性的飲食研究。研究人員把五百名成年人分為三組，第一組吃的是典型的美式高脂飲食，飲食中包含了高脂的乳製品；第二組的功能表中包含豐富的蔬菜水果，但是不包含乳製品；第三組的菜單則綜合了前兩組的食物，包含豐富的蔬菜水果和低脂製品。

結果不到二周，第三組的人血壓明顯降低。

其他研究顯示，鉀、鎂和鈣等礦物質在控制血壓上，也扮演了重要的角色。鉀能幫助人體排除過多的鈉，而不宜攝取過多鹽分的人，如果體內的鈉含量過高，血壓就會升高。鉀也能減少排尿時流失的鎂和鈣，維護人體健康。鎂則有助於鬆弛血管壁，減少心跳時的壓力。鈣的功能之一，是在細胞內外傳遞化學物質，有助於維持血壓正常。但是，唯有藉著自然飲食，才能得到這些好處。服用營養補充品似乎達不到相同的效果。

疏通腸道的好食物

老化意味著遲緩，而步調放得最慢的莫過於腸道了。便秘是最困擾老年人的問題之一，不只會令人不舒服，而且容易引發痔瘡和罹患許多疾病。

想要避免便秘的困擾，有一個秘訣經常為人忽略，就是多吃纖維素。

所有的植物類食物都有兩種纖維素，可溶性纖維和不溶性纖維。燕麥、豆類等食物富含的可溶性纖維，可為胃腸中的水分所溶解，形成膠質，這種膠質能夠攫取腸道中部分的脂肪、膽固醇和其他化學物質，防止它們被人體吸收。舉例來說，人體中的膽固醇會製造膽酸來分解小腸中的脂肪，而與可溶性纖維結合的膽固醇，可作為廢物排出。如此一來，就能夠降低血液中的整體膽固醇數值。

但是比較起來，不溶性纖維似乎更為重要，因為它能預防結腸癌。

不溶性纖維好像海綿一樣，能吸收腸道中的水分。海綿效應會增加腸道中廢物的重量，使之更快速通過腸道。因此，排便不但更規律，也能預防結

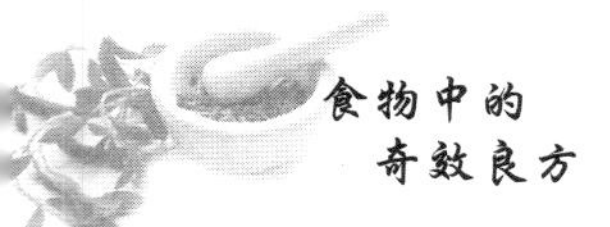

腸癌。除了排除可能的致癌物之外，不溶性纖維還能減少胃腸中的息肉。

增強免疫力的好食物

為了讓免疫系統保持警醒，充足的營養非常重要。

人到老年，子女多已各自成家，許多老人每次吃飯時都「隨便吃點青菜，下個麵，喝點湯就打發掉一餐」，這其實往往意味著蛋白質攝取不足，因此，必須刻意攝取魚類、瘦肉、低脂牛奶和豆類，來補充蛋白質。

在免疫系統中扮演重要角色的維生素，是維生素A、維生素C和維生素E，此外，生物素、葉酸、維生素B、鋅、鐵、銅、硒等礦物質也很重要，硒在防癌的功能上尤其重要。（齊若蘭）

日常藥膳治療

藥膳是以中醫理論為基礎，將中藥材加工炮製後與傳統的烹飪原料相結合進行烹調，從而成為兼有傳統肴饌的色香味形、普通食品的營養價值和藥物治病防病功能的養生保健食品。

藥膳的烹飪有不少的特殊要求，現就選料、切配、火候、調味等方面進行一些簡要的說明。

藥膳的原料

藥膳原料的選擇，既要遵循中醫、中藥理論又要遵循烹飪法則。在選料的過程中，首先要保證藥物和食物必須符合衛生學的要求，要考慮到原料的藥性和藥味，多選擇便於加工製作和容易消化吸收的原料，並根據具體病症有針對性地使用，盡量選用「藥性輕，偏性小」的原料，以適合更多更廣泛的人群。在此基礎上，還要做到廣、鮮、精。

「廣」是指原料選用盡量廣博。凡是日常所用的烹飪原料均可用於藥膳中，尤其是苡仁、茯苓、茶葉等自古就是藥食同源的原料，放心使用。平時，烹飪中較少或不選用的山間野菜、田間美味、廚中下腳料也是烹製某些

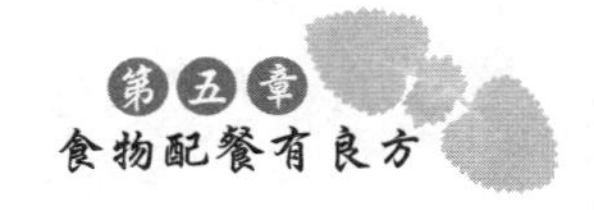

藥膳的重要原料。

「鮮」是指原料要新、鮮、嫩。禽、畜、海味、野味必須鮮活生猛，尤其是魚、蝦、蟹必須即宰、即烹、即食。

「精」是精心選擇使用原料的優良品種和部位。有些食物的不同部位分別有不同的作用，在藥膳製作過程中要加以分制，從而更好地發揮藥膳的作用。如蓮子有補脾、止瀉、益腎、固精作用；蓮蕊則有清心祛熱之功效；而蓮房則可用來止血。可以說，藥膳的嚴格選料是保證其色、香、味、形和功效有機統一的關鍵。

藥膳原料的切配，要服從於烹調的要求和肴饌色、香、味、形、養的和諧。藥膳講究刀法，簡單說來可分三大類，即平刀法、斜刀法、直刀法。在三大類刀法的基礎上演變出劈、斬、切、片、剁等具體刀法，以利於烹調入味，便於食用，且整齊美觀。根據原料的不同用途，不同形狀、不同規格，經過精心設計和合理搭配，令藥膳成為精美的「藝術品」，給人以造型和彩色的美感，使人心情愉悅而胃口大開。其實，這也是藥膳的一種功能。

藥膳的火候

藥膳的火候很重要，應兼顧原料的種類、性質、形態及成品風味而靈活掌握，可以突出以下幾點：

根據原料的種類、性質掌握火候。如原料質老形大，藥性不易溶出揮發，要用長時間慢火烹製，使藥性在較長時間的受熱過程中，最大限度地溶解出有效成分以增加其功效；若質嫩形小的原料則用短時間大火烹製。比如杜仲腰花，選用滑炒；生煸枸杞，選用生煸烹飪法。在烹製由不同原料組成的藥膳時，質地老韌難熟的應先投料，而質地細嫩易熟的要後投料。

根據原料的規格、形狀及數量靈活掌握火候。加工成細絲、薄片的原料，若要達到鮮嫩的口感，應選擇短時間加熱的烹飪方法，如滑炒、鮮溜等；而加工成厚片、粗絲、塊或數量較多的原料則加熱時間應長些。

要根據藥膳的風味特點掌握火候。如鹵鵝掌，鹵的時間不夠則原料未熟，鹵的時間過長則肉縮骨露。清蒸類藥膳要求火候掌握準確，肌肉斷生即

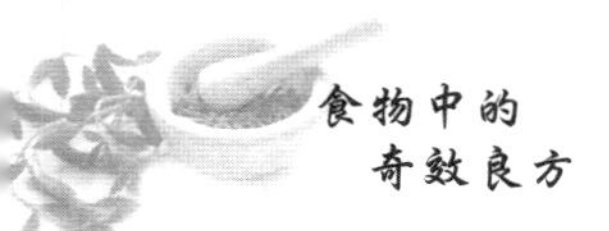

可。對於一些汁濃質糯的肴饌和各種滋補湯類，則要求火候十足，不得取巧，否則就不成為藥膳了。

藥膳的調味

藥膳的調味，目的是使藥膳盡可能做到美味可口。優良的藥膳是使其中藥味「食之無味，回味悠長」。原料中的藥材要經過嚴格炮製，以達到矯味的目的。同時，應祛除或降低藥物的毒副作用，提高藥性，增加藥用價值。一方面在藥膳製作過程中，通過水焯、煸炒除去部分易溶解和易揮發的異味，還可以通過使用料頭來減弱和消除原料異味，並增加肴饌的香味。

另一方面，藥膳應以性味和功效統一為原則，保持原料本身的鮮美味道，減少調味品對食物鮮美的改變，如用鹽、胡椒粉、芝麻油等。至於本身腥味較重者，如龜、魚、羊肉、牛肉、野禽、鞭等，則在加工前應進行矯味。對一些本身無明顯異味的藥物與食物，如燕窩、海參、鮑魚、蹄筋等，應在高品質的鮮湯裏滾煨，藥膳在烹製過程中也要注意口味的多樣化，使用一些新型調味品、複合型調味醬汁，使酸、甜、苦、辣、鹹各味互相融合，互相滲透，推出不同口味的創新藥膳，以適應各類人群的需要。

幾種藥膳烹飪的做法

龍眼炒雞片

【原料】鮮龍眼肉75克，雞脯肉200克，枸杞子30粒，豌豆30克，食鹽、料酒、白糖、雞蛋清、澱粉、沙拉油各適量，蔥、薑、蒜末各少許。

【製法】1. 將雞脯肉改刀成片，用料酒、食鹽、雞蛋清、澱粉上漿；枸杞子用溫水浸泡回軟。2. 炒鍋內加沙拉油燒至四成熟，投入雞片劃散滑熟，再放入全部主輔料略過油後撈出。炒鍋重置火上，加底油、放入蔥、薑、蒜末煸炒出香味，加鮮湯、米醋、白糖和食鹽燒沸，倒入主輔料炒勻，調味即成。

【烹飪要點】雞片上漿時要加入適量清水，使雞肉纖維吸收水分，以保持雞片最佳嫩度；滑油時嚴格控制油溫、油量和滑油時間，避免雞片脫漿或質地過老；芡汁不宜過稠，以保持成品的清爽俐落。

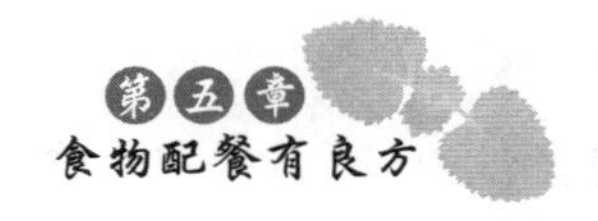

【食療功效】鮮龍眼具有益心肺、補氣血的作用；雞肉味甘、性溫，具有溫中、益氣、補精、填髓之功效。

花生燉豬肺

【原料】花生米60克，熟豬肺400克，青蒜、火腿、冬筍各20克，食鹽、料酒、胡椒粉、豬油各適量，蔥、薑片各少許。

【製法】1. 將花生米用溫水浸泡回軟、洗淨；熟豬肺改刀成厚片。2. 沙鍋加豬油燒熱，放入蔥、薑片炒出香味，加鮮湯、豬肺、花生米、火腿片、冬筍片、料酒、胡椒粉，改小火燉至豬肺酥爛，湯汁醇香乳白，加食鹽、青蒜燒沸即成。

【烹飪要點】豬肺必須灌水沖洗，去淨肺管內黏液和血液，以保證煮後豬肺色白；花生米用溫水浸泡，去除部分紅色素，使湯汁呈乳白色。

【食療功效】花生米富含多種維生素和卵磷脂，具有養血補脾、潤肺化痰、止血增乳、潤腸通便的作用；豬肺味甘、性平，具有補肺止咳之功效。

木耳大棗粥

【原料】黑木耳30克，大棗50克，粳米100克，白糖少許。

【製法】黑木耳水發後切成小塊，與大棗、粳米加水同煮至軟爛，加入少許白糖調味即成。

【烹飪要點】黑木耳必須發透，並洗淨除雜質；煮粥時加水要一次加足，宜小火慢煮。

【食療功效】大棗養血益氣，黑木耳養血養顏，粳米健脾益氣養胃，合煮為粥，健脾補虛。

甲魚枸杞湯

【原料】甲魚1只（約500克），枸杞子40克，冬筍、水發冬菇各30克，油菜心100克，食鹽、料酒、豬油各適量，蔥、薑片、蒜瓣各少許。

【製法】1. 甲魚宰殺後放淨血水，用沸水浸燜，刮去表層老皮，洗淨，

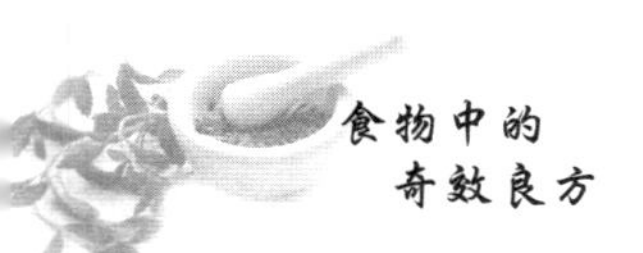

剖去內臟後改刀成塊。2. 甲魚入沸水中打焯，放涼後放入燉鍋，加料酒、鮮湯、蔥、薑片、蒜瓣燉二十分鐘，待甲魚基本酥爛，加入洗淨的枸杞子，冬筍片，香菇片和調料，再燉二十分鐘左右。上桌前將蔥、薑片、蒜瓣挑出，再放入焯過的油菜心略燉一會兒，即成。

【烹飪要點】甲魚宰殺後必須沸水浸燜，去除表面黏液、表皮和腥味；菜心打焯時水裏要放少許豬油，使菜心色澤鮮亮。

【食療功效】枸杞子具有滋陰補血、益精明目的作用；甲魚味甘、性平，具有滋陰涼血之功效。（劉思龍）

令君精神煥發的藥膳方

蜜汁蓮子

【功效】排毒養顏。

【配料】薏苡仁（薏米）、蓮子各1杯，芡實半杯，冰糖2杯，水10杯，少量的桂花醬。

【製作方法】先將薏苡仁在水中浸二小時，蓮子、芡實浸在熱水中，將前三種配料放入沙鍋，加六杯水，用中火煮軟為止。另外用四杯水加冰糖做成蜜汁，倒在沙鍋中一起煮，在吃的時候，用桂花醬佐食。

黃精紅豆烏骨雞

【功效】《本草經疏》：「烏骨雞補血益陰，則虛勞羸弱可除。」黃精味甘性平，功能補氣益陰，是甘潤補虛填精烏髮之品。紅豆味甘酸性平，《四川常用中草藥》：「理氣，通經。」陳皮性溫味甘苦，有理氣，調中，燥濕，化痰的功用。此湯補而不燥，有補血養顏之效；對腦力勞動而低血壓者，此湯頗有療效。也適合全家飲用。

【配料】黃精50克，紅豆150克，烏雞1隻，陳皮少許。

【製作方法】紅豆、陳皮浸過，黃精洗淨，烏雞刮淨，一起放入滾水鍋中，文火燉約二小時，調味可用。

芹菜豆腐肉片湯

【功效】此湯芳香醒脾，既可消食美膚，又能消除胃熱者口氣，對煩熱不眠者、小便不利者、高血壓者頗宜。

芹菜味甘辛性涼，有清熱利水之功，可治高血壓。豆腐為黃豆加石膏製品，黃豆味甘性平，有健脾寬中的作用。石膏味甘性寒，解肌熱，除煩渴，止咳消痰。豬瘦肉，味鹹性平，健脾滋潤，澤肌膚。

【配料】芹菜500克，豆腐4塊，豬瘦肉250克。

【製作方法】豬瘦肉洗淨，切片，用調味料醃過；芹菜洗淨，切段。清水煮沸後，放入芹菜、豆腐，幾分鐘後，放下瘦肉片，再煮沸後，調味可用。

紅棗歸芪雞蛋

【功效】面色萎黃、肌膚無華、氣虛血熱的女性，如婦女產後頭暈血虛，用此菜頗宜，因此菜補益氣血，養顏潤色。當歸黃芪方出自《內外傷辨惑論》，有補血生血的功效。紅棗味甘性微溫，功能健脾、益氣、安神，並可滋潤肌膚。當歸味甘辛性溫，有補血和血，調經止痛，潤燥滑腸的功用。黃芪味甘性微溫，有益衛固表，利水消腫，是補氣生血之要藥。雞蛋味甘性平，含蛋白質、脂肪、醣類等，雞蛋的蛋白質含所有的必需氨基酸，營養豐富，有滋陰潤燥，養血熄風之用。上述配料合為菜，則補血養顏功效不凡。

【配料】雞蛋5個，當歸15克，黃芪50克，紅棗10枚。

【製作方法】紅棗去核，當歸、黃芪洗淨，雞蛋煮熟去殼。以上配料放入鍋中，水適量煮沸，慢火約一小時，調味可用。

黑芝麻糊

【功效】烏髮養顏。

【配料】黑芝麻100克，大米100克，10杯水，2杯冰糖。

【製作方法】先將黑芝麻洗乾淨浸在水中，曬乾後炒一炒讓香味散出來，千萬別把芝麻炒焦了，大米洗淨後再在水中浸一小時，把大米和黑芝麻

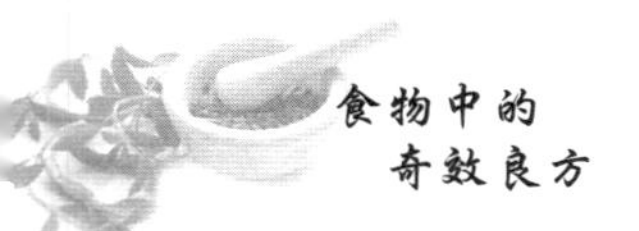

一起研碎，用布過濾後再加水過濾，反覆過濾多次直到殘渣很少。將過濾後的汁加水十杯，連同冰糖一起煮。

【注意事項】黑芝麻有用色素染黑的假貨，購買時請注意莫上當。

兔肉藥膳

【功效】具有活血、健脾胃，更有健脾運而不燥，滋胃陰而不濕，潤肺而不寒涼。食兔肉還不增加脂肪，深為愛美的女性青睞。是一款適合冬令的滋補美食。

【配料】黨參40克，棗50克，玉竹、枸杞、熟地各25克，川芎、桂皮、玉扣仁各5克，胡椒、當歸頭各10克，丁香3枚，大茴香1枚，兔1隻。

【製作方法】兔肉飛水，沙鍋爆香，與上述藥材以文火煲一個半小時，加調味料可食。

桃花茶

【功效】活血、養顏，對袪除臉上雀斑、黃褐斑有幫助。桃樹的花、果、仁、樹葉、樹膠皆有藥效。桃花味甘性平，花蕾含有柚皮素，有利水、活血作用，更有除斑功效。

【配料】桃花50克，蜂蜜適量。

【製作方法】桃花放入壺中，用開水泡洗一遍，再倒入沸水，焗五分鐘左右，調蜂蜜飲用。時常飲用，方可有效。

芹菜汁降血壓

我是一名教師，自40多歲起便患有高血壓，血壓最高時達到220／100毫米汞柱，服用各種降壓藥，效果均不佳。翻閱有關書籍後，發現芹菜汁除了可以降血壓、淨化血液外，還有止血、健胃、利尿、鎮靜神經、抑制痙攣等作用，尤其對治療高血壓引起的頭脹痛、臉紅、精神亢奮十分有效。我持續飲用數月，在血壓下降的同時，各種症狀也得到了明顯改善。

具體方法如下：把除去根葉的新鮮芹菜250克洗淨，放入沸水中煮二分鐘，撈出切碎，壓成汁。一日分二次飲用，也可根據自己的喜愛加入蜂蜜後飲用。或直接取芹菜10根和大棗10個放入500毫升的水中熬煮，每日空腹飲用二次。

但需要注意的是，易患痢疾及怕冷的人切莫大量飲用。現在，我每日都要喝上二杯鮮榨芹菜汁，幾年來血壓一直控制在正常範圍內。（程萌）

白果枸杞降壓法

我的爺爺、外公、伯父、姨母均死於腦血管病。這事成了我的一塊心病，總擔心哪一天「厄運」會降臨到我頭上。年輕時，我的舒張壓在90～95毫米汞柱之間，血脂稍異常；年過40後，收縮壓最高達到185毫米汞柱，舒張壓達到105毫米汞柱。升高的血壓讓我憂心如焚。雖然我每天服藥，血壓有所下降，但還是忽高忽低，並伴有失眠，好生煩惱。後來一位老軍醫向我推薦一種食療方，即：每天用15粒白果，18克枸杞子，加水用文火燒二十分鐘左右，把白果煮得糯糯的，湯燒得濃濃的，臨睡前服下。

五年多來，我一直堅持用這個食療方，現在血壓控制穩定，睡眠品質也不錯。有高血壓的朋友可以一試。

白果具有益氣化痰之功，能解除腦血管痙攣，並有調脂、降壓的作用。高血壓屬中醫眩暈範疇，多由肝腎陰虛，陰虛陽亢所致，故方中用枸杞補腎養肝，而降虛陽，肝腎得補，虛陽得降，則眩暈可除。（陳紅）

食果膠降血脂

研究發現，果膠是降低血脂的最有效的纖維素。人體內有兩種膽固醇，一種是對身體有益的高密度脂蛋白，一種是對身體有害的低密度脂蛋白，而果膠能降低低密度脂蛋白含量，卻不影響高密度脂蛋白膽固醇的含量。

果膠在小腸內像海綿一樣，會吸收由肝所分泌的消化液，包括膽鹽。膽

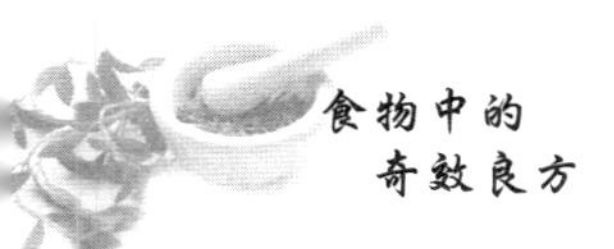

鹽是以體內貯存的膽固醇為原料合成的，當膽鹽被用來消化食物之後，這些膽固醇就會被再度吸收與貯存，以備再用來製造膽鹽。若果膠與膽鹽混合後，小腸就無法重吸收膽固醇，而是將其排出體外，當身體再需要製造膽鹽時，就只好從體內膽固醇庫中提取，這樣體內的膽固醇含量便會逐漸降低，不會貯存在血管裏。體內的膽固醇含量越高，果膠所發揮的作用也就越大。若體內膽固醇正常，它的效應便會逐漸降低。

那麼，人體每天需要攝取多少果膠才能發揮其降低膽固醇的作用呢？有關專家認為，一個人每天至少需要攝入6～8克果膠，才能發揮其降低膽固醇的作用，但由於個體差異，體質不一，從而所需要的量也不一樣，每個人應找出自己所需要的量，方法是，先到醫院檢查自己的膽固醇含量，然後每天攝入6～8克果膠，一個月後再檢查體內膽固醇含量，若膽固醇含量下降，說明劑量正常，可繼續服用；若沒有下降，甚至上升，表示劑量不足，應加量再服，一個月之後再檢查，若體內膽固醇下降，表示果膠的攝入量是適當的。若將果膠與維生素C同時服用，其降脂效果更佳。

營養學家推薦含果膠豐富的食物有：大豆、無花果、柳丁、栗子、梨、馬鈴薯、甜薯、蘋果、木瓜、花椰菜、香蕉、番茄、榛子、花生、桃、荷蘭豆、杏仁、胡桃、青豆、檸檬、菠菜、南瓜等，高膽固醇血症患者及肥胖病患者不妨常食。

（胡獻國）

脂肪肝患者的食療方

發生脂肪肝常見的原因是營養過剩，主要是脂肪和糖攝入過量，糖尿病、肝臟病患者、長期大量喝酒（尤其是大量喝啤酒），也可發生脂肪肝。

脂肪肝病人首先要控制飲食。特別是限制油脂類食物。另外，胡蘿蔔、芋頭、馬鈴薯、山藥、粉絲等，也含有比較多的糖，也應適當限制。脂肪肝患者還應當限制吃鹽，每天吃的鹽要控制在6克以下。

蛋白質有保護肝細胞的作用，可以促使已經發生損傷的肝細胞恢復和再生，所以，脂肪肝病人在飲食中應多食豆製品、瘦肉魚蝦等。脂肪肝病人還

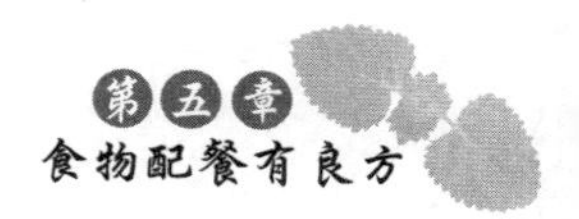

應當有充足的維生素供應，最好多吃些新鮮的綠葉蔬菜。

脂肪肝病人還要少吃辛辣刺激性食物，像洋蔥、薑、蔥、蒜、辣椒、咖啡等，還要少喝肉湯、雞湯、魚湯等等。烹調方式應當以蒸、煮、燉、燴、氽為主。小米、芝麻、蔬菜、甜菜、海味等食物都是很好的驅脂食物，可以促進磷脂的合成，協助肝臟裏的脂肪轉變。

由肝臟病、糖尿病所致脂肪肝病變者，應進行原發病的治療，因飲酒所致脂肪肝者，治療時最好首先要禁酒。（譚江）

凡是肝病患者肝臟的功能還沒有完全恢復，如果再過多食用醣類甜食或高脂肪食物，促使肝臟氧化脂肪酸的功能減弱及合成和釋放脂蛋白的功能降低，結果肝內脂肪運轉受阻，就可導致脂肪肝的形成，同時還會伴有血脂的增高，皮下脂肪的增加，所以要防治脂肪肝，其飲食宜忌也很重要，下面介紹所宜膳食方。

玉米粉粥

【原料】玉米粉50克，粳米100克，白糖適量。

【製法】先將粳米加水1000毫升，放入鍋中煮至米開花後，調入玉米粉，使粥成稀糊狀，再煮沸片刻即停火，加入白糖，燜五分鐘即可，每日三餐均可溫熱服食。

【功效】調中養胃、降脂防癌。玉米所含的脂肪為不飽和脂肪，有助於人體內脂肪與膽固醇的正常代謝，對動脈硬化、冠心病、脂肪肝及血液循環障礙等疾病，有一定防治作用。

黃精枸杞瘦肉湯

【原料】黃精、枸杞各5克，瘦肉100克，調味品適量。

【製法】黃精與瘦肉洗淨切成片狀，同洗淨的枸杞一起放入碗中，加入適量清水，蒸熟，加入鹽、味精等調味品、即可服用。

【功效】補益肝腎。黃精能防止動脈粥樣硬化與肝脂肪性浸潤，並能促

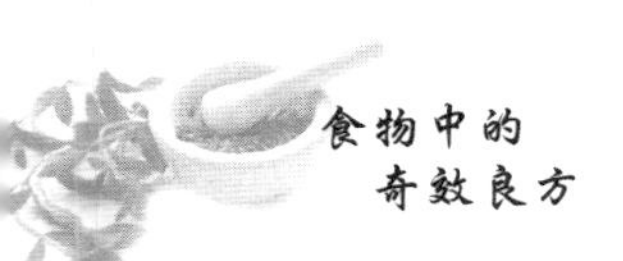

進免疫球蛋白形成，提高人體抗病能力。寧夏枸杞有輕度抑制脂肪在肝細胞內的沉積，促進肝細胞新生的作用。

山楂荷葉消脂飲

【原料】焦山楂50克，荷葉8克，生大黃15克，生黃芪15克，生薑2片，生甘草3克。

【製法】將上述各味洗淨同入沙鍋煎湯代茶飲，每日三次。

【功效】益氣消脂，通腑除積，有輕身健步之功效。藥理分析，山楂的降脂作用是使脂質清除，有利於血糖的同化和肝糖代謝，適合脂肪肝患者經常食用。

芹菜香菇豬肌湯

【原料】芹菜、香菇各250克，紅蘿蔔（小）1根，生薑1片，豬肉300克，鹽少許。

【製法】芹菜洗淨切段，紅蘿蔔切片，生薑刮皮，切片；加適量清水，猛火煲滾，放入紅蘿蔔、生薑和豬肉，改用中火煲1.5小時，再加入芹菜和香菇，稍滾片刻，加鹽調味飲用。

【功效】清熱解毒，降壓利尿，消脂。芹菜有清肝熱、降低血清膽固醇、促進體內廢物的排泄，淨化血液作用；香菇含核糖物質，可抑制血清和肝臟中膽固醇的吸收，所以，二者對脂肪肝患者來說是最理想的食品。

金錢草砂仁魚

【原料】金錢草、車前草各60克，砂仁10克，鯉魚1條，精鹽、味精、薑各適量。

【製法】將鯉魚去鱗，鰓及內臟，洗淨，其中三味各洗淨，加水適量同煮，待鯉魚熟後加精鹽，味精、薑調味，食鯉魚肉、飲湯，分二～三次食飲。

【功效】利膽除濕，補脾利水，適用於水濕停滯型脂肪肝。

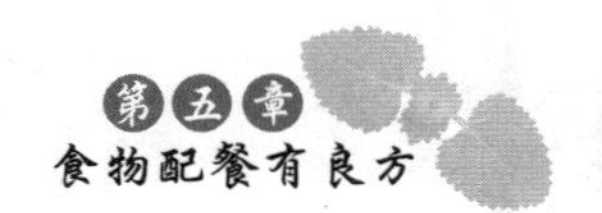

豆芽蛤蜊湯

【原料】鮮蛤蜊肉250克，綠豆芽500克，豆腐6小塊，冬瓜皮500克，精鹽、味精等調料適量。

【製法】冬瓜皮、蛤蜊肉洗淨，放入沸水鍋內，武火煮滾，改用文火煲半小時；綠豆芽洗淨、豆腐下油鍋稍煎香後與綠豆芽一起放入湯中，煲滾片刻，加調料調味食用。

【功效】利水消腫、清熱減肥。蛤蜊能解酒保肝，是清補低脂食品，與綠豆芽配伍增強清暑祛濕之力，共奏減輕脂肪肝之效。

此外，脂肪肝患者宜吃青菜、枸杞頭、茼蒿、菊花腦、薺菜、馬蘭頭等具有清熱涼肝作用的綠色蔬菜；宜吃玉米鬚、蘿蔔、竹筍、冬瓜、絲瓜、桔子、草莓、荸薺等清熱、通腑、行氣、利水的瓜果及植物油。

還須忌食：如豬肥肉、豬腦、鵝肉、牛髓、鴨蛋，忌吃各種動物油製品，忌吃河蟹、蟹黃、蝦子等高膽固醇食品。也有學者主張忌吃荔枝、桂圓、蜜餞、果脯等高糖食品，因糖多也可轉變為脂肪。（趙德貴）

防癌抗癌的蔬菜湯療法

臺灣的一些佛教寺廟中，流傳著許多「嘉惠生命的秘帖」，大都是善人居士捐款助印的，其中一種影響比較大的叫做「神奇蔬菜救命湯」。神奇蔬菜救命湯包括蔬菜湯和糙米茶兩部分，說它「能有效的治療和預防癌症」，「使磨損的關節恢復正常」，「恢復皮膚的年輕化，實現身體的復活力」。

來之不易的研究成果

據介紹，蔬菜湯及糙米茶的研發者是日本人，此人從事人體細胞及預防醫學的研究已經有三十五年。在此期間，他的父兄都因為癌症死亡，自己的胃、十二指腸也因為患癌症而切除大部分。他放棄化療，在和病魔搏鬥中，他埋頭研究了1500多種自然植物和草藥，以自己的身體和家人做試驗，終於完成能夠促進健康的蔬菜湯和糙米茶的研究，不僅治好了自己的病，而且惠

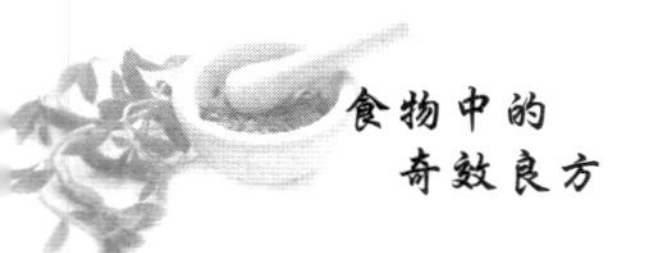

及他人。世界許多國家的大學和醫學科學工作者紛紛來信來函，索取有關資料，作者一一答覆，並匯去有關資料，許多醫生因此獲得了各種學位，還把有關資料交給製藥廠，加工生產出許多新奇藥物。作者因此決定公開發表，普濟眾生。

培植體內抗癌生力軍

新研製的蔬菜湯不僅能夠促進增殖強化身體細胞，同時還能增強白血球、血小板，並使細胞功能增殖三倍。據介紹，進入體內的蔬菜湯會引起化學變化，變成三十種以上的抗生物質，其中，阿米酪氨酸和次酪氨酸被吸引，撲向癌細胞，在三天內即可產生抑制癌細胞的作用。

據了解，蔬菜湯和糙米茶對末期的癌症病人也有一定的療效，使用氧氣吸入的病人，間隔四十五分鐘，用蔬菜湯200毫升、糙米茶200毫升交互導入患者的腸或胃，就可以使體細胞不斷的增加，體力元氣逐漸地恢復。患者自己可以喝這種蔬菜救命湯，這時給患者的蔬菜湯和糙米茶一日量可以減為一公升左右。這種飲用方法對90％以上的癌症患者有輔助療效。糙米茶的利尿作用非常明顯，可以幫助糖尿病人分解體內的糖和增加胰島素，還能幫助除去腹膜裏的積水。糙米茶還有淨化血液和血管的能力，心臟病人一日飲用0.8公升以上，二十天以後可以見到明顯療效。

蔬菜湯的做法比較簡單，是以蘿蔔為主要原料，取蘿蔔1～1.4斤、胡蘿蔔八兩、蘿蔔纓八兩，牛蒡六兩、乾香菇三至五片。蘿蔔要連皮切，加蔬菜總量三倍的水，水開了以後，用文火煮兩小時，停火以後就可以喝了，喝不完的湯可以做菜或者下麵條。糙米茶的做法更簡單，取糙米一碗、水八碗，然後把米倒入沒沾油的鍋裏翻炒，不要爆炒，炒到黃褐色為止。然後倒出來，放入八碗水，煮開後放進炒過的糙米，馬上停火，原封不動放五分鐘，將糙米過濾以後當茶喝即可。二次茶的做法更簡單，同樣的八碗水，煮開以後放進上次過濾的糙米渣子，用小火煮五分鐘，過濾後即可飲用，也可以將一次茶和二次茶混合飲用。

人體三通很重要

人如果想要身體健康，新陳代謝的功能一定要順暢，就是要做到「人體三通」，什麼叫「人體三通」呢？就是血液通、大便通、小便通。糙米茶有清血及分解膽固醇的作用，能使血液在血管中流得更順暢；糙米茶中含有豐富的天然植物纖維，可以幫助通便；糙米茶還有利尿的作用，通小便是理所當然的，所以，糙米茶的「三通」作用不可忽視。

慢性支氣管炎的食療法

慢性支氣管炎為常見多發病，臨床以咳嗽、咳痰或伴有喘息，及反覆發作的慢性過程為特徵，病情進展可併發阻塞性肺氣腫及慢性肺源性心臟病，在中國，慢性肺源性心臟病大約有90％繼發於慢性支氣管炎。隨著年齡的增長，慢性支氣管炎的患病率遞增，五十歲以上的人群中，患病率高達15％。在急性發作期，其治療以抗感染、祛痰鎮咳、解痙平喘等為主，在緩解期，根據具體情況，可以採用食療的方法。根據臨床所見，以下幾種症型多見。

痰濕蘊肺

病人表現為咳嗽，咳聲重濁，咯痰量多，痰或稀或黏，色白或灰色，尤以臨睡或清晨起床時為甚，胸悶肋脹，胃納不振，神疲乏力，大便時溏。

薏仁茯苓蘇子粥　薏仁60克，茯苓30克，蘇子10克，大米100克。先將米淘淨，與薏仁、茯苓、蘇子一起放入鍋中，煮至粥成，隨時服用。具有健脾滲濕、化痰和中的功用，適用於脾虛、痰濕內蘊，痰多質稀，易於咳出，肢體困重者。

白果石葦湯　白果10粒（去殼、衣，搗碎），石葦30克。兩藥同放入沙鍋中，加水兩碗，煮至一碗，去藥渣，加入白糖適量，待溶化後飲用。

薏仁杏仁糖水　生薏仁30克，杏仁10克。將生薏仁、杏仁放入適量的清水中，熬爛，然後加入適量白糖，調勻，隨量飲用。

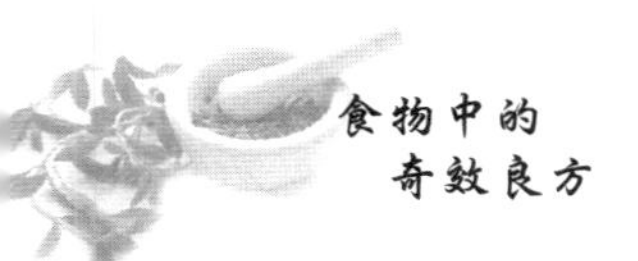

痰熱鬱肺

病人表現為咳嗽氣促，吐痰黏稠或稠黃，或有腥臭味，或吐血痰，胸脅脹痛，咳時隱痛，或面赤，或身熱，口乾欲飲等症狀，可採用以下方法。

枇杷葉粥　枇杷葉30克，粳米100克。將枇杷葉去毛，切細，加水500毫升，煎煮，去渣，取汁250毫升。將米淘淨，入汁煮粥，煮至粥熟，加冰糖少許。分二次溫服。具有清熱化痰、止咳降逆的作用。

魚腥草豬肺湯　魚腥草60克，豬肺約250克，食鹽少許。將豬肺切塊，用水擠洗，去泡沫，洗淨後，與魚腥草同放鍋內，加清水適量煲湯，湯成，加入食鹽適量調味。飲湯吃豬肺。

海蜇蘆根湯　海蜇（或海蜇皮）30克，荸薺60克，蘆根100克。加水適量同煮，數沸之後即成，食荸薺飲湯。

肺陰虧虛

病人表現為久咳，乾咳少痰，或痰中帶血絲，聲音逐漸嘶啞，口乾舌燥、五心煩熱，或有低熱、盜汗等症狀。在治療的同時，也可採用以下食療方法。

西洋參百合粥　西洋參5克，百合15克，大米100克，冰糖適量。先煎西洋參、百合，去渣取汁，入大米煮熟後，加冰糖。分二次服完，三～五日為一個療程。

阿膠北杏燉雪梨　西洋參5克，北杏10克，雪梨1個，冰糖30克，阿膠10克。將前四味放入燉盅內，加水半碗，隔水燉一個小時，後加入阿膠烊化，吃梨喝湯。

太子參天冬瘦肉湯　豬瘦肉250克，太子參30克，北沙參30克，天冬15克。將太子參、北沙參、天冬洗淨，豬瘦肉洗淨、切片。把全部用料一起放入沙鍋中，加清水適量，武火煮沸後，文火熬一段時間，加入鹽、味精等調味即可，隨量飲湯吃肉。

腎虛不足

病人表現為咳嗽反覆發作，遷延難癒，痰多色白清稀，腰膝酸軟，夜尿多，畏寒肢冷等症，甚至有遺精、性功能減退、陽痿等。

二仙羊肉湯 仙茅15克，淫羊藿15克，覆盆子10克，金櫻子15克，羊肉250克。取羊肉洗淨，切成丁，將仙茅、淫羊藿、覆盆子、金櫻子用紗布包紮與羊肉入鍋，加水適量，煎煮至羊肉熟爛，撈出藥包，放入食鹽、味精等調料，出鍋冷卻，吃肉喝湯。

胡桃仁燉肉 胡桃仁20克，冬蟲夏草10克，枸杞子30克，豬瘦肉150克。將豬瘦肉切塊，開水焯一下，放入鍋內，加蟲草、枸杞子、胡桃仁及各種調料，急火煮沸，慢火燉煮，至肉爛湯濃為止，肉、藥、湯俱服。具有補腎益肺、止咳平喘的作用。對肺腎虛引起的虛喘有一定的作用。

胎盤補骨脂湯 胎盤1具，補骨脂15克，紅棗5枚，生薑3片。將胎盤洗乾淨，用鹽擦，入開水中燙煮片刻，再用涼水漂洗多次，切成塊，入鍋加白酒、薑汁炒透，再放入鍋內，加水入其他藥，隔水燉熟服食。對慢性支氣管炎、肺腎氣虛者甚為合適。

對於咳嗽氣短、痰清稀薄、面色白、動則汗出，容易感冒的肺氣虛弱的患者，可以用黃芪30克，白朮15克，防風10克，煎水當茶喝，長久飲用，有一定的效果。

在飲食方面，慢性支氣管炎患者應以清淡為主，每天的食物中，新鮮蔬菜應佔1/3～1/2，特別是含維生素豐富的番茄，具有化痰止咳的蘿蔔等，更應多吃。此外，患者還應適量補充蛋白質，肉類和魚類可以提供豐富的優質蛋白，適合病人進補需要，但不可過多。患者滋補以平補為宜，要注意多種食物搭配的平衡膳食。（郁文靜）

前列腺肥大的食療

前列腺肥大症為中老年男性常見多發病。據統計50歲以上約佔50％。

前列腺是男性最大的附屬性腺，前列腺肥大、增生雖然為良性病變，由

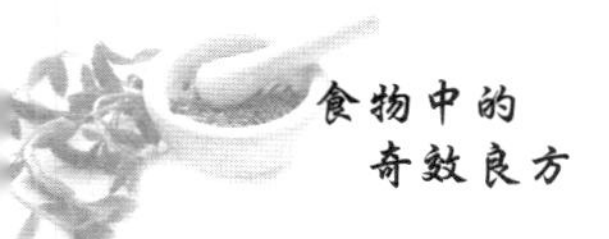

於它在膀胱出口處，因此體積變大使尿道上端受擠壓變形，造成排尿困難、次數多，尤其是夜尿多，每次尿量少卻尿不暢、尿線細、無力甚至不呈線而為點狀。任其發展下去，有損膀胱及腎臟，後果嚴重。

前列腺肥大症自古就有記述。《黃帝內經》稱之為「癃」「閉」即指小便不利，點滴而出。前列腺肥大症的治療手段很多，有症狀出現者只佔1%左右，而手術適應症者又佔其中的2%～3%，大多數採用非手術方式治療，食療就是按患者的體質病情來辨證用膳。

若患者屬濕熱性體質，因濕熱而阻塞氣機，以致膀胱氣化無力而癃閉，小便赤短、灼熱，小腹脹滿，口苦咽乾苔黃膩、脈次數，可食用清熱化濕、利尿的食物，如：冬瓜、黃瓜、赤小豆、瞿麥、玉米、鴨梨、獼猴桃等。並與清熱利尿的中藥配合效果加強，如加味粳米粥，由瞿麥穗、滑石、粳米、蔥白組成。將瞿麥穗30克及滑石15克共煎，去渣取煎汁，再與淘洗乾淨的粳米30克文火熬成粥，快熟時加入蔥白稍煮即成。本品可清化濕熱利尿通竅。滑石、瞿麥清下焦濕熱，蔥白通竅，助膀胱氣化達到利小便效果。

若患者中氣不足，多為老年久病體弱者，升舉無力表現為小腹墜脹、排尿不爽、乏力納差、氣短聲微、舌淡胖、脈細沉，可多食些補中益氣、利尿的食物及中藥，如：胡蘿蔔、豌豆、鵪鶉蛋、雞肉、牛肉、蠶豆、芸豆、山藥、茯苓等，並與補氣中藥配合製成藥膳作用更為顯著，如參芪豬腰，將黃芪15克，黨參5克，車前子5克加水煎汁去渣，用此汁煮去筋膜的豬腰約250克，清燉至爛熟後將豬腰切薄片入盤，加醬油等調料食用，方中參芪補元氣，升提中氣，車前子通利小便，豬腰補腎氣，本品對於排尿力不從心者有一定效果。

若患者腎陽虛弱，表現面色白，神疲氣弱，腰膝清冷，乏力，舌淡苔白，脈沉細，應多吃溫腎利尿的藥膳，如清蒸桂皮魚，將肉桂5克，茯苓10克放入去內臟的鯉魚腹內，加入蔥薑鹽醬油調味料清蒸後食用，肉桂溫補下元助命門之火，茯苓化氣利水助陽與健脾利尿的鯉魚相配伍，可作為腎陽虛衰、排尿點滴不暢的前列腺肥大患者的佐餐食品。

前列腺肥大的病因目前尚未探明，可能與內分泌紊亂，性激素代謝異常

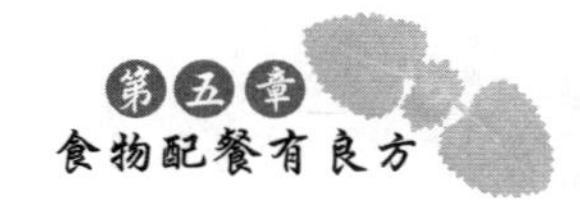

相關，而酗酒、嗜辛辣刺激物，可能是其誘因之一。因此患者應忌飲酒及辣椒，少食海鮮、豬頭肉等發物，也不宜用狗肉、鹿肉、海鞭等峻補之品。平時要吃一些優質蛋白如雞蛋、牛奶、瘦肉，並輔以魚類食品，還可以食用一些軟堅散結的食物如海藻、紫菜，及藥物如夏枯草等，以使增生的前列腺縮小，而減輕症狀。

此外還要防感冒，莫久坐，睡前多用熱水坐浴以促該處血液循環。如果日常生活中，注意各種保健，是可延緩發展速度，減輕或消除臨床症狀的。

（盧長慶）

南瓜子保養前列腺大顯身手

我患了無菌性慢性前列腺炎，夜尿明顯增多，每夜四、五次，白天更多，多達十餘次，同時有尿急、尿痛、小腹疼痛等症狀，夜間折磨得我不能睡安穩覺，真是苦不堪言。經過中西藥治療和理療等，病情初步得到了緩解，但是停止理療後，病情依舊。

正在束手無策之際，我在報刊上看到了「小南瓜子治大病」的短文。看後雖然半信半疑，但我抱著試試看的態度，決定自己親身實踐驗證一下其療效。在市場上買了二斤南瓜子，照方試用，一年以後，竟出現了意想不到的效果。前列腺病的大部分症狀慢慢消失，病情大大緩解，夜尿減為一夜兩次，晚上也能睡個安穩覺了，白天約每隔一個半小時到兩個半小時小便一次，尿痛感也不翼而飛，小腹疼痛感不見了，整個人的精神面貌為之一振。

《中國食療本草新編》指出：南瓜子的藥用成分為脂肪酸、亞麻仁油、硬脂酸等，主要是用來治療蛔蟲病、血吸蟲病、百日咳等。同時，生嗑南瓜子200克可治早洩、尿頻、前列腺增生等。後來，我又在報刊上看到南瓜子治前列腺病的原因的文章。文中指出：「前列腺分泌激素的功能靠脂肪酸。而南瓜子就富含脂肪酸，因而使前列腺保持了良好的功能。」最近，美國研究人員發表了一篇論文，更進一步證實了南瓜子能治前列腺病。論文指出：「每天堅持吃一把南瓜子，可治前列腺肥大，並且二期症狀可恢復到一期，明顯改善三期症狀。因為南瓜子中的活性成分可消除前列腺的腫脹，同時，

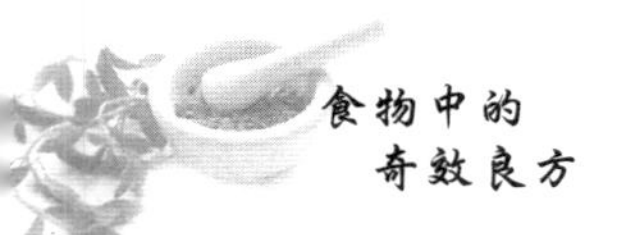

也有防治前列腺癌的作用。」鑒於此，我對南瓜子治療前列腺病的信心大增，下面把我堅持食用南瓜子的具體方法和體會簡介如下：

(1) 採用集中與分散食用南瓜子的方法，以集中為主。

(2) 嗑南瓜子要適量。每天大約嗑50克。一般堅持三個月左右即可初見療效。過度嗑南瓜子會影響消化功能。

(3) 選購個大、子粒飽滿、無黴爛變質的南瓜子。購回之後，去掉黴爛變質的瓜子，防止「病從口入」。

(4) 食用南瓜子與適量鍛鍊身體有機結合，會收到事半功倍之效。

我堅持步行鍛鍊，同時加強自我保健。首先，每日早、晚按摩關元穴、中極穴、曲骨穴、腎俞穴、湧泉穴，還要提拉陰莖，旋轉睪丸（先順時針，後逆時針）。堅持縮肛，是對前列腺的極好的按摩；其次做到「七不」：不吃辛辣和厚味性食物、不久騎自行車、不憋尿、不飲酒、不吸煙、不久站久坐、晚餐不要太晚太稀和過飽；三預防：預防感冒、預防便秘、預防腹瀉；四常：常保暖、常用溫水洗會陰部、常用溫熱水泡腳、常洗內衣內褲。三注意：注意睡前排尿，注意適量飲水，注意適量鍛鍊身體。（周瑞海）

前列腺炎、尿頻食療方

治前列腺炎驗方三則　1. 綠豆60克，車前子30克。將綠豆洗淨，車前子用紗布包好，同放鍋內加水煮至豆爛，去車前子食綠豆喝湯。2. 墨魚200克，桃仁10克，將墨魚洗淨切片，與桃仁同入鍋內，加水適量煮熟，飲湯吃魚，每天一次。3. 甘蔗500克，去皮榨汁飲用，每天二次。

中藥治前列腺炎　甘草的細梢即甘草梢5克，剪成小段，用開水沖泡頻飲，每天更換一次。久飲此種水能醫治前列腺發炎、腫大和疼痛。但高血壓病人不宜服，因其有促使血壓升高的副作用。

外敷法治前列腺增生　1. 炒鹽熱敷小腹，變冷換之。2. 蝸牛搗碎貼臍下，以手摩之，加麝香少許。3. 蔥白500克，搗碎，入麝香少許拌勻。分兩包先敷臍上一包，十五分鐘換一包。4. 取獨頭蒜一個，梔子3枚，鹽少許，搗爛，攤紙貼臍部。

治老年尿頻方 1. 豬肺1副，洗淨切塊，與適量羊肉一起燉熟，加適量生薑、食鹽、分次食用。2. 雄雞腸洗淨切碎炒菜吃，不拘次數。3. 豬腰1個，黑豆50克，糯米100克，先煮豆、米，後下豬腰子（剖開洗三遍）同煮食之，每日一次。

偏方治尿頻 胡正明在《老年週報》上介紹，我得兩個偏方，服用之後效果較好。

尿頻：豬腎1～2個，糯米100克，加水煮粥服食；或豬肝、黑豆、糯米各適量，加水同煮至豆、米熟爛服食。

夜間多尿：小茴香5克炒黃研末，糯米100克加水煮粥，以鹽調味後入茴香粉拌勻，分二次服食，一日一劑。

白果治尿頻 汪福綏在《新民晚報》上介紹說，老伴有尿多毛病，儘管白天控制喝水量，晚上還要起來好幾次。有位老中醫開了個驗方：將白果去殼炒熟，每次吃10個，每日二次，結果，老伴吃了一個月，病情好轉，三個月就痊癒了。

老年人尿頻的食療

1. 香菇燉紅棗：陳香菇、紅棗、冰糖各10克，雞蛋2個打碎去殼，置於容器內蒸熟，每日早餐吃一次，連續一周可消除多尿症狀。

2. 紅棗薑湯：取紅棗30個洗淨，乾薑3片，加適量水放入鍋內用文火把棗煮爛，加入紅糖15克一次服完。每日或隔日服一次，連服十次，治療尿頻有較好的療效。

3. 韭菜粥：取新鮮韭菜60克洗淨切段備用。先用適量水將大米100克煮成粥，然後放入切成段的韭菜、熟油、精鹽同煮、熟後溫熱服食，每日二～三次，有溫補腎陽、固精之功效，可治療腎陽虛、遺尿和尿頻。 （文芳）

慢性咽炎的中醫辨證治食療

慢性咽炎是咽部黏膜，黏膜下及淋巴組織的瀰漫性炎症，常為呼吸道慢

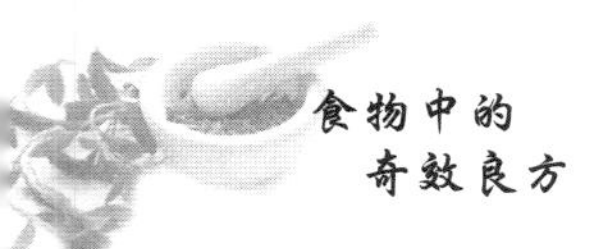

性炎症的一部分。慢性咽炎的發病多見於成年人，病程較長，症狀頑固，較難治癒。患者常覺咽部發乾、刺癢、發脹、有異物感。晨起發生陣咳，分泌物少而黏稠，不易咳出。平時常發出「吭」、「咯」聲。慢性咽炎症狀常因講話過多或天氣變化、過度勞累、過食刺激性食物而加重。

慢性咽炎屬中醫「虛火喉痹」範疇，中醫辨證分為：肺腎陰虛症、氣津兩傷症。

肺腎陰虛症

病因：津液不足；虛火上痰。

臨床表現：自覺咽中不適、微痛，乾癢，咳嗽無痰或少痰，灼熱感，異物感，常發出「吭」、「咯」聲，咽喉微紅，大便秘結，舌質紅少苔，脈細數。

食療原則：養陰清肺。

食療處方：

青銀玄參甘草飲

【原料】青果5枚，金銀花30克，玄參30克，甘草5克。

【烹製方法】將以上四味洗淨，同時放入沙鍋中，加二碗水煎至一碗，去渣取汁。

【食用方法】代茶頻飲。

清咽飲

【原料】烏梅肉、生甘草、沙參、麥冬、桔梗、玄參各等份。

【烹製方法】將上述藥搗碎混勻，每次用15克，放入保溫杯中，用沸水沖泡，蓋嚴溫浸一小時即可。

【食用方法】代茶頻飲。

蜂蜜雞蛋

【原料】生蜂蜜20克，香油數滴，雞蛋1個。

【烹製方法】將雞蛋打入碗中，攪勻，取極沸水沖熟，調入蜂蜜和香油即成。

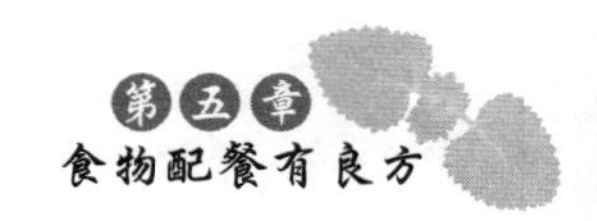

【食用方法】每日二次，早晚空腹服或當茶飲用。

麥蓮冰糖飲

【原料】麥冬15克，白蓮子15克，冰糖適量。

【烹製方法】將以上三味洗淨，一同放入鍋內，加入清水煲沸即可。

【食用方法】代茶飲用。

三汁飲

【原料】麥冬10克，生地黃15克，藕適量。

【烹製方法】將麥冬、生地黃洗淨，將生地黃切成片，一同放入鍋內，加清水適量，用大火燒沸後，轉文火煮二十分鐘，去渣留汁，待用。將藕洗淨，切成薄片，放入鍋內，加清水適量，用大火燒沸後，轉文火煮三十分鐘，去渣留汁。將兩汁一起裝瓶即可。

【食用方法】代茶頻飲。

氣津兩傷症

病因：久病不癒；勞累過度

臨床表現：咽喉乾燥不適，頭暈目眩，食少睏倦，少氣懶言，汗自出，動則尤甚，易患感冒，舌質淡嫩苔薄，脈細弱。

食療原則：益氣生津。

食療處方：

甜海帶

【原料】水發海帶50克，白糖20克。

【烹製方法】將海帶洗淨，切絲，放入鍋內，加水適量，煮熟撈出，放在小盆內，拌入白糖，醃製一天後即可食用。

【食用方法】每日二次，每次25克。

無花果煲冰糖

【原料】無花果25克，冰糖適量。

【烹製方法】無花果洗淨，與冰糖一同放入鍋內，加水適量，煮沸即可。

【食用方法】每日一次，連服二周。

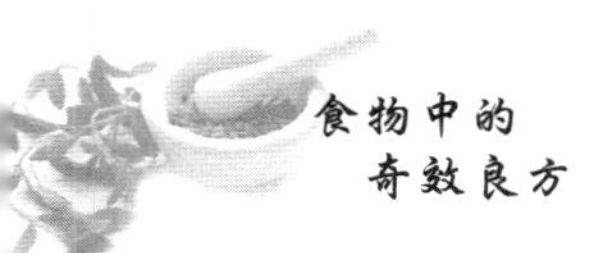

五合麵

【原料】黑豆、黃豆、糯米、全麥粒、黍米各等份，紅糖或白糖適量。

【烹製方法】將黑豆、黃豆、糯米、全麥粒、黍米磨麵，炒熟和勻，加適量紅糖或白糖。

【食用方法】開水調服。

宜、禁

宜食 1. 多食具有滋陰生津的食品，如百合、橄欖、生梨等。2. 多服有清潤作用的食物，如蘿蔔等。

禁忌 1. 禁忌香燥辛辣食物，如茴香、五香粉、火鍋調料、芥末、辣椒等。2. 忌飲烈酒。3. 不宜多食生冷食物。 （王利華）

大便燥結者的食療

目前，患大便燥結的人很多，為了使患者從多方面得到治療，現將我多年來應用的簡便方法介紹如下，供參考：

大便燥結一般由於氣血不足、營養不良或陰虛內熱及體虛受阻而生。

治法：根據中國醫藥學中的食療法，選用一些有針對性的滋補食物和個別中藥對症食用。

主料：黑芝麻、粳稻米、紅糖。

作法：將上述前者二物分別洗淨，每次取黑芝麻50克搗碎，粳稻米隨食量而定，放入沙鍋內，加入適量水後，煮成稀粥，再放入適量紅砂糖，調勻而成。

服法：經常佐餐食用，每日可一～二次。服用數次，可見效。 （韻竹）

眼科疾病的食療方

患了眼病，除了常規的藥物、手術等治療手段外，食療也是一種重要的

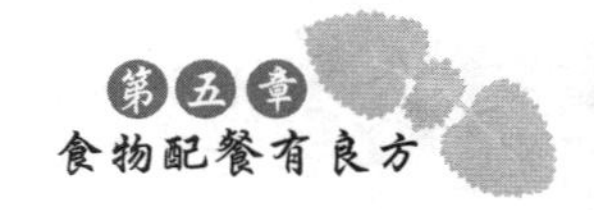

輔助治療手段。

防老花眼的藥粥

枸杞粥 取枸杞子50克，粳米200克，冰糖少許（根據自身狀況也可不用冰糖）。先將粳米加清水煮至六成熟時，放入枸杞子、糖，拌勻後繼續煮至米爛粥成，每天早晚食用。

何首烏粥 何首烏60克，粳米200克，大棗10枚（去核）。先將何首烏加適量清水煎煮半小時，然後去渣留汁，再將粳米、大棗一起加入何首烏汁中煎煮成粥，每天早晚食用。

黑豆粥 取黑豆100克，浮小麥50克，粳米100克。先將浮小麥用紗布包好與黑豆一起加水適量煎煮，待黑豆煮開花後，去掉浮小麥渣，再加入粳米煮成粥，每天早晚食用。

胡蘿蔔粥 取胡蘿蔔100克，粳米200克。先將胡蘿蔔洗淨切成小碎粒，再與粳米一起加水適量煮成稀粥，每天早晚食用。

此粥若能經常食用，持之以恆，還可防治高血壓，增強老年人體質。

近視食療方

羊肝排叉

【原料】羊肝120克，花生油500克（約耗30克），豆腐皮1張（約60克），麵粉180克，精鹽2克，花椒2克。

【做法】1. 將花椒、精鹽用炒勺炒焦後，擀成花椒鹽。2. 羊肝切成片。3. 麵粉調成稠糊。4豆腐皮一張切成兩半，把麵糊的一半攤在豆腐皮上，把切好的羊肝片平鋪在上面，再在羊肝之上攤上剩下的麵糊，再把另一半的豆腐皮蓋在羊肝上，將它壓實。再將這豆腐皮切成長方形，每塊豆腐皮再順著它的長邊，在它的中間劃開三刀，取羊肝的一頭從中間的劃口處插進去，即成為排叉形。5. 將油倒在鍋中，燒到油熱時，將羊肝放進鍋裏去炸，待豆腐皮呈金黃色時即成。6. 蘸著椒鹽吃。

禁忌：急性、熱性目疾不宜食用。

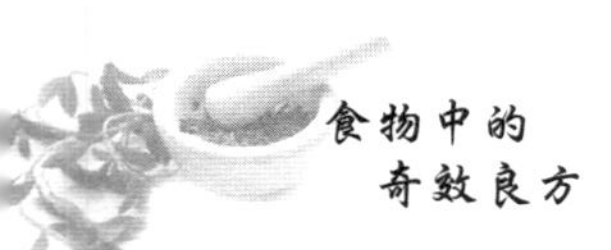

銀杞明目湯

【原料】銀耳20克，枸杞子10克，雞肝100克，茉莉花24朵，水豆粉、料酒、薑汁、精鹽、味精各適量。

【做法】將雞肝洗淨切成薄片，放入碗內，加水豆粉、料酒、薑汁、精鹽拌勻備用；水發銀耳洗淨切成小片，用清水浸泡備用；茉莉花擇去花蒂洗淨，放入盤中備用。將鍋置中火上，放入清湯，加入料酒、薑汁、食鹽和味精，隨即下入銀耳、雞肝、枸杞煮沸，撇去浮沫，待雞肝煮熟，裝入碗內，將茉莉花撒入碗內即可。早晚佐餐食用。

抗氧化維生素防治白內障

抗氧化維生素主要有維生素A、維生素E和維生素C，美國科學家通過科學試驗後發現：抗氧化維生素能夠有效地預防老年白內障，維生素E和維生素C還可以治療早期白內障，使晶狀體渾濁減少。

白內障是在眼睛正常生理發生了某些變化的情況下，由於光線和氧氣長期對晶狀體產生輻射和氧化作用而形成的。研究者發現白內障患者眼睛中維生素C等的含量遠遠低於正常人，而抗氧化維生素主要通過防止光線和氧氣對晶狀體的損害來預防白內障的發生。預防白內障一般要從中年開始，可每天服用100～200毫克的維生素C，也可在日常生活中多吃些抗氧化維生素比較豐富的蔬菜和水果，如菠菜、四季豆、白菜、空心菜等綠葉蔬菜及蘋果、橙、柑橘、柚等水果。

青光眼食療方

菊花腦粥　菊花腦100克，大米50克。加水常法煮粥，早晚各一次。此方有清肝明目的作用，適用於因肝火上擾而致眼壓升高者。

二子明目粥　決明子、車前子各15克，大米100克。前二味水煎取汁，去渣放入大米，稍加水常法煮粥，早晚服。具有清肝明目，潤腸通便功能，適用於眼壓高、大便乾者。

雞肝明目湯　水發銀耳15克，雞肝100克，枸杞子10克，茉莉花10克。

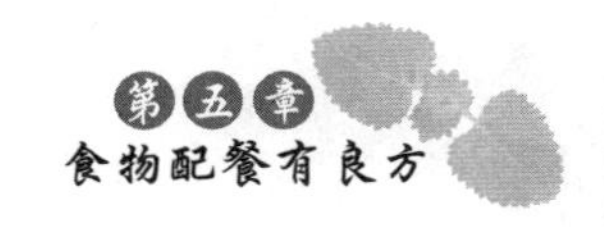

雞肝洗淨切片，湯勺置火上，放入清湯、料酒、薑汁、食鹽和味精，隨下銀耳、雞肝及枸杞子煮沸，打去浮沫，待雞肝剛熟，倒入碗內，撒入茉莉花即可，每日三次佐餐服用。本方具有補益肝腎的功效，適用於青光眼後期，肝腎虧損，視神經萎縮者。

枸杞豬肝片　枸杞子100克，鮮豬肝250克，青菜葉少許。將炒鍋置武火燒熱，加入植物油，至油七八成熱時，放入拌好的豬肝片炸透，倒入漏勺瀝去油，放入蒜、薑略煸後，下入肝片，同時將青菜葉、枸杞子下入鍋內翻炒幾下，然後倒入調料炒勻，起鍋即成，佐餐食用。功能滋補肝腎明目，適用於肝腎陰虛之青光眼。

以上方法請在醫生指導下選用。　（羊美玲）

便秘的治療方

常吃豬血菠菜湯可緩解春季便秘。豬血味鹹性平，有軟化大腸中燥便使其易於排出體外的作用。菠菜養血止血、清熱、潤燥；豬血與菠菜配用，補而兼通，體虛及老年人便秘，最宜食用。所以豬血菠菜湯具有潤腸通便、清熱、潤燥、止血的功效。便秘者每日或隔日一次，連服二～三次即可緩解。

（千千）

護眼美目的食療方

古往今來對美人的描繪都離不開眼睛，如「明眸皓齒」、「目如秋月」、「眼含秋波」等。眼睛美是容顏美的重要內容之一。食物對美目有不可低估的作用。眼結膜、角膜的光潔度、明亮度，眼睛對事物反應的靈敏度和視力都與飲食營養有關。下面介紹八則助您眼睛美麗及防治目疾的食療方，供您選用。

胡蘿蔔炒豬肝　取鮮胡蘿蔔150克，鮮豬肝100克。將胡蘿蔔、豬肝洗淨，分別切成薄片，炒鍋加花生油燒熱後，放入胡蘿蔔、豬肝炒熟，加鹽適

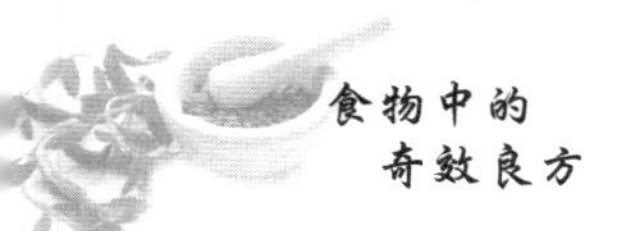

量即成。每日吃一次。胡蘿蔔、豬肝富含維生素A，可增加角膜的光潔度，使眼睛明亮有神。

芝麻雞蛋餅　麵粉40克，花生仁20克（搗碎），黑芝麻20克（搗碎），同放碗中，打入雞蛋1個，加白糖適量，調勻，做成餅，蒸熟，代早點食用。本方富含維生素B_1、維生素B_2，有保護眼結膜、球結膜和角膜的作用，能防治眼角皺紋，並對視神經有營養作用。

杞菊決明茶　每天取枸杞子、菊花、草決明各10克，沸水沖泡代茶頻飲。此方有養肝明目功效，常飲此茶可防治眼睛乾澀、視物昏花等症。

羊肝枸杞粥　羊肝60克，枸杞子30克，蔥白3根，大米100克。先將羊肝洗淨、切片，蔥白切碎，同放鍋內炒片刻，然後加入枸杞子、大米和水適量，煮至大米開花，代早餐服食，此粥具有補肝明目、增加維生素A、D、鈣的功能，對角膜軟化症、夜盲症及視物昏花者有顯著效果。

豬胰荸薺湯　豬胰臟1具，荸薺250克，蟬蛻15克。先將豬胰臟洗淨去衣膜，荸薺去皮切片，同蟬蛻一起放鍋內，加清水煲湯，服食，每日一次。此方具有清熱平肝，消炎退翳的功能，對急性結膜炎後期目赤不退，甚至初起翳膜，頗有效驗。

桑菊黃豆湯　冬桑葉20克，菊花15克，黃豆60克，白糖30克。將黃豆浸透，同桑葉、菊花一起加水適量，煎後去渣，放白糖，待溶化，即可飲用，每晚一次，具有清肝明目、消炎散風熱的作用，對急性眼結膜炎，紅腫赤痛，畏光羞明有良效。

羊膽蜂蜜膏　羊膽數隻，蜂蜜適量，冰片3克。取羊膽汁加入等量蜂蜜，文火熬煉成膏，冷卻前加入研細的冰片，調合均勻，密閉貯存。應用時每次取藥膏一～二湯匙，加入適量溫開水調服，日二次。方中羊膽有清熱明目功用。蜂蜜為補養佳品，它除含有大量的果糖和葡萄糖外，還含有蛋白質、氨基酸及維生素A、維生素B2、維生素B6、維生素C、維生素D、維生素K以及多種微量元素。冰片消炎止癢止痛。此膏用於結膜炎以及目赤、視物昏暗等，具有補肝腎、清肝火的功效。

蒸豬肝夜明砂　鮮豬肝100克，夜明砂15克。豬肝切片，夜明砂研極細

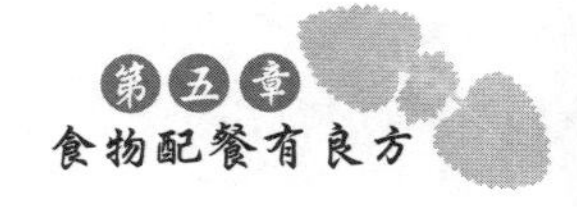

末。將豬肝放碟中攤平，再將夜明砂撒勻於豬肝上，上籠蒸熟後趁熱食用，每晚一次，此方對夜盲、視力模糊、角膜軟化症有獨特的療效。（趙廣蘭）

野菜的療效

近幾年來，我們家很注意吃野菜。如春天吃茵陳拌豆腐，夏秋吃蒲公英、玉穀草、馬齒莧、苦苣、苜蓿（放在鍋裏煮開後涼拌吃或炒著吃）；冬天吃曬乾後保存下的馬齒莧和苦苣，一年四季野菜不斷。

運動加野菜壯人

一到夏秋季，我們每周都要到郊外、田野、山上去挖野菜，為了能挖得量多質好，我們老倆口推著車子，帶上水和乾糧，去二三十里以外的野地去挖回三四十斤野菜。回到家立刻揀淨洗好，上籠蒸片刻，取出曬乾準備冬季食用。五年來，每年我們家挖回的野菜大約在一百五十斤以上。我們家不但餐桌上天天有美味的野菜，更可喜的是我們老倆口的身體越來越壯實，近十年來我們基本上沒有投醫問藥，這真是「運動加上野菜」，給了我們一個強健體魄。

現代人每天匆匆忙忙的，其實，如果能不時的利用節假日到野外感受一下採摘的樂趣，相信你的收穫不僅僅有了口福，也是在鍛鍊身體，甚至挖回的野菜就能把你的病給治好了。更重要的是野菜在野外生長過程中，經受過大自然風霜雨雪的洗禮，其營養成分中更有一種大自然的生機在裏邊。

亦食亦藥療病

下面就把我們常吃的幾種野菜的營養成分做一簡單介紹，有相應病症的人不妨多採摘一些對症的野菜吃。

茵陳　菊科，別名綿茵陳，多年生草本植物，莖生葉二回羽狀全裂，有灰色的細柔毛。頭狀花序密集而成圓錐形花叢，秋季開花，中國各地都有分布。早春二月嫩葉莖可食用，三月則長為蒿，不可食用。中醫學上以嫩莖入

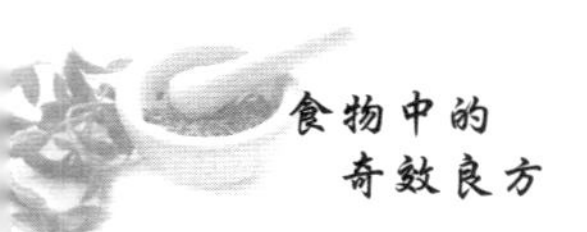

藥，性微寒、味苦，功能清熱利濕，主治濕熱黃疸，身熱尿赤等症。

薺菜　十字花科，一、二年生草本。基出葉叢生，羽狀，分裂或不分裂，葉被毛茸。春天開花，總狀花序，白色小花，短角果，內含多粒種子。性喜溫和，耐寒力強。野生於田野或麥田中，嫩株葉可作蔬菜食用。帶花果實全株入藥。性涼味苦淡，功能涼血止血，主治吐血、尿血、崩漏、痢疾等症。近年來還用來治腎炎、乳糜尿等疾病，全株含有薺菜酸、生物鹼、氨基酸、黃酮類等成分。

蒲公英　別名「黃花地丁」，菊科，多年生草本，全株含白色乳汁，葉叢生，匙形或狹長倒卵形，邊緣羽狀，淺裂或齒裂。秋末冬初抽花莖，頂端生一頭狀花序，開黃色舌狀花，果實成熟時可似一白色絨球。有毛的果實可隨風飛散。分布在中國華北、華東等地，為常見的野生植物。嫩葉作菜食用，特別去火。中醫學上以全草入藥，性寒味甘苦，功能清熱解毒，主治咽炎、急性扁桃體炎、乳腺炎等病。

苦苣菜　亦稱「滇苦菜」，菊科。一年生或二年生草本。莖直立，頂端具有稀疏的腺毛，葉為狹長橢圓形羽狀分裂，邊緣具有不整齊的刺狀尖齒，莖部葉有短柄，春夏間開花，為黃色舌狀花，中國各地普遍有野生。嫩葉可食用，功能有去火與降血壓的作用。

苜蓿　豆科，一年生或多年生草木，俗語形容它「綠枝綠莖三片葉，結得種子蝸牛旋」。嫩葉枝可作蔬菜食用。秋初開紫粉色花，花更好吃，營養豐富，含有充足的蛋白質和維生素，俗有「素肉」之稱。

馬齒莧　又名「曬不死」、「死不了」，葉為橢圓形，莖呈粉紅色或淡綠，生命力特別強，在惡劣的環境、貧瘠的土地都能生長，有時連根拔下還能活著，味微酸，具有豐富的養營和維生素、蛋白質，還具有去火、利腸、殺菌等作用。中醫用它入藥治便秘。（任翠文　霍世昌）

抑鬱症快樂飲食治療

有些食物有抗抑鬱功效，也可以用來調整人的心情。下面介紹幾種有助

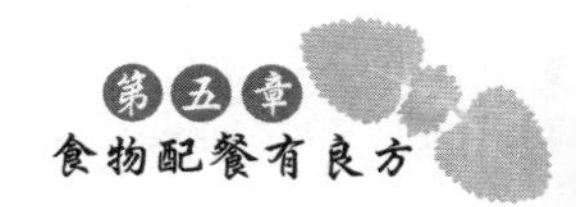

於保持心理平衡、心情開朗的食物。

大蒜　德國的研究表明，吃大蒜的人不易疲倦、焦慮，也不易發怒。

菠菜　菠菜含有大量的葉酸。葉酸攝取不足的人，五個月後會出現無法入睡、健忘和焦慮等症狀。這是因為缺乏葉酸會導致腦中的血清素減少，導致抑鬱症出現。

海魚　魚油中的ω3脂肪酸有類似抗憂鬱藥的作用，能阻斷神經傳導路徑，增加血清素的分泌量，使人的心理焦慮減輕。

香蕉　香蕉中含的生物鹼，可以使人振奮精神，增強信心。香蕉富含色胺酸和維生素B_6，有助於血清素的生成，從而減少產生憂鬱的情緒。

牛奶　鈣有助於緩解人的緊張、暴躁或焦慮情緒，而低脂、脫脂牛奶是鈣的最佳來源。

雞肉　微量元素硒會改善人的精神，協調人的思緒，硒的豐富來源有雞肉、海鮮、全穀類等。

南瓜　南瓜能製造好心情，是因為它們富含維生素B_6和鐵，使身體所儲存的糖原轉變成葡萄糖，而葡萄糖正是腦部唯一的燃料。（溫馨）

世上最流行的食療方

飲食療法以食為藥，能最大限度地減少藥物對人體的傷害，已經被越來越多的人認識和悅納。下面是目前世上最流行的八種食療方法。

紅茶防治流感　日本科學家用比一般紅茶水濃度淡的紅茶液在病毒感染區浸泡五秒，病毒就會失去感染力。為此，研究人員提出在流感高發季節，人們常飲紅茶或堅持用紅茶水漱口可以預防流感。

維生素B_6 防治糖尿病　法國、義大利及日本均有報導，維生素B_6低於正常值的糖尿病患者，每日供給100毫克維生素B_6，六周後四肢麻木及疼痛等症狀會減輕或消失。

平時多吃糙米、麵粉、蛋類、白菜、乾酵母等富含維生素B_6的食物，同樣對防治糖尿病有效。

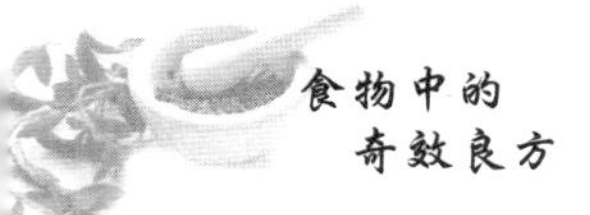

牛奶防治支氣管炎　美國學者最近的一項調查統計發現，吸煙者患慢性支氣管炎的人有31.%是從來不喝牛奶的，而每天喝牛奶的吸煙者中患支氣管炎的人卻低於20%。牛奶中所含的大量維生素A可保護支氣管和支氣管壁，使之減少發炎的危險。

蜂王漿防治關節炎　英國科學家對二百名關節炎患者進行研究後得出一個新結論：每天服用一次蜂王漿的關節炎患者，其疼痛減輕程度高達50%，關節靈活度也改善了1%。

橘汁防治尿道感染　美國婦產科醫生研究認為，易患尿道感染的人，每天喝300毫升的橘汁，有助防治尿道感染，其效果比單純飲水要好。

南瓜子防治前列腺病　美國研究人員指出，每天堅持吃一把南瓜子（50克左右），可治療前列腺肥大，明顯改善第三期病情。因為南瓜子中的活性成分可消除前列腺初期的腫脹，同時還有預防前列腺癌的作用。

澱粉類食物防治腸癌　英國劍橋大學的研究表明，澳大利亞結腸癌發生率是中國人的四倍，其主要原因就是澳大利亞人攝入的澱粉少。專家們指出，香蕉、馬鈴薯、豌豆等富含澱粉類食物的丁酸鹽能直接抑制大腸細菌繁殖，是癌細胞生長的強效抑制物質。

菠菜防治視網膜退化　美國哈佛大學最近的一項研究表明，每周吃二～四次菠菜，可降低視網膜退化的危險。據稱，菠菜保護視力的關鍵是類胡蘿蔔素，此化合物存在於綠葉蔬菜中，可防止太陽光對視網膜的損害。

（施有金）

家常菜最能抗衰老

現代很多人熱衷於營養保健品的風潮，不斷地購服各種保健新產品，但卻忽略了我們身邊物美價廉鮮鮮活活的活力補品——家常瓜果菜蔬。其實，這些在田野上生長、日照下伸展的瓜果菜蔬，才是大自然賜予人類的最佳活力補品。

下面，列舉八種蔬菜的功力，用以說明百姓家常菜的威力。

莧菜抗衰老　莧菜，又稱莧、米莧，中國民間稱莧菜為「長壽菜」。據現代營養成分測定：莧菜營養豐富，尤以紅莧菜為佳，其蛋白質、微量元素、胡蘿蔔素及維生素C含量都比一般綠葉菜高。莧菜的鈣、鐵含量比菠菜高，又不含草酸，是老年人及青少年生長發育、補血的佳蔬。一個人一天吃100～150克莧菜，即可滿足人體對維生素A和維生素C的日需要量。莧菜含有豐富的賴氨酸，可以補充穀物中氨基酸組成的缺陷，提高食物蛋白質的生物營養價值，有益於人體健康長壽。

莧菜性涼，胃寒者多加薑絲，便溏者忌食，且不宜與鱉同食，以免涼傷腸胃。

芹菜養血管　芹菜中蛋白質、微量元素、維生素的含量高於一般蔬菜。芹菜葉子的營養高於莖柄，芹菜葉所含的胡蘿蔔素是莖柄的八十八倍，維生素C是莖柄的十三倍。所以，吃芹菜棄掉葉子十分可惜。芹菜富含維生素A、B、C和煙酸等，尤其煙酸具有降低毛細血管通透性，保護和增加小血管的抵抗力，加強維生素C的作用，有預防血管硬化和抗衰老的功效，還有降壓作用。芹菜還含有元荽苷、揮發油、甘露醇、環己六醇及鈣、磷、鐵等微量元素，可降低血中膽固醇，保護血管，並具有一定的鎮靜作用，是高血壓、高脂血症、血管硬化、缺鐵性貧血及肝臟病患者理想的康復保健佳蔬。

芹菜性涼，故脾胃虛弱、大便溏薄者，少食為宜。

菠菜增強青春活力　菠菜含有豐富的鐵，每100克菠菜中含鐵1.3毫克，維生素C的含量也比一般蔬菜高，維生素C可以促進鐵的吸收和利用，所以，菠菜的補血作用頗佳，對貧血及各種出血者大有益處。菠菜所含的維生素A可以和胡蘿蔔相比。此外，它還含有芳香苷、α生育酚、6羥甲喋啶二酮等物質，對人體的生長發育、新陳代謝有良好的作用。近年來的研究發現，菠菜中含有輔酶Q10，並富含維生素E，因而具有抗衰老和增強青春活力的作用，是貧血、便秘、高血壓、糖尿病等患者防治疾病的佳蔬。

菠菜用開水焯一下即可去掉80％以上的草酸，然後再炒食，便可使其營養素被人體充分吸收。

空心菜排毒養顏　空心菜富含蛋白質、脂肪、醣類、微量元素及多種維

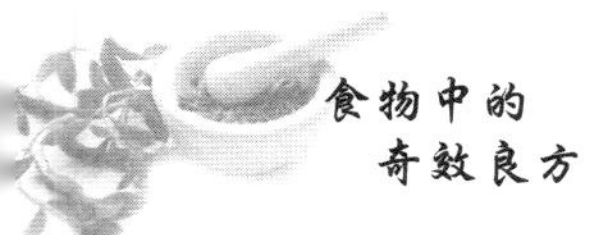

生素，尤其是在它的嫩梢中，蛋白質含量比番茄高四倍多，鈣含量比番茄高十二倍多，鐵的含量與菠菜相仿。空心菜中含有較多的纖維素，可促進胃腸蠕動，促進排便和降低膽固醇。據現代醫學研究證明，紫色空心菜中還含有類胰島素成分，能降低血糖。空心菜中含有果膠，能促進人體內有機物質加速排泄，其所含的木質素可將巨噬細胞吞噬細菌的活力提高二～四倍，可預防直腸癌。空心菜是高血壓、冠心病、糖尿病、食物中毒、小兒胎毒、皰瘡癰毒、丹毒、便秘、尿血、痢疾、毒蟲咬傷等患者康復保健的佳蔬。

空心菜因性寒，故脾胃虛寒、腹瀉者忌食。

蘆筍抗癌防癌　蘆筍，又稱蘆尖、龍鬚菜。據現代營養成分測定：蘆筍富含天門冬醯胺、人體必需的氨基酸、皂苷及微量元素碘、硒等成分。蘆筍還含有大量維生素P和維生素C，對維護毛細血管形態、保持其彈性及生理功能、防治心腦血管疾病均有良好的作用。近年來國外研究發現蘆筍還有良好的抗癌作用，尤其對肺癌、膀胱癌、皮膚癌、淋巴肉瘤有特殊療效。這是由於蘆筍含有豐富的組織蛋白，能有效地控制細胞異常生長。蘆筍中所含的天門冬醯胺對人體有許多特殊的生理作用，並有增強機體免疫力的功效。常食蘆筍有防病強身、延年益壽的作用。

洋蔥降血脂活性好　洋蔥，又稱蔥頭、玉蔥。據現代醫學研究證明，洋蔥所含的二烯丙基二硫化物、硫氨基酸等物質有良好的降脂作用。洋蔥頭中還含有蟲草素，是一種抗癌活性物質。洋蔥中含有的前列腺素有降血脂和舒張血管的作用。因此，高血壓伴有高脂血症的病人可多食洋蔥。洋蔥也是咳嗽、糖尿病、高脂血症、動脈硬化症、維生素缺乏症、婦女滴蟲性陰道炎等患者的康復佳蔬。

洋蔥因多食易致視物不清，故發熱、熱病及痔瘡患者忌食為宜。

胡蘿蔔安五臟補六氣　中醫認為，胡蘿蔔，能夠潤腎命，壯元陽，安五臟，補中下氣，健胃消食。據現代營養成分測定：胡蘿蔔富含二十多種維生素，其中胡蘿蔔素含量最高。胡蘿蔔素被人體消化吸收後能轉變成維生素A。維生素A對促進人體生長發育有重要作用。如果胡蘿蔔素供應不足，則胎兒、幼兒生長遲緩、發育不良，易患夜盲症。胡蘿蔔素還有維護皮膚黏膜的完整性和正常的新陳代謝的功能，可使身體免遭細菌、病毒的感染。因胡蘿蔔素係脂溶性維生素，在烹飪時多加些食油，可提高其消化吸收率。胡蘿蔔含有木質素，有提高機體免疫能力和間接消滅癌細胞的功用。胡蘿蔔中還含有干擾素誘生劑，干擾素有抗病毒和抗腫瘤的作用。胡蘿蔔還富含山奈酚、槲皮素等成分，可增加冠狀動脈血流量，降低血壓血脂，促進腎上腺素的合成，故冠心病、高血壓、高血脂患者常食，有良好的保健與治療作用。

土豆營養最全面　土豆，又稱洋芋、馬鈴薯。據現代營養成分測定：土豆含有蛋白質、澱粉、脂肪、纖維素、多種維生素及鈣、磷、鐵、鉀、鎂等微量元素。歐美營養專家認為，土豆營養較為全面，若每餐只吃全脂奶和土豆，也可滿足人體的需要。土豆富含粗纖維，有促進胃腸道蠕動和加速膽固醇在腸道內代謝的功效，因而有通便和防止膽固醇增高的作用。有關醫學研究表明，土豆對消化不良和小便不利有特效，對治療食欲不振、神疲乏力、胃潰瘍、筋骨損傷、習慣性便秘、糖尿病、心血管病等有一定的作用。

土豆不易長期保存，如發現腐爛、發芽應忌食，以免引起中毒。

（張志華）

食療十藥補治療糖尿病

我是退休醫生，五年前查出血糖偏高，專家確診為二型糖尿病。後來，又查出血壓高，血脂也偏高，雙眼出現白內障。我除飲食控制，運動鍛鍊外，開始服枸杞子。每天早晚，取枸杞子16克，加水300毫升，煎服一～二分鐘，待冷卻後將濃汁服下。之後反覆沖開水代茶飲，一天四～五杯（每杯約200毫升）。夜間臨睡前，將殘存枸杞子連湯液一起細嚼吞下。現在我精力充沛，耳聰目明，檢驗空腹血糖、餐後兩小時血糖、糖化血紅蛋白一直保持正常水準。從未進行藥物治療，血壓、血脂也已正常。

枸杞子早在漢代就被列為滋補上品，明代《本草經疏》稱其為「專於補腎、潤肺、生津、益氣，為肝腎真陰不足，勞乏內熱補益之要藥」。能滋補肝腎之陰，老年人陰虛者十之七八，久服可滋補肝腎，耳聰目明。中醫認為

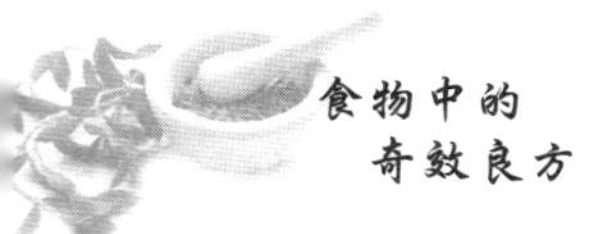

糖尿病的病機以陰虛燥熱為主，陰虛為本，燥熱為標，枸杞子係補陰要藥。

我得出一條經驗：必須選購正宗的寧夏產的枸杞，它顆粒大，質地乾，色暗紅，煎泡後汁微黃，其味甘醇厚，沖泡數次，其味尚存。

以粥治療糖尿病

飲食療法是治療糖尿病的重要輔助手段，藥粥又是飲食療法中上選的方法，糖尿病患者可酌情選用以下的方法。

西瓜子粥　取西瓜子50克，粳米50克。先將西瓜子和水搗爛，水煎去渣取汁，與淘洗乾淨的粳米一同入鍋，共煮成粥，隨意食用。具有清熱養胃、生津止渴的功效，適用於熱病後煩渴喜飲症。

菠菜根粥　取鮮菠菜根250克，雞內金10克，粳米100克。先將菠菜根洗淨切碎，與雞內金加水適量煎煮三十分鐘後去渣，取汁與淘洗乾淨的粳米一同熬煮成稀粥。日服一劑，頓服。具有利五臟、止渴潤腸的功效，適用於各型糖尿病。

天花粉粥　取天花粉30克，粳米100克。先將天花粉加水煎湯，去渣後與淘洗乾淨的粳米一同入鍋，共煮成粥。日服一劑。具有清熱潤肺、生津止渴的功效，適用於糖尿病、熱病傷津、口渴多飲、咽喉炎等症。大便泄瀉者不宜服用。

枸杞子粥　取枸杞子20克，白糖適量，糯米50克。將枸杞子、白糖與淘洗乾淨的糯米放入沙鍋，加水500克，先用旺火燒開，再轉用文火熬煮，待米湯稠時再燜五分鐘即成。每日早晚溫服，可長期服用。具有養陰補血、益精明目的功效，適用於肝腎虛損、精血不能上濟於目所致的眼目昏花、視力減退以及消渴等症；以及糖尿病、高脂血症、脂肪肝、慢性肝炎、動脈硬化，還可預防心腦血管硬化和冠心病。有外感邪熱和脾虛濕盛時不宜服用。

蘿蔔粥　取新鮮蘿蔔250克，粳米100克。先將新鮮蘿蔔洗淨切碎，與淘洗乾淨的粳米一同入鍋煮粥。每日早晚溫熱服用。具有化痰止咳、消食利膈、止消渴的功效，適用於老年糖尿病、老年慢性氣管炎等症，並能防治食

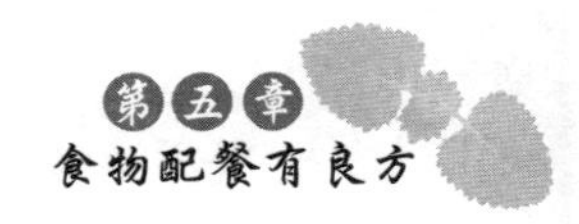

道癌和胃癌等症。

地黃花粥　取地黃花適量，粟米100克。先將地黃花陰乾，搗碎為末，每次用3克，與淘洗乾淨的粟米煮粥，候熟，將地黃花末加入，攪勻，再煮至沸即可。日服一劑，分數次食用。具有滋腎、清熱、除煩、止渴的功效，適用於消渴、腎虛腰痛等症。

地骨皮粥　取地骨皮30克，桑白、麥冬各15克，麵粉100克。先將前三味加水煎湯，去渣取汁，與麵粉共煮為稀粥。日服一劑，分數次食用。具有清肺、生津、止渴的功效，適用於消渴、多飲、身體消瘦等症。

野雞粥　取野雞肉150克，豬五花肉、芥菜各50克，橘皮15克、香油適量，蔥末、生薑末各5克，黃酒、精鹽各10克，味精、胡椒粉各2克，肉湯1500克，糯米100克。先將野雞肉、豬肉、橘皮分別切成小塊，芥菜洗淨開水燙後切成小段；炒鍋下香油、野雞肉、豬肉煸炒，加入黃酒、蔥、薑、橘皮、肉湯和淘洗乾淨的糯米，先用旺火燒開，再轉用文火熬煮成稀粥，最後調入精鹽、味精、胡椒粉、芥菜，稍煮片刻即成。日服一劑，分數次食用。具有補中益氣的功效。適用於下痢、消渴、小便頻數等症。

鯰魚粥　取鯰魚250克，香菜末、香油各15克，精鹽5克，味精、胡椒粉各2克，粳米100克。先將鯰魚從鰓部撕開，去內臟洗淨，炒鍋內放清水燒開，下鯰魚燒開煮熟，撈起魚，去魚刺；魚湯與淘洗乾淨的粳米一同煮粥，最後加入精鹽、味精、鯰魚肉、香油、香菜末、胡椒粉，稍煮即成。日服一劑，分數次食用。具有滋陰開胃、催乳利尿、消水腫的功效，適用於糖尿病、產後乳汁不足等症。

芹菜粥　取鮮芹菜60克，粳米100克。先將芹菜洗淨切碎，與淘洗乾淨的粳米一同入鍋，加水800克，先用旺火燒開，再轉用文火熬煮成稀粥。每日早晚餐熱用，可長期服用。宜現煮現吃，不宜久放。具有固腎利尿、清熱平肝的功效，適用於高血壓、糖尿病、頸淋巴結核等症。　（敏濤）

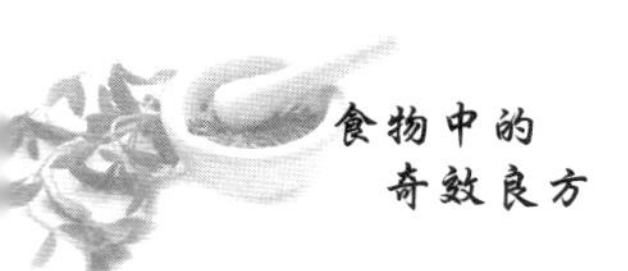

藥膳治療糖尿病

糖尿病早期一般無症狀，日久會出現多飲、多食、多尿和消瘦無力等症狀。嚴重時可引起心血管、肝臟及神經系統等病變，甚至發生酮症酸中毒昏迷，危及生命。因此，在藥物治療的同時，可配合以下藥膳食療，會有助於糖尿病的改善。

粥類

天花粉粥（古代驗方）

【配方】天花粉（即瓜蔞根）30克，粳米100克。

【製作】先將瓜蔞根洗淨切碎，水煎去渣，取其汁與粳米同煮成粥，分2～3次食之。

【方解】天花粉又名瓜蔞根，此藥味甘微苦性寒，能生津止渴，清熱解毒，加入粳米可養胃生津滋陰，故治療消渴症（糖尿病）十分有效。

葛根梗米粥

【配方】葛根（研成細粉）30克，冬瓜500克（切成塊），薰粳米100克。

【製作】共煮成粥，分二～三次食之（一日量）。

【方解】葛根味辛甘，性微寒，能生津止渴；冬瓜養陰清熱利水，粳米養胃，三味合用有滋陰生津。

枸杞百合粥（近代驗方）

【配方】枸杞子、生百合、糯米各30克，大紅棗5枚（洗淨切片、去核）。

【製作】先將乾百合浸泡六小時（鮮者勿泡），然後放糯米、枸杞子、大紅棗，文火煮熟，分二～三次食之（一日量），連服一個月為一個療程。

【方解】枸杞子滋補肝腎、益精明目；百合清熱潤肺，生津止渴；糯米溫胃健脾，大棗補脾溫腎；四味合用有健脾胃、養陰潤燥、滋補肝腎之功能。

飲料類

菠菜根小米飲

【配方】菠菜根60克（洗淨切片），小米30克。共煮熟二次食之。

【功能】養陰補血，和胃潤燥。

鮮豌豆苗汁

【配方】鮮豌豆苗60克，白梨一個（去皮核），共搗碎，榨取汁，每次服50～100毫升，一日三次。

【功效】清熱養陰，生津利濕。

適應症：糖尿病小便混濁、口渴喜飲者。

芹菜胡蘿蔔飲

【配方】鮮芹菜、胡蘿蔔各500克，均洗淨切碎，榨取鮮汁。每次飲用50～100毫升，一日三次。

適應症：糖尿病小便頻數，口中乾苦者。

荸薺雪梨飲

【配方】荸薺、雪梨各500克。先將荸薺洗淨去皮，再將雪梨去皮、核，然後切碎，榨取汁，每次服50～100毫升，一日三～四次。

適應症：中老年糖尿病人體瘦、口渴善饑者。

菜肴類

玉米鬚燉豬胰、兔肉方

【配方】玉米鬚30克，豬胰1條，兔肉100克。

【製作】先將玉米鬚洗淨，豬胰切碎，兔肉切塊，然後共煮，可加調料，煮熟後分三～四次食之。

【功能】益腎、補脾、利水。

適應症：中老年糖尿病患者服用最佳。

山藥、玉竹燉鴿子方

【配方】生山藥、玉竹各60克，鴿子一隻。

【製作】鴿子去毛及內臟，將山藥、玉竹裝入鴿子肚中，外用絲線纏

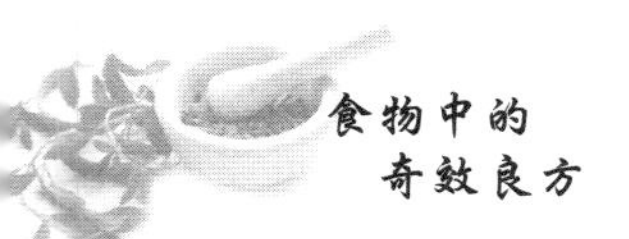

緊，小火燉至半熟時適量加鹽、蔥、薑調料，燉熟後食用飲湯。

【功能】健脾補腎、生津止渴。

適應症：中、老年糖尿病人，多食善饑、消瘦乏力者。

山藥燉羊肚（臨床驗方）

【配方】生山藥、羊肚（洗淨）各300克。

【製作】先將羊肚切成細條，山藥切成片，加入生薑、大蔥、紹酒，共燉至羊肚半熟時加鹽、味精適量，燉至羊肚爛熟，食肉飲湯，一日二次。

【功能】補脾健胃、益氣滋陰。

適應症：口渴不飲、食欲缺乏、多尿、周身睏倦、形體消瘦者。

2.保健配餐

生食蔬菜對抗亞健康

生食活性成分多

食物中的營養素如胚芽、酶、葉綠素、食纖維、維生素、無機物、活性物質等，很容易在加熱時被破壞，只有在生食中才能完整地保存下來。在這些存活的營養素當中，最受到關注的就是植物活動性物質，防治疾病的成分有：抗癌維生素、抗癌無機物、預防癌症的類胡蘿蔔素（胡蘿蔔）、皂角苷（人參）、番茄紅素（番茄）等。這些成分在生食時能不被破壞地保留下來。

生食對許多疾病都有療效，食用時間越長，效果就越明顯。並且對高血壓病、糖尿病、脂肪肝或胃炎、肝臟疾病、過敏症、高膽固醇血症等有輔益作用。

自古以來，人類已經習慣的生食很多，基本上百分之百的蔬菜、水果都是可以生食的，對這些大自然的賜予，我們應當盡量少些烹炒，多生吃一些。除此之外，還有許多可以生吃的食物等待著我們去發現它們，接受它們。

可以生食的糧食

糙米粉 只有糙米才有的內皮和胚芽中含有的維生素B_1等各種維生素、醣類、蛋白質、脂肪、無機物、食用纖維素等，其纖維和維生素B_1的含量為白米的四倍，維生素B_2和脂肪、磷、鐵的含量為白米的二倍。

尤其可稱為穀物生命力來源的胚芽，營養價值非常高。胚芽中含有包括維生素A、維生素B_1、維生素B_2、維生素B_6、維生素B_{12}、維生素E，煙酸，泛

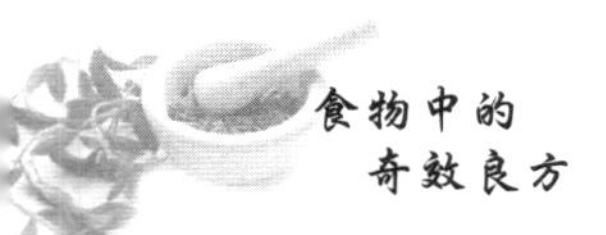

酸，葉酸等植物性蛋白質以及含有亞油酸和不飽和脂肪酸等的植物性油脂，因此可以稱之為「完全食品」。

另外，胚芽中富含的維生素E，有抗氧化作用和防止氧化的作用，對防止人體細胞的老化，維持生殖功能起著重要的作用。

高粱粉 內皮含有很多維生素B族，因此，未進行精細加工的高粱更有營養。高粱對治療循環系統疾病有較好的療效，能增進食欲，維持骨骼結構，有助於成長期的骨骼成長。

薏米粉 富含維生素B族和鈣、鐵等成分，具有抑制腫瘤的作用。

食用薏米粉，對色素斑、雀斑、疣、粉刺等具有很好的治療效果，因此可以作為美容食品經常食用。薏米對治療肌肉痙攣、椎間盤疾病和上下肢麻痹等方面也有效；並能利尿、加快新陳代謝，對治療身體水腫、肥胖有效；此外，還具有鎮痛、消炎和解毒排膿的作用，有時也作為治療哮喘症狀的藥劑來使用。

黃米粉 比起大米，它含有更多的蛋白質、脂肪、維生素以及鈣、鐵等，還含有豐富的纖維素。因此黃米可以和其他穀物混合食用。黃米便於消化和吸收，能促進排泄，還能調節血糖，有效治療黃疸。

可以生食的保健珍品

松針粉 吃生食的人自古以來推崇松針。應採摘乾淨的松針，細切，然後磨成粉末食用。松針含有蛋白質、磷、鐵和維生素A、維生素C，尤其醣類的含量特別多。

松針具有很高的藥理價值。所含的松節油可以降低膽固醇含量，調節末梢神經，刺激激素的分泌，因此松針適合患有神經衰弱或失眠症的人食用。據《本草綱目》記載，吃松針可以抑制腫瘤、生髮，利五臟，長期服用可望長壽。另外，松針對高血壓病、心臟病、貧血也有很好的治療效果。松針含有豐富的有機酸，有利於女性美容，最近正作為美容食品和保健食品被廣泛使用。松針能預防寒症、帶下等疾病。在旅行中生吃一些松針粉，可以迅速消除疲勞。

南瓜　南瓜具有解熱、止瀉以及利尿等藥理作用，可以有效改善腎臟功能。南瓜是代表性的抗癌食物之一，其中的胡蘿蔔素能延遲受損細胞的癌變過程。南瓜能解毒有害活性氧，是預防成人病，抑制衰老的很好的食物。南瓜子具有驅蟲作用，能治療藥物中毒，並含有豐富的健腦作用的卵磷脂和必需氨基酸。

香櫞　香櫞又稱枸櫞，常綠小喬木，果皮粗厚，很香，可做藥。含有大量糖分和豐富的維生素B和維生素C，每100克香櫞含有150毫克以上的維生素C，這比檸檬還要高三倍以上。橘橙皮苷為黃酮類的一種，大部分在香櫞的皮和果肉裏，和維生素C共同作用時，可以加強毛細血管的抵抗力，防止血管破裂導致的腦出血和皮下出血等。香櫞能改善皮膚的血液循環，有利於皮膚的美容和保護。香櫞能促進消化，而且可以治療感冒、發冷、發熱、咳嗽等。

靈芝　靈芝自古以來被稱為能治百病的靈藥。

靈芝對老年性癡呆、心臟疾病均有療效，還具有抑制血栓、降低膽固醇、抗癌、提高免疫力等多種藥效。

靈芝所含的生理活性物質有苦味成分、類固醇、核酸、葡聚醣類、鍺、植物激素、抗凝血酶等，其中的一種叫β葡聚糖的蛋白多糖體具有很強的抗癌活性。另外，靈芝還能明顯增加干擾素和白血球介素二等的產生，增加對老化和緊張的細胞免疫活性。

可以生食的藻類食物

藻類含有大量的碘，因此可以預防甲狀腺疾病，有利於髮質的改善和皮膚的美容。海藻的鉀含量非常多而且富含鈣、鐵等無機物，是非常好的鹼性食品。藻類還具有殺菌、抑制癌症、治療潰瘍等功效，並能降低血液中的膽固醇含量、血壓和血液黏度。

裙帶菜　裙帶菜是自古以來受人歡迎的小菜材料，而且還是婦女產後愛吃的食品。

裙帶菜是一種強鹼性食物，含有黏性物質褐藻酸。褐藻酸能預防肥胖，

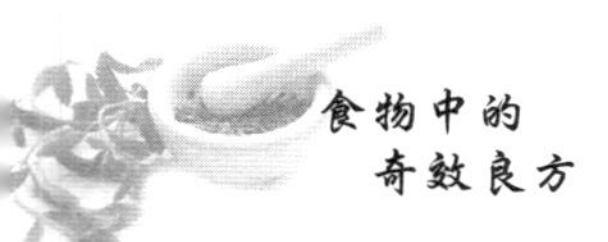

抑制血液中的三醯甘油和膽固醇，促進排泄鈉，具有預防高血壓的功能。另外，裙帶菜還具有使人體把農藥、重金屬和致癌物質排泄到體外的功能。

裙帶菜的主要活性成份類胡蘿蔔素是岩藻黃素和堇菜黃素，別外還含有黃體素、β胡蘿蔔素等。

紫菜　紫菜屬於紅藻類，含豐富的蛋白質，維生素和無機物，具有良好的儲藏性能，因此紫菜是很好的冬季營養食品。紫菜中醣類29%，蛋白質40%，是一種好吃又有營養的食品。另外，紫菜富含維生素A和維生素C。

海帶　海帶是一種鉀和碘含量特別多的鹼性食品。能使頭髮變黑，促進甲狀腺激素的分泌，促進新陳代謝，對預防動脈硬化、高血壓病等均有效。

構成我們身體的細胞共有60兆，每過三年我們身體內的細胞才會更新一次。為了更新全部體內細胞，最好是在長達三年的期間裏一直堅持每日一餐生食，以期讓我們體內充滿新生的健康的細胞。

我們提倡的生食方法是每天吃一餐生食，其餘的幾餐盡量搭配些完整的穀類、蔬菜類、菌類、藻類等接近大自然的食物，這樣就可以充分發揮生食的效果。

這是一種單純的健康真理，簡單得似乎是人人都知道的常識，但只有親身實踐才能獲得不可思議的效果。（池蓮）

海帶使你酸鹼平衡

「酸」是百病之源，糖尿病、冠心病、脂肪肝、腫瘤等或多或少都和人體的酸性體質有關。我們日常所食用的肉、蛋、米、麵、糖等食物都會在體內代謝產生帶陽離子的酸性物質，其他的食物如蔬菜、水果、牛奶、茶葉等則屬於鹼性食品。我們必須更多地攝入鹼性食物才對身體有益，科學家發現在成千上萬種食物中海帶的鹼度最高，享有「鹼性食物之冠」的美稱。每周吃三～四次海帶，可保持人體的血液處於弱鹼性而預防很多疾病。（錢江）

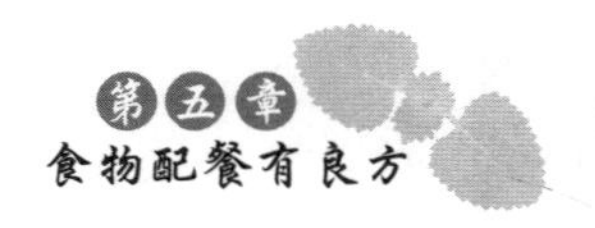

穀類早餐與麥片讓女性更健康

馬里蘭州醫學研究中心對加州、俄亥俄州和馬里蘭州的二百三十九名少女進行了十年的追蹤調查，這些少女年齡在九～十歲之間，該項調查要求受試者記錄在這十年中不同時段連續三天的飲食。研究人員在對這些評估進行統計研究後發現，不管少女年齡和運動狀況如何，每周吃三次或三次以上穀類早餐的人，比不吃的身體密度指標要低；而那些早餐吃其他食物的人，身體密度指標則介於前兩者中間。

另外，常吃早餐的人傾向於定時吃三餐，較少在三餐間吃零食，她們的食物攝入中，脂肪和膽固醇明顯的低，而鈣和纖維明顯的高。另外一項研究是美國密歇根州立大學進行的全國健康和營養調查。在四千二百十八名接受調查的成年男女中其中22％的人喜食穀物。在女性中，即使考慮到鍛鍊和總熱量攝入等因素，吃穀物早餐的人體重超重的概率仍比不吃早飯的人低30％。但是，喜歡其他早餐食品的女性的超重概率與不吃早飯的女性類似。但穀物早餐在維持女性體重方面的優勢在男性中卻不明顯。

目前尚不清楚穀物是否對體重控制有直接作用，同時，這兩項研究也沒有區分不同糖分含量的即食穀物。研究人員認為，很多盒裝即食穀物裏富含的纖維、維生素和礦物質成分可能有一定的功勞，而糖分高的穀物，必定不是健康早餐的好選擇；同時，研究人員也注意到，倒入穀物一起吃的牛奶可能也有一定作用。牛奶富含鈣，鈣也有助於控制脂肪。（姚麗萍）

多吃豆類助防暑

桑拿天，大量出汗會讓鈉和鉀等礦物質隨汗液排出體外，如果得不到及時補充，就會精神不振、疲勞倦怠、渾身乏力。一日三餐的正常飲食，基本能保證鈉的供給。如果這時候有人「趁機」減肥，只吃水果、冷飲或只喝水，就會缺鈉，從而降低抗暑的能力，嚴重者還會虛脫。

雖然在各種蔬菜和水果中含有豐富的鉀，但蔬菜和水果中蛋白質少、B

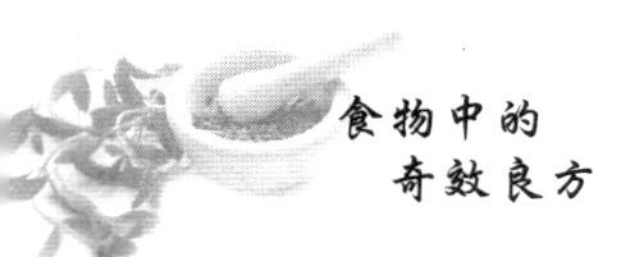

族維生素不足，不能很好地解暑，而豆類食品含有豐富的B族維生素、鉀和蛋白質，多吃豆類食品，如各種豆粥、豆湯，對防暑和恢復體力大有好處。有的人出汗多了會出現抽筋現象，這說明體內鈣不足，應該多吃些乳製品和豆類食品。

另外，冬瓜、西瓜、黃瓜、苦瓜等瓜類，不僅含有大量的水分，而且大多性味寒涼，能夠有效補充人體水分的缺失，祛暑降溫。（何佳頤）

糖尿病患者的最新飲食模式

糖尿病是一種有遺傳傾向的慢性代謝異常性疾病，以葡萄糖代謝紊亂為主，脂肪、蛋白質和其他物質的代謝也有異常。其主要危害是它的併發症，如心腦血管疾病、腎病、眼病以及神經病變等。除了藥物治療和進行適當的運動外，飲食療法是治療糖尿病的根本措施。目前所採用的飲食療法的核心內容是要求糖尿病患者本人及其家屬、營養師以及醫生的密切配合所打造的新型飲食模式，我們稱其為「糖尿病的醫學營養治療」法，這種營養治療法不同於以往，而是按糖尿病患者的體重計算能量需要，以數學模式來開功能表和菜譜，或用現有的簡單電腦程式來制定病人的進餐計畫。只要能夠規範治療，適當鍛鍊（可選擇一些傳統養生方法如練氣功、太極拳、按摩推拿等），再輔以科學合理的飲食療法，糖尿病人都可以獲得較高的生活品質，並將獲得安康長壽。

合理控制能量是糖尿病營養治療的首要原則，糖尿病患者的能量供給以維持或略低於理想體重為宜，也就是說，糖尿病患者的總能量要得到有效的控制。

米、麵可吃，少吃糖，不吃水果吃粗糧　在二十世紀三〇年代以前，人們誤認為糖尿病與飲食中的糖過多有關，因此強調用低糖（碳水化合物）膳食，其結果是，為了獲得飽足感，在減少糖的攝入量的情況下，不得不增加脂肪和蛋白質的攝入量。目前對醣類（即主食中的米、麵食類食品，如饅頭、麵條等）的攝入量不要求嚴格控制，日進食量控制在250～350克，折合

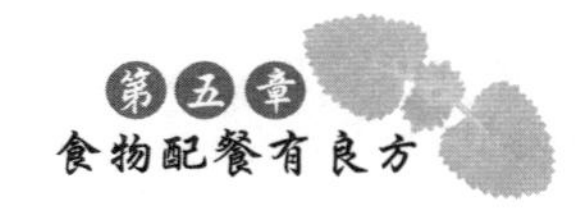

糧食300～400克，肥胖者則應控制在150～250克就可以。但是對糖尿病患者飲食中的醣類的種類和品質要求則比較嚴格，在相同量的醣類的食物中，血糖生成指數越低，血糖反應就越低，也越有利於血糖的控制。目前普遍認為，在合理控制總能量的基礎上適當增加醣類的比例，使之達到總能量的55％～65％，對糖尿病患者是合適的。糖尿病患者飲食中的醣類最好為複合糖（澱粉），避免過多食用單糖（如葡萄糖）和雙糖（如蔗糖、麥芽糖）等純糖製品。富含單糖、雙糖的食物為蜂蜜，各種糕點、白糖等食物，在腸道容易被吸收，升血糖作用較迅速。這些糖會促進肝臟合成分泌三醯甘油，增高血漿三醯甘油濃度，因此糖尿病患者應少進食這類食物。麵、米等穀類食物，主要含澱粉，而不是單糖或雙糖，因此，糖尿病患者可按規定用量食用。馬鈴薯、山藥、南瓜、紅薯、藕、粉絲等均為含澱粉的食物，可以食用。

應強調的是，糖尿病患者要「食不厭粗」，主食宜增加粗雜糧的攝入。水果類含果糖較多，其吸收率較快，血糖控制不好的患者應少食。蔬菜含醣類少，而含纖維素量較多，吸收率少，應多食。

膳食纖維要多吃　纖維類食物不易被人體吸收，但可加強腸胃的蠕動。多吃含膳食纖維的食物，還可增加飽腹感，減少食物的攝取量，便於控制體重。膳食纖維是存在於食物中，不能被人體消化吸收的一類複合醣類，主要包括可溶性膳食纖維和非可溶性膳食纖維。水溶性纖維主要存在於蔬菜、水果和某些藻類植物中，非水溶性纖維主要含在小麥、燕麥、蕎麥等穀類和豆類的外殼中，如麥麩和大豆殼。水溶性纖維能與食物交織以延緩醣類在胃腸道內的吸收，因而有利於控制血糖，並可降低血漿膽固醇濃度。非水溶性纖維對血糖和血脂雖然沒有直接影響，但是能促進胃腸蠕動，加快食物通過，以減少吸收，所以能間接降低血糖。現在也已經證明，糖尿病患者攝取高纖維膳食可以避免因攝取高碳水化合物膳食引起的餐後血糖過高。

脂肪須嚴格控制　高脂肪飲食可能使餐後血糖暫時降低，表面上看起來使胰島素的需要量減少了，但這只是短期效應。高脂肪膳食會刺激葡萄糖異生，還可使血清游離脂肪酸水準上升二～三倍。如果糖尿病患者的血脂和體

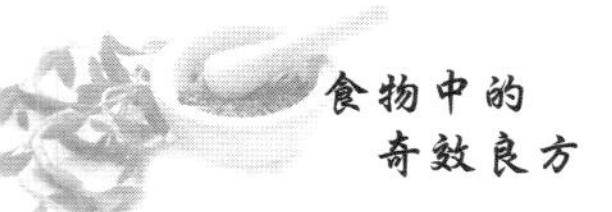

重都在正常水準，可以遵循正常人的飲食指導原則，飲食中的脂肪量，最好控制在總能量的25％左右。按每千克體重計算，應低於1克，一個60千克體重的人，一天攝入脂肪量不應超過總能量的10％。每天飲食中的膽固醇應低於300毫克。富含飽和脂肪酸的食物有：牛油、羊油、豬油、奶油等動物性脂肪。植物油如豆油、花生油、蓖麻油、菜子油等（椰子油例外）可適當多用。肥肉、花生、核桃、松子仁、榛子等應少食。要使用適當的烹調方法，以減少不必要的脂肪攝入。比如可選用涼拌、溜、清蒸、燴、燉、鹵煮等用油較少的烹調方法，而不要用煎、炸、紅燒、烤、薰等方法。應指出的是，魚油可使血清膽固醇有少量下降，從而使三醯甘油下降比較明顯，還可以改善二型糖尿病患者對胰島素的敏感性，這是好的一面。但有些研究表明，補充魚油會使肝臟的葡萄糖增加，使血糖和糖化血紅蛋白的水準上升，使糖尿病惡化，因此，我們建議，魚油的用量不宜太多。

蛋白質要精選　一般來說，糖尿病患者蛋白質的攝入量可佔總能量的12％～20％，有腎臟損害併發症的糖尿病患者，其蛋白質攝入量只能佔總能量的10％，並且應為優質蛋白質，如奶類、蛋類、牛瘦肉、豬瘦肉、羊瘦肉、禽肉以及魚、蝦等海產品。植物蛋白包括大豆蛋白和穀類蛋白等，主要來源於大豆及其製品如豆腐、豆腐乾、豆漿以及各種米、麵等。

維生素和礦物質多補充　糖尿病患者尿量較多，致使B族維生素的丟失和消耗增加。因此，建議多吃綠葉蔬菜、豆類和粗糧以供給充足的硫胺素、核黃素和抗壞血酸。適量的動物性食物可以提供較多的脂溶性維生素。

鉻是不可缺少的　三價鉻是葡萄糖耐量因數的組成部分，是胰島素的輔助因數。葡萄糖耐量因數能啟動胰島素，增強機體對胰島素的敏感性和對葡萄糖的利用，使葡萄糖轉變為脂肪，促進蛋白質合成，對醣類代謝有直接作用。葡萄糖耐量因數有助於預防和延緩糖尿病的發生並改善糖尿病患者的糖耐量，降低血糖和血脂。因此，建議多吃一些含鉻較多的食物，如肉類、動物肝、粗糧和豆類。

不喝飲料少飲酒，少食辛辣，進食應定時定量　糖尿病患者飲酒應有節制。雖然酒精的代謝過程不需要胰島素，但是，酒精的能量應計入攝入食物

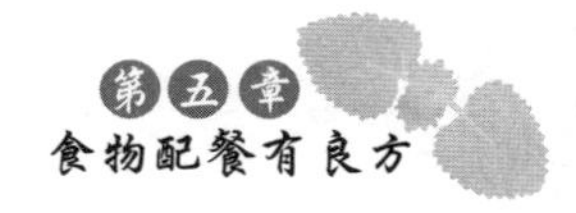

的總能量中。因此糖尿病患者不宜飲酒。糖尿病患者也不應飲用含糖飲料，如果汁、加糖咖啡、汽水、可樂等，最好是飲茶水或白開水。另外，刺激性調味品如辣椒、芥末、胡椒等也應少吃。為了減輕胰腺的負擔，使之合理分泌胰島素，糖尿病患者一日至少要進食三餐，並且要定時定量。如果按早、中、晚餐的食量分配，分別應占1/5、2/5、2/5或1/3、1/3、1/3，冬季可以按照2/5、2/5、1/5的比例分配。三餐的食物量不同，但供應的營養成分應該相同，每餐都應有主食（碳水化合物）、副食（供應蛋白質、脂肪和無機鹽）、蔬菜（供維生素、無機鹽和膳食纖維）、油（供脂肪）和水。（韓馳）

藥食俱佳的美食火鍋

藥膳火鍋，集營養、保健、治病、益壽為一體，有較強的健身祛病作用。它以色、香、味、形俱佳的形象，使人們在吃「火鍋」之時，達到平衡營養，愉悅身心，健身祛病的目的。

鹿茸當歸羊肉火鍋

【原料】羊肉350克，羊排骨肉600克，鹿茸10克，當歸25克，袋裝竹筍250克，金針菇200克，水發粉皮300克，四季豆200克，豬肝200克，水發豆腐皮卷250克，小白菜150克，青筍尖250克，蒜泥香油油碟、高湯、化豬油、川鹽、薑片、胡椒粉、雞精各適量。

【特點】濃香美味，湯濃醇厚。滋陰壯陽，冬季佳肴。

【功效分析】鹿茸性味甘、鹹，溫，具有壯元陽，補氣血，益精髓，強筋骨的功效。當歸味甘、辛、苦，性溫，有補血養血，和血調經，活血止痛，潤腸通便的功效。《日華子本草》記載，當歸能「治一切風，一切血，補一切勞」。羊肉味甘性溫熱，有補虛溫中、益腎壯陽的功效。孫思邈說羊肉「止痛、利產婦」。三者配合食用，可適應於虛勞羸疲，精神不振、倦怠，頭暈目眩、目暗，面色蒼白，月經失調，崩漏帶下，子宮虛冷，宮寒不孕，腰膝酸痛，陽痿，滑精等症。

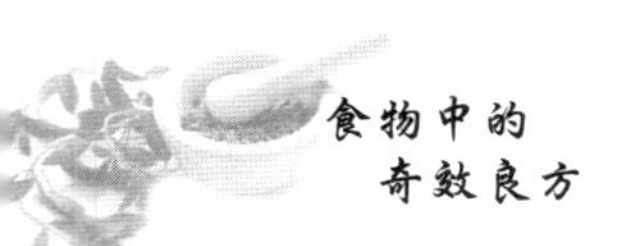

參芪羊肉火鍋

【原料】上等羊肉750克，雞脯肉300克，黨參30克，黃芪片30克，當歸10克，白蘿蔔300克，胡蘿蔔200克，黃瓜250克，雞腿菇200克，雞血300克，青筍尖400克，生薑片15克，八角2粒，丁香5粒，砂仁2顆，蔥白節75克，料酒100克，胡椒粉3克，高湯、雞精、川鹽、香辣醬、熟菜油油碟、化雞油各適量。

【特點】醇香美味，湯濃可口，有治氣血虛弱、貧血等功效。

【功效分析】羊肉味甘、性溫熱，其有益氣補虛，溫中暖下之功效。《中藥材手冊》中說黃芪：「補氣固表、利尿排毒除膿、斂瘡生肌。」黨參味甘性微溫，有補中益氣，健脾胃的作用。當歸味甘、辛、苦，性溫，有補血調經、活血止痛、潤腸通便的作用。《別錄》說它可「補五臟、生肌肉」。此火鍋可治氣血虛弱、營養不良、貧血、低熱多汗，手足冷、月經失調、小腹冷痛等症。

熟地紅杞豬肉火鍋

【原料】豬里脊肉750克，豬排骨肉600克，枸杞40克，熟地黃20克，水發木耳200克，水發豆腐皮捲300克，金針菇200克，四季豆170克，豌豆角150克，袋裝竹筍200克，時令綠葉蔬菜250克，豬肉湯、化豬油、生薑片、長蔥白段、川鹽、蒜泥、沙拉油、香油、胡椒粉各適量。

【特點】排骨濃香，湯鮮味美。強壯健身。

【功效分析】枸杞性味甘平，歸肝、腎經，有滋陰補血、益肝明目、補虛勞、強筋骨之功。《雷公炮製藥性解》中說，「紅杞明眼目，補勞傷，堅筋骨，益精髓，壯心氣，強陰益智……久服延年」。現代中醫藥研究表明，熟地黃確為補益肝腎，填精益髓之要藥，不僅可滋陰養血，更可益髓補腦。李時珍在《本草綱目》中介紹熟地黃說：「填骨髓，長肌肉，生精血，補五臟內傷不足，通血脈，利耳目，黑鬚髮。」豬肉性味甘、鹹、平、具有滋陰潤燥之功效。《本經逢原》認為，豬肉「精者補肝益血」。三者相合食用，有滋補腎陰，養血益精，滋陰潤燥，健腦益智等功效。適應於腎陰不足、精

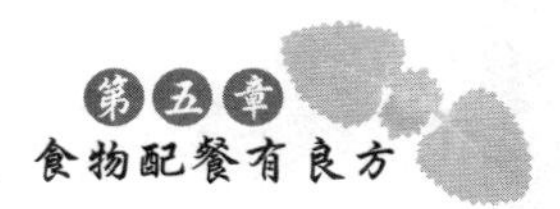

血虧虛所致頭暈目眩、腰膝酸軟、脫髮健忘、遺精早洩、月經失調、失眠多夢等症，以及熱病傷津、羸瘦、燥咳、便秘等。

歸芪雞火鍋

【原料】當歸6克，黃芪20克，母雞1隻（重約2000克），水發香菇、水發玉蘭片各150克，午餐肉、水發魷魚、白菜各100克，菜花75克，薑30克，料酒50克，精鹽10克，蔥15克，味精5克，清湯3000克。

【特點】香氣濃郁，湯汁可口，可補中益氣，氣血雙補。

【功效分析】當歸性味甘、辛、苦、溫，入肝、脾、心經。能補血調經，活血止血，潤腸通便。《日華子本草》說它可治「一切風，一切血，補一切勞，破惡血」。黃芪能補脾益氣，固表止汗，益氣升陽。兩者合用並與雞配之，可氣血雙補，適用於氣血虧損、自汗盜汗、氣血虛脫、氣衰血衰等症。

蟲草雞火鍋

【原料】蟲草10克，烏雞1隻（約重1250克），杏仁15克，香菇150克，火腿肉50克，玉蘭片、竹筍片、生菜、黃豆芽各100克，薑25克，蔥15克，味精5克，精鹽10克，胡椒粉2克，肉湯3000克。

【特點】湯汁鮮美，香醇可口。可補虛益精，止咳化痰。

【功效分析】蟲草能補虛損、益精氣、止咳化痰。《本草從新》說它有「保肺益腎，止血化痰」之功，同補肝腎、益氣血、治虛勞的烏雞合用，可補虛損，益精氣，化痰止咳。適用於痰飲咳嗽、虛喘、癆傷、咯血、自汗、陽痿、遺精、腰膝疼痛、病後久虛不復等症。

砂仁鯽魚火鍋

【原料】砂仁3克，鮮活鯽魚600克，水發冬筍、水發粉絲、豌豆苗、藕各100克，菜花、捲心菜各150克，料酒15克，味精、薑末各5克，薑塊30克，蔥段50克，精鹽10克，骨頭湯2500克。

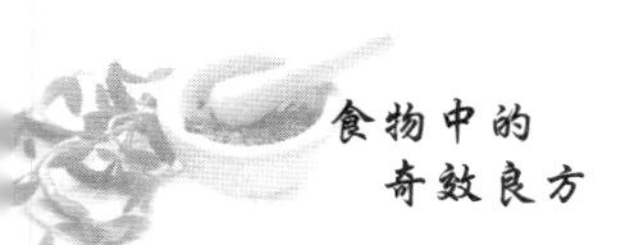

【特點】湯鮮味美，肉質細嫩。有醒脾開胃，利濕止嘔之效。

【功效分析】砂仁味辛、溫，入脾、胃和腎經。可消食開胃，行氣化濕，溫脾止瀉，溫胃止嘔，安胎。《本草綱目》記載「砂仁補肺醒脾……理元氣，通滯氣」。鯽魚性味甘、平，入脾、胃及大腸經，可健脾、補虛。《本草拾遺》說它「主虛羸」，《日華子本草》認為它「溫中下氣，補不足」。二味合用，具有醒脾開胃、利濕、止嘔的功效。常用於治療噁心嘔吐、不思飲食、病後食欲不振等症。

赤豆鯉魚火鍋

【原料】赤小豆50克，陳皮、乾辣椒、草果各6克，活鯉魚1條（重約1000克），冬瓜1500克，小白菜1000克，粉條300克，胡椒粉2克，精鹽10克，雞湯2500克，老薑、蔥各50克。

【特點】湯鮮味厚，微辣可口。有利水消腫，清熱解毒之效。

【功效分析】赤小豆性味甘、酸，平，歸心、小腸經，有利水消腫，解毒之功效。《食療本草》稱其「久食瘦人」，可調治肥胖症。鯉魚有家魚之首的美稱，性味甘、平，入脾、腎經。《本草綱目》說：「鯉乃陰中之陽，其功長於利小便。」本品以鯉魚與赤小豆相配，具有健脾利水，消腫止瀉，清熱利濕的作用，適用於消渴水腫，黃疸腳氣，小便頻數，以及心、腎性水腫，腹水等症。

以上藥膳火鍋外感未痊，內熱多痰者不宜。製法與日常火鍋食用方法基本相同，即把原料洗淨、切片（條）加工好，將料放入火鍋煮開，再加入附料，調味品即可。（李樂清等）

胡蘿蔔素的神奇療效

胡蘿蔔很普通，人們常見常吃，那麼胡蘿蔔究竟有何功能呢？研究發現，胡蘿蔔中的β胡蘿蔔素能有效預防花粉過敏症、過敏性皮炎等過敏反應。

專家們發現，攝入適量β胡蘿蔔素的實驗鼠體內組胺的含量較少。專家

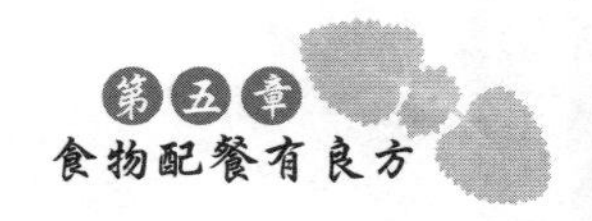

們還從這些實驗鼠的脾臟中取出細胞加以培養並進行分析，結果發現胡蘿蔔素能有效調節細胞內的平衡，使實驗鼠較難出現過敏反應。

組胺廣泛存在於動物全身的組織細胞（肥大細胞和嗜鹼性細胞）中。由於動物體內的抗原抗體反應或受到某些物質和物理刺激，動物體內的組胺能從細胞中釋放出來，與各種靶細胞中的特異受體結合，產生一系列生理反應，即人們常說的過敏反應。（小舟）

葉酸可提高老年人記憶力

荷蘭科學家最新研究發現，B族維生素葉酸有助於改善部分年過五十歲者的記憶力，延緩其大腦記憶力的衰退。荷蘭瓦赫寧恩大學的研究人員，在美國華盛頓舉行的老年癡呆症學會研討會上報告說，他們在三年內讓八百一十八名大腦記憶力正常、年齡在五十～七十五歲之間的人，日服800毫克的葉酸或安慰劑，然後對兩組受試者的記憶力和認知速度進行比較測試，結果發現，補充葉酸者的得分與比其年齡小5.5歲人的記憶水準相當。在認知速度測試中，補充葉酸者相當於年輕了1.9歲，這顯示葉酸對保護大腦的認知能力有效。早先的多項研究表明，葉酸是種安全並對健康十分有益的維生素，有助於預防嬰兒先天性缺陷、心臟病和中風。（張華）

秋天吃藕潤肺補血

藕屬睡蓮科植物，它的品種有兩種，即七孔藕與九孔藕。藕性溫，含豐富的單寧酸，具有收斂性和收縮血管的功能。生食鮮藕或擠汁飲用。對咯血、尿血等患者能起輔助治療作用。蓮藕還含有豐富的食物纖維，對治療便秘，促使有害物質排出，十分有益。

鮮藕洗淨切成絲，用紗布擠汁，煮沸稍涼溫飲，是涼血補血、健脾開胃的佳飲；藕汁有潤肺、鎮靜的功能，孩子考試時最好喝藕汁，早、晚各100毫升；在藕汁中加點鹽飲用，對眼睛充血有療效；生藕10片水煎服，可治療咳

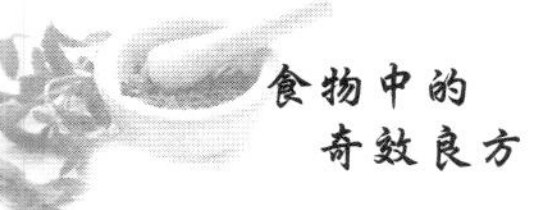

血；生藕500克連皮搗汁加白糖100克，攪勻成汁，隨時開水沖服，治療胃潰瘍出血有較好的療效。

另外，藕可以生食或加調味品涼拌，其味鮮嫩清脆爽口。或切成絲與青椒絲、肉絲等炒熟，其味鮮美可口。亦可切成塊狀與豬小排骨煮湯食之，可謂美味佳餚。（徐寶德）

食物的排毒功能

食物是人類賴以生存的物質基礎，它除具有營養和刺激味覺器官的功能外，還含有調解人體節律、抗體防衛、振奮精神、排毒等多種功效。伴隨著社會發展，環境污染、輻射以及對有害氣體的吸收，乃至食物在種植、加工過程中，受到來自化肥農藥和化學添加劑的污染，都會導致人體的血液和各種臟器器官受到傷害，因此「排毒」就受到人們愈來愈多的關注，成為近年來人們談論最多的健康話題。

苦味食品能消除體內有害物質

苦瓜、苦菜、苦茶等一系列苦味食品，口感略苦而餘味甘甜，可清熱、去火，因此有解毒功能。苦瓜是近年來風靡餐桌的一種綠色蔬菜，具有消暑祛熱、明目解毒的功效。有科學家在對苦瓜所含成分進行分析後發現，苦瓜中存在一種具有明顯抗癌生理活性的蛋白質，這種蛋白質能夠激發體內免疫系統的防禦功能，有助於增加免疫細胞活性，消除體內的有害物質。

中醫認為茶葉味甘苦，性微寒，能緩解多種毒素。茶葉中含有一種豐富活性物質——茶多酚，具有解毒作用。作為一種天然的抗氧化劑，茶多酚可清除活性氧自由基，對重金屬離子進行沉澱或還原，還可以作為生物鹼中毒解毒劑。此外，茶多酚還能提高機體的抗氧化能力，降低血脂，緩解血液高凝狀態，增強細胞彈性，防止血栓形成，緩解或延緩動脈粥樣硬化和高血壓的發生。

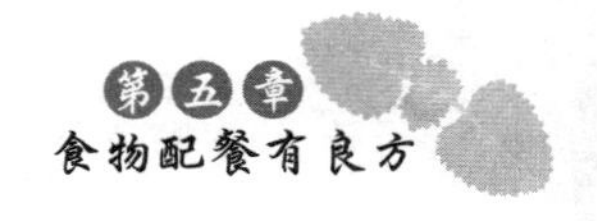

海產品可清腸排毒

海帶、海芥菜等海產品清腸排毒，具有清熱、解毒的功效。海帶中含有一種叫硫酸多醣的物質，能夠吸收血管中的膽固醇，並把它們排出體外，使血液中的膽固醇保持正常含量。海帶表面有一層略帶甜味的白色粉末——甘露醇，極具醫療價值，具有良好的利尿作用，可以治療腎功能衰竭、藥物中毒、水腫等症。

蔬菜中也有解毒功效顯著的食物

在我們經常吃的蔬菜中，也有許多解毒功效顯著且極為廉價的功能性解毒食物，如番茄，味酸微寒，清熱解毒、利尿消腫、化痰止渴作用明顯。絲瓜，甘平性寒，有清熱涼血、解毒活血的作用。黃瓜、竹筍都能清熱利尿；芹菜可清熱利水、涼血清肝，具有降血壓的功效；木耳因長年在潮濕陰涼的環境中，中醫學認為它具有補氣活血、涼血滋潤的作用，能夠消除血液中的熱毒；胡蘿蔔可以與重金屬汞結合將其排出體外；大蒜可使體內鉛的濃度下降；蘑菇可清潔血液；紅薯、芋頭、土豆等具有清潔腸道的作用。另外，豬血還具有很好的滑腸作用，經常食用可將腸道內的大部分毒素排出體外。綠豆味甘性寒，具有清熱解毒、利尿和消暑止渴的作用，而蜂蜜生食性涼能清熱，熟食性溫可補中氣，味道甜柔且具有潤腸、解毒、止痛等功能，在印度民間把蜂蜜看成「使人愉快和保持青春的良藥」。

最簡便易行的排毒方法就是喝白開水

在眾多的排毒方法中，最簡便易行的莫過於喝白開水了。白開水可以清除腸胃內的垃圾和污染物，可以防治胃癌、食道癌、腸癌和膀胱癌等消化系統癌症。涼開水還有祛火、消炎、解毒等功效，更為重要的是，水具有保護細胞、延長細胞生存壽命的作用。喝白開水最好在早晨起床時緩慢喝下500～600毫升，可以促進大、小便，具有清洗大腸、小腸的作用。

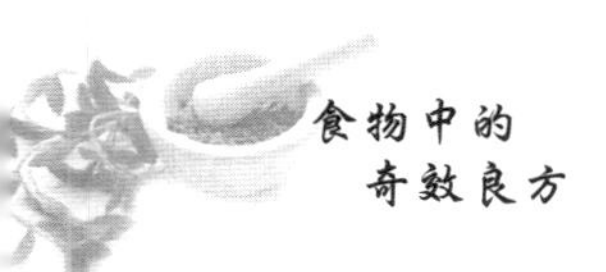

果汁排毒法正在流行

還有一種較方便易行的排毒方法，就是「果汁排毒法」。因為鮮果汁是機體內的「清潔劑」，能解除體內堆積的毒素和廢物，當大量的鮮果汁進入人體消化系統後，會使血液呈鹼性，把積存在細胞中的毒素溶解，由排泄系統排出體外。我們知道，正常人血液中的pH為0.35～0.45，人們在食用魚蛋類及穀類後，體內最終代謝產物為酸性，如大量攝取，會對健康十分不利。而水果蔬菜中含有大量的鉀、鈉、鎂等元素，在體內的代謝產物均呈鹼性，可使機體維持酸鹼平衡，確保血液pH正常，因此有益於人體健康。

人體所需的鈣、磷、鐵、鉀等，大部分來自於水果和蔬菜。若將其加工成鮮果汁、鮮菜汁，則更利於這些物質在體內的消化吸收，如蘋果汁、草莓汁、番茄汁、獼猴桃汁……其實葡萄也具有排毒的效果，葡萄汁能幫助腸內黏液的組成，並有助於肝、腸、胃、腎清除體內垃圾。櫻桃汁也是具有藥用價值的天然果汁，它能去除毒素和不潔的體液，因而對腎臟排毒有相當的功效，同時兼有通便作用。

每天一杯鮮果汁還可使你遠離腦中風。據芬蘭的一項研究發現，維生素C血濃度較低的男性患中風的機率比其他男性高近2.5倍。該研究對近2400名年齡介於四十二～六十歲之間的男性的維生素C血濃度進行檢測，研究結果顯示，維生素C血濃度相對較低的國家，其中風的發病率是維生素C血濃度相對高的男性的2.4倍。個別伴有高血壓或肥胖的男性，如果維生素C血濃度也處於低水準的話，患中風的機會比其他人要高2.6倍。因此人們應遵從專家的建議，每天喝一杯鮮果汁。

及時排除體內的有害物質、垃圾、過剩營養成分，保持五臟和體內清潔，才是真正的衛生之道。（王雲）

醋泡食物的療法

醋是人們常用的調味品，其藥用價值也非常高。據有關醫學載：醋，味酸微苦，性溫，有散瘀、止血、解毒、殺蟲等功效。近代醫學發現醋浸泡

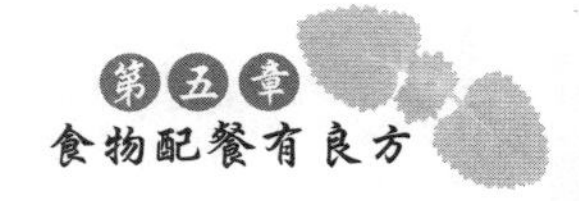

的食物有防治疾病的作用，特別是對高血壓、冠心病、糖尿病、肥胖症、感冒、乾咳及延緩衰老有特殊作用。

醋泡花生米　將花生米浸泡於食醋中，一日後食用，每日二次，每次10～15粒。長期堅持食用可降低血壓，軟化血管，減少膽固醇的堆積，是防治心血管疾病的保健食品。

醋泡香菇　將潔淨的香菇放入盛器內，倒入醋放冰箱冷藏，一個月後即可食用。醋浸香菇能降低人體內膽固醇的含量，改善高血壓和動脈硬化患者的症狀。

醋泡黃豆　將炒熟的黃豆放入瓷瓶中，倒入食醋浸泡。黃豆與食醋的比例為1：2，嚴密封口後置於陰涼通風乾燥處，三天後食用。每次服5～10粒，每日三次，空腹嚼服。有防治高血壓與降血脂、降膽固醇的作用，可預防動脈粥樣硬化。

醋泡大蒜　將乾淨、去皮大蒜瓣放水中浸泡一夜，濾乾倒入食醋浸泡五十天後即可食用。每天吃2～3瓣醋泡大蒜，並飲用經稀釋三倍的醋浸汁，可解熱散寒、預防感冒，有強身健體之效。鼻炎患者可用一小瓶口的瓶子裝入醋泡大蒜的醋汁，每晚看電視時用鼻子聞之，半月後效果明顯。

醋泡海帶　將海帶切成細絲，按1：3的比例加食醋浸泡，冷藏十天，即可食用。海帶含有豐富的鈣、磷、鐵、鉀、碘和多種維生素，具有強健骨骼、牙齒、防止軟骨病和改善高血壓症狀等功效。

醋泡玉米　取玉米500克煮熟濾乾，加入食醋1000毫升浸泡二十四小時，再取出玉米晾乾。每日早、晚各嚼服二十～三十粒，有明顯降血壓作用。

醋泡冰糖　將冰糖搗碎後浸泡於食醋中，浸泡二天待冰糖溶化後即可服用，咳喘多痰者在早飯前、晚飯後可服10～20毫升，有良好療效。（宋玉梅）

五行蔬菜湯的奇妙

蔬菜湯用白蘿蔔（白色入肺）、蘿蔔葉（青色入肝）、香菇（黑色入腎）、胡蘿蔔（紅色入心）、牛蒡（黃色入脾）五種蔬菜以君臣佐使之法配

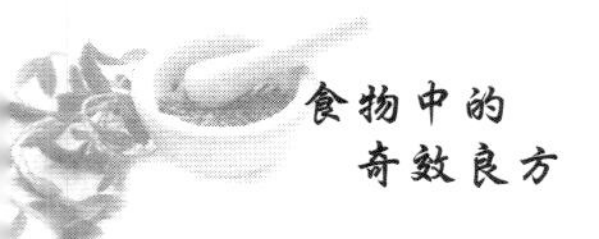

伍而成。人們出於感恩稱它為老年人的救命湯，成人的養生湯，寶寶的聰明湯。又因為它是由五種顏色的蔬菜組成的，故稱之為「五行蔬菜湯」、「五色蔬菜湯」、「五色青菜湯」或「牛蒡五行湯」。

在日本、韓國、臺灣、美國正風行一種「神奇的蔬菜湯」療法，該湯被譽為二十一世紀「神奇的蔬菜湯」。近來在中國也開始流行，並得到了一樣神奇的效果。其方法是將東洋參（牛蒡）、白蘿蔔、白蘿蔔葉、紅蘿蔔、香菇按一定比例配合煮湯飲用即可。常飲用「神奇的蔬菜湯」便能身體強健，治癒宿疾，使許多慢性頑固性疾病逐漸消失。

為什麼「五行蔬菜湯」有如此效果

從人類飲食結構的變遷來看，由於現代社會生活節奏的加快，人們飲食習慣也發生了改變，早上吃油炸方便食品、中午在外吃飯、晚上酗酒，肉食、油脂蛋白過多……這些飲食習慣導致蔬菜攝入量不足，營養不均衡，使體質成為酸性。酸性體質為萬病之源，造成各種後果：癌症、高血壓、心臟病、腦中風、動脈硬化、肝病、糖尿病、肥胖、便秘，以及目前備受矚目的骨質疏鬆症……，因蔬菜缺乏而引發的疾病不勝枚舉，因此，可以說「成人病就是蔬菜缺乏症！」

從中醫理論來看「五行湯」配伍——青（白蘿蔔葉）者入肝、紅（紅蘿蔔）者入心、黃（東洋參）者入脾、白（白蘿蔔）者入肺、黑（香菇）者入腎，五色滋潤五臟，「五行蔬菜湯」完全符合中醫理論。依五行學說言：肝屬木、心（心包）屬火、脾屬土、肺屬金、腎屬水，五行與五色對應為：青屬木、赤屬火、黃屬土、白屬金、黑屬水，五行（木、火、土、金、水）、五臟（肝、心、脾、肺、腎）、五色（青、赤、黃、白、黑），五行合一，互為表裏，產生不可思議的力量！

那麼，「五行蔬菜湯」的營養成分到底有哪些呢？「五行蔬菜湯」的主要營養成分有維生素A（β胡蘿蔔素）、鈣、鐵、磷、鎂、硒、粗纖維、鞣酸、維生素D、B群等。其中，維生素A（β胡蘿蔔素）可強化免疫功能；鈣、鐵，可增加血液質與量、去除肌肉疲勞、消除焦躁；磷、鎂、硒，可提

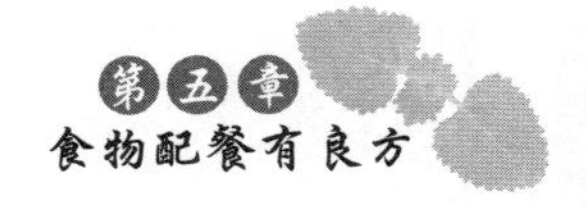

升肌肉力量；粗纖維，可抑制癌症；鞣酸，可抑制發炎；維生素D、B群，可強化腎臟、肝臟、免疫功能。

五行蔬菜湯的做法與功效

一次做兩日份，做好後裝入玻璃容器內，並擺入冰箱中保存，飲用時微加溫。

基本材料：白蘿蔔（中型約四分之一根）；白蘿蔔葉（用大蘿蔔的葉子約四分之一量，蘿蔔葉要浸水二小時才使用，以免農藥殘毒）；胡蘿蔔（中型約二分之一根）；牛蒡（中型約二分之一根）；乾香菇一枚（用太陽曬乾的，以轉生維生素D，如買不到可自己用新鮮的曬乾）。

基本作法：蔬菜不要事前燙過，要連皮切大塊；烹煮的鍋子請用耐熱玻璃鍋；放進青菜量三倍的水；水煮開後，再用小火燉煮二小時；把菜湯替代茶水來喝。

注意事項：請務必按照基本的配合份量煮食，以免失去平衡的效益；不要混合其他的藥草或植物，以免產生有毒物質；絕對不可以使用琺瑯或特氟龍加工鍋。還有一定不可用金屬器皿煲湯，只可用玻璃瓶或瓦煲。而且一人份用的要八碗水煲，水滾後，再用慢火煲一小時才可成的，不可加任何其他東西在湯內，如肉，魚等等……

日本蔬菜湯創始人——立石和博士，經過三十年的實踐，特別推崇「五行蔬菜湯」，在所著的《蔬菜湯強健法》一書中，他認為長期飲用「五行蔬菜湯」，可獲得如下效果：

(1) 有治療和預防癌症的效果；

(2) 幫助磨損的關節之骨骼恢復正常，並使之更強健；

(3) 延緩老化，重現青春活力；

(4) 能治療白內障；

(5) 能治療多種原因引起的急慢性白血病；

(6) 肝病、高血壓、心臟病、糖尿病及多種頭部的病症都能使之痊癒。

用白蘿蔔，白蘿蔔葉，紅蘿蔔，香菇，牛蒡所熬出來的湯汁，注入培養

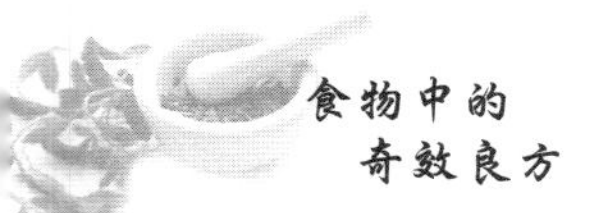

液中的癌細胞時，在顯微鏡下觀察，本來非常活躍堅硬的癌細胞，幾分鐘內就死掉了，再把湯汁給老鼠吃，老鼠活得更健康。據說立石和先生長期飲用菜湯後，身上再也找不到癌細胞了。（明哲）

玉米油對心血管病好處多

科學分析表明，玉米油中含有極為豐富的不飽和脂肪酸，進入人體後可促進糞便中類固醇和膽酸的排泄，阻止膽固醇的合成和吸收，使膽固醇不在動脈壁沉積，從而防止動脈粥樣硬化的形成。醫學家曾作試驗，讓每個人分別食不同的油，每日為60克，一周後發現食玉米油者比試驗前血清膽固醇下降16%，食大豆油、芝麻油者僅下降1%，而食用動物油者血清膽固醇上升18%。很明顯，食用玉米油有極好的降血脂效果。

此外，玉米油還含有極為豐富的維生素E，它是一種脂溶性抗氧化維生素，可以抑制自由基引起的脂質過氧化過程，從而達到軟化血管，減輕動脈硬化的目的，使血管保持良好的狀態。

目前，國際市場上稱譽玉米油為保健油，它已成為歐美發達國家居民日常生活中不可缺少的食用油。（陳繼培）

中風遇鉀而退

鉀是維持人體生命活動所必需的營養素，它有維持神經肌肉的正常功能、營養包括心肌在內的肌肉組織、保持肌肉彈性等作用。近年來還發現，血（清）鉀水準與中風之間有著密切關係。

英國劍橋大學的科學家對859人的攝鉀量與中風的關係進行研究，發現即使每天攝取少量的鉀，也可使與中風有關的死亡率減少40%。由此得出「選食含鉀豐富的食物可降低發生中風的危險」的結論。而最近美國北曼哈頓中風研究所也證實，血液中較高的鉀可使中風的危險降低40%～50%。該研究所對425名首次中風的病人測量住院24小時內的血鉀水準，結果表明，排除高

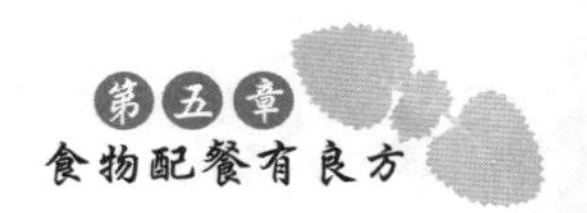

血壓、肥胖、吸煙及受教育程度等因素影響後，血鉀濃度與中風危險性之間仍有密切關係，即血鉀越低，發生中風的危險性越大。

較高的血鉀水準，可對抗食鹽過多引起的高血壓，對有輕度高血壓的人和高血壓危險因素較高（收縮壓＜140mmHg和舒張壓＜90mmHg）的人，也有降壓作用。血鉀水準較高時，還可以抑制血小板聚集和平滑細胞的增殖。鉀的這些作用是降低中風危險的重要基礎。

人體的鉀主要來自食物，新鮮蔬菜和水果是鉀的最佳來源。綠葉蔬菜、豆類、精肉、蛋類、香蕉、橘子、檸檬、杏、青梅等均含有豐富的鉀。如果以降低血壓、預防中風為主要目標，則可以在日常飲食中多選食上述含鉀豐富的食物和水果。一般來說，腎臟功能正常的人，選擇含鉀量較高的食物是最安全的，不會發生血鉀過高的危險。中老年人，特別是有中風危險的，平時應盡量多吃綠葉菜及含鉀高的水果。通過良好的飲食結構，達到預防中風的效果。

（蕭祥雲）

蒜療驗方集粹

我在一九七四年被醫院確診為冠心病，血膽固醇高達260毫克／分升以上，心電圖提示心臟供血不足，醫生叫我立即服降脂藥。1982年我又因高血壓、心絞痛一連三次住院治療。在住院期間，膽固醇仍高達240毫克／分升以上，血壓高達200/130毫米汞柱以上，醫生說我是頑固性高血壓。加上膽結石等多種疾病纏身，我只好在一九八三年就病退了。

在家養病期間，我從各種文獻資料中尋求降脂降壓的良方。功夫不負有心人，湊巧看到了幾則令人振奮的消息。一則是英格蘭大學生物研究室宣稱：「已經弄清大蒜對人體有四大益處，即治療高血壓，減少血液中膽固醇含量，防止血栓形成，還可以溶解血液中低密度脂蛋白，並維持高密度脂蛋白的正常含量。」另一則消息報導：「德國醫學家用大蒜治療高血壓病患者八十例，血壓均見穩定下降。」還有一則是丹麥科學家聲稱：「用生薑防止血液凝固十分理想，這是因為生薑含有一種特殊物質與水楊酸相似，並且不

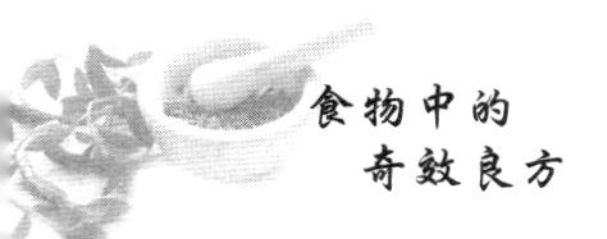

會產生副作用，還可治關節炎。」我看後如獲至寶，便在繼續服用降脂降壓藥的同時，每天吃大蒜至少20克，生薑至少10克，我吃蒜的方法很簡單，就是把大蒜去皮、生薑洗淨切成片，專門放在一個碗內，澆上醋，在就餐時當一盤菜吃。到一九八六年，僅四年時間，意想不到的奇蹟出現了，我到地區醫院檢查化驗：血膽固醇降到170毫克／分升，血壓降到140／80毫米汞柱，心電圖提示心臟供血正常。醫生叫我停服了降脂藥，僅服少量的降壓藥。

此外，由於我自身受益於大蒜，所以我也收集了一些蒜療用方，現摘要介紹如下。

主治氣管炎的蒜療方

處方一：大蒜20頭，豬瘦肉100克，鹽、醬油、食油各適量。將大蒜去皮洗淨，豬肉切片，鍋置於旺火上，油熱放入豬肉煸炒，下蒜瓣再炒片刻，放入調料翻炒即成。一次食用，小兒酌減。

處方二：大蒜15克，橘餅30克。將大蒜、橘餅切碎，加適量水煮，去渣，每日服一劑，分二次服。

主治哮喘的蒜療方

處方一：獨頭蒜7頭。將絲瓜洗淨，啟開一個小孔，納入獨頭蒜，置鍋內蒸熟，食用，每日一次，七日為一療程。

處方二：大蒜、糖、醋製成糖醋蒜。每天早、晚吃糖醋大蒜一～二瓣，並連帶喝些糖醋汁。

處方三：紫皮大蒜50克，紅糖60克。將蒜頭洗淨，搗爛如泥狀，加入紅糖，加水熬成膏，每日早、晚各服一匙，開水沖服。

主治肺結核的蒜療方

處方一：獨頭蒜若干，江米麵3500克，白及麵1500克。將上兩麵混勻，加水調成糊狀，置火上煮熟，每次服相當於乾麵80克。用獨頭蒜一頭蘸糊吃，每早服，服後行走三十步，（空氣新鮮之空曠地），逐漸增加，以一百

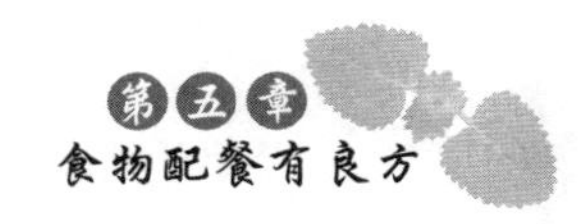

日為一療程。

處方二：生大蒜不拘量。每次吃生大蒜數瓣，每日數次，連服十四天為一療程。也可將大蒜放在肉或菜湯中煮熟服用，或將大蒜煮熟，加入白糖，每晚一次服下，連服一個月。

處方三：大蒜2～3頭。將大蒜搗爛，放在瓶中，瓶口緊貼鼻孔，用鼻腔吸氣，吸入瓶內蒜泥氣味，用口呼氣，每天二次，每次持續三十～六十分鐘，連用三個月。

主治食道癌的蒜療方

處方一：大蒜頭100克，醋200毫升。蒜頭與醋共煮熟食之，可能嘔出大量黏液，可再服半小碗韭菜汁消除。

處方二：陳皮、大蒜各適量。搗為膏搓成丸如櫻桃大，每服1～2粒，白湯嚼下。

處方三：大蒜2頭，大棗10枚，黨參12克，陳皮6克，大活鯽魚1條。將鯽魚洗淨、大蒜去皮切細，填入魚腹中，紙包泥封，燒存性，研成粉末，每次3克，用大棗、黨參、陳皮煎水沖服，每天一劑，常食。

主治肝癌的蒜療法

處方一：大蒜20克，500克以上大黑魚1條，赤小豆30克。黑魚去腸留鱗，於魚腹中放入大蒜及赤小豆，用粗厚紙包縛數層，清水中浸透，放在灰火中煨熟，取出淡食，或魚肉蘸少量糖醋食之，一日內分數次服完，連服數天。

處方二：大蒜1枚，黑魚1條，冬瓜100克，蔥白1根，食鹽適量。將黑魚留鱗去腸，加入冬瓜、大蒜、蔥白、食鹽煮熟，喝湯吃魚，每日一劑，連服三～七天。

主治胃腸癌的蒜療方

處方一：大蒜1頭，大活鯽魚1尾。鯽魚去腸留鱗，大蒜切成片，填滿魚腹，紙包泥封，燒存性，研成細末，每服5克，以米湯送下，每日二～三次。

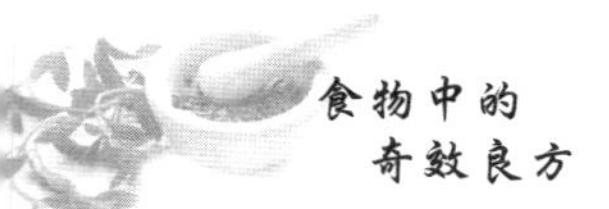

處方二：5%大蒜浸出液。將大蒜液100毫升做保留灌腸，每日一次。

處方三：大蒜汁半匙，炒陳皮末半匙，冰糖1匙。共入糯米粥內調勻，一次吃完。

主治肺癌的蒜療方

處方一：大蒜適量。口服大蒜壓榨出的液汁，每次10～30毫升，一日二次。

處方二：紫皮大蒜30克，粳米60克。大蒜去皮，放沸水中煮一分鐘後撈出，以煮蒜水與粳米共煮粥，然後將蒜放入粥內稍沸即可食用。

處方三：大蒜、豬肺各適量。用法：將大蒜炒豬肺片當菜吃，不拘多少，經常食用。

大蒜奇蹟已被多國科學家認可。一九八七年，美國科研人員發現大蒜可降低血漿膽固醇，冠心病人服大蒜油五個月後膽固醇下降10%，甘油三酯下降21%，高密度脂蛋白增加31%，而低密度脂蛋白減少7.5%，被稱為「神奇的藥物」；英國醫學家發現「大蒜頭能降低膽固醇，使動脈粥樣斑塊減少，因而可以預防動脈硬化及冠心病」；日本稻山女子大學教授並木經研究發現「大蒜和番茄均含豐富的吡嗪，可以使血小板的凝聚率降至半數以下」。大蒜還可殺死大量有害細菌，具有防感冒、增強人體免疫功能、防癌等多種保健功效。

（連舉譚　杏林）

第六章

懂得食物禁忌保健康

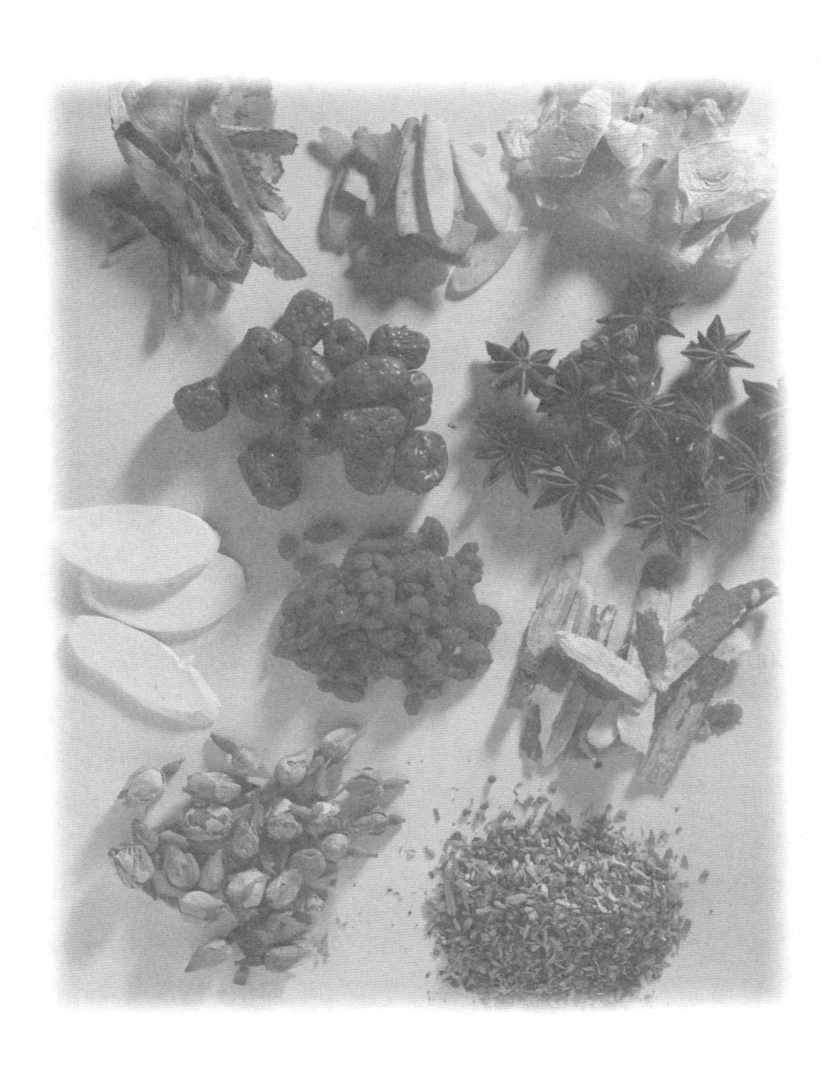

1.食物相剋

過食酸食易疲勞

有人以為自己常常感覺疲倦，是因為睡眠時間不足、用腦過度和強體力勞動造成的。殊不知，許多時候這是由於偏食酸性食物的結果。

酸性食物不是指一般的酸味食物，而是指含有磷、硫、氧等元素的食物在體內形成的酸性。人體在正常狀態下，血液為弱鹼性。血液中不論酸性過多還是鹼性過多，都會引起身體不適。人們每天都在大量食用酸性食品，如主食中的米和麵，副食中的肉類、魚類、貝類、蝦、雞蛋、花生、紫菜，還有啤酒、白糖等。血液酸性化又被稱為酸性體質，酸性體質的人常有一種疲倦感。開始時有慢性症狀，諸如手腳發涼、容易感冒、皮膚脆弱、傷口不易癒合等。酸性體質嚴重時，會直接影響腦和神經功能，引起記憶力減退、思維能力下降、神經衰弱等。因此，我們大量食用酸性食物的同時，還應吃一些鹼性食物以中和酸性，使我們的頭腦處於清醒活躍的狀態。蔬菜、水果、豆類、海藻類、茶、咖啡、牛奶等，都屬於鹼性食品。（苗蘭雅）

注意食品的相剋與相配

飲食是生命健康的第一道關口。吃得科學，吃得合理，就可以增進健康；盲目無知，濫飲暴食，則必然有損健康。所以，可別小看了飲食這門大學問。講究飲食科學，首先需要重視的是食物的相剋與相配。

各種食品同時食用時，常常會產生一些物理和化學反應，生成對人體不利的物質，這種現象一般叫做食物的相沖相剋。如果將這些相沖剋的食物同食，不但不會得到人體所需的營養，反而會損害身體，真是不可不防。

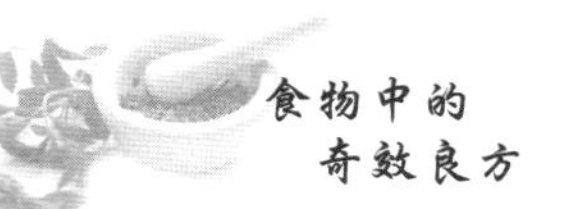

豆漿忌紅糖　紅糖內含草酸和蘋果酸，豆漿在酸的作用下發生「變性沉澱物」，不僅降低營養價值，還會引起嬰幼兒腹脹，消化功能失調，減少鐵、銅等微量元素的吸收。故喝豆漿只能加白糖。

豆漿忌雞蛋　人們往往認為豆漿沖雞蛋是營養佳品，殊不知，雞蛋中的黏蛋白能與豆漿中的胰蛋白酶結合，從而失去應有的營養價值。

茶葉忌雞蛋　茶葉蛋是一種傳統食品，但對人體健康有害無益。因為茶葉中除生物鹼外，還有酸性物質，這些化合物與雞蛋中的鐵元素結合，對胃有刺激作用，且不利於消化吸收。

雞蛋忌味精　雞蛋本身含有許多與味精成分相同的穀氨酸，所以炒雞蛋時放味精，不僅增加不了鮮味，反而會破壞和掩蓋雞蛋的天然鮮味。

啤酒忌白酒　啤酒中含有大量的二氧化碳，容易揮發，如果與白酒同飲，就會帶動酒精滲透。有些人常常是先喝了啤酒再喝白酒，或是先喝白酒再喝啤酒，這樣做實屬不當。想減少酒精在體內的瀦留，最好是多飲一些水，以助排尿。

飲酒忌咖啡　酒中含有的酒精，具有興奮作用，而咖啡所含咖啡因，同樣具有較強的興奮作用。兩者同飲，對人產生的刺激甚大。如果是心情緊張或是心情煩躁時這樣飲用，會加重緊張和煩躁情緒；若是患有神經性頭痛的人如此飲用，會立即引發病痛；若是患有經常性失眠症的人，會使病情惡化；如果是心臟有問題或是有陣發性心動過速的人，將咖啡與酒同飲，其後果更為不妙，很可能誘發心臟病。一旦將二者同時飲用，應飲用大量清水或是在水中加入少許葡萄糖和食鹽喝下，可以緩解不適症狀。

解酒忌濃茶　有些人在醉酒後，飲用大量的濃茶，試圖解酒。殊不知茶葉中含有的咖啡鹼與酒精結合後，會產生不良的結果，不但起不到解酒的作用，反而會加重醉酒。

鮮魚忌美酒　含維生素D高的食物有魚、魚肝、魚肝油等，吃此類食物飲酒，會減少人對維生素D吸收量的六～七成。人們常常是鮮魚佐美酒，殊不知這種吃法卻丟了上好的營養成分。

牛奶忌糖　牛奶中所含的賴氨酸在高溫下與果糖結合成果糖基賴氨酸，

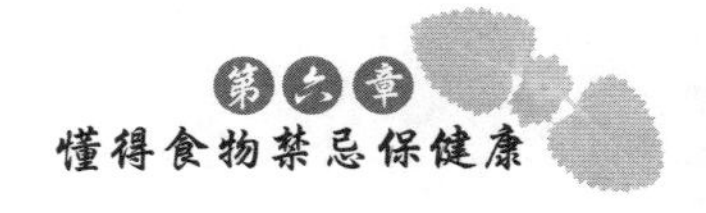

不易被人體消化。食用後會出現腸胃不適、嘔吐、腹瀉病症，影響健康。

牛奶忌巧克力　巧克力中含有草酸，與牛奶中所含的蛋白質、鈣質結合後產生草酸鈣。一些人食用後會發生腹瀉現象。

橘子忌牛奶　一般情況下，在喝牛奶的前後一小時內，不宜吃橘子。因為，牛奶中的蛋白質一旦遇到橘子中的果酸，便會發生凝固，從而影響消化與吸收。

菠菜忌豆腐　菠菜中所含的草酸，與豆腐中所含的鈣產生草酸鈣凝結物，阻礙人體對菠菜中的鐵質和豆腐中蛋白的吸收。

狗肉忌茶　狗肉中含蛋白質較多，如果吃完狗肉立即喝茶，容易生成一種具有收斂作用的鞣酸蛋白質，使腸蠕動減緩，大便中水分減少，人體會從排泄物中吸收更多的有害物質和致癌物。

蝦蟹類忌維生素　蝦、蟹等食物中含有五價砷化合物，如果與含有維生素C的生果同食，會令砷發生變化，轉化成三價砷，也就是劇毒的「砒霜」，危害甚大。長期食用，會導致人體中毒，免疫力下降。

此外，紅蘿蔔與白蘿蔔，海味與水果、紅薯與紅柿、汽水與白酒等亦不能混食。

隨著人類對健康的關注，平衡膳食已成為科學飲食的理念。

什麼是平衡膳食呢？平衡膳食就是指一日飲食中的糧穀類、豆類、肉蛋奶類、蔬菜水果類和油脂類，且幾大類食物相配得當的一種膳食。歸納起來，應做到以下十種相配。

粗細相配　日常飲食中應注意選用粗糧，如小米、全麥麵包、糙米、苦蕎麥等。米麵越白，營養價值越差，主要是損失了B族維生素，尤其是維生素B_1，造成腳氣病發生率增加。目前提倡將米麵進行深加工，如米麵的各種強化食品。日本青少年身高的顯著變化得益於米麵中強化賴氨酸。日常飲食中增加粗糧有助於預防糖尿病、老年斑、便秘等，而且還有助於減肥。

主副食相配　日常飲食中應將主食和副食統一起來。如有的糖尿病患者擔心血糖升高，而不吃主食，或限制主食過嚴，造成嚴重後果。多數大腹便便的人是因吃肉過多引起。早餐單純飲用牛奶，不如飲用牛奶的同時，加用

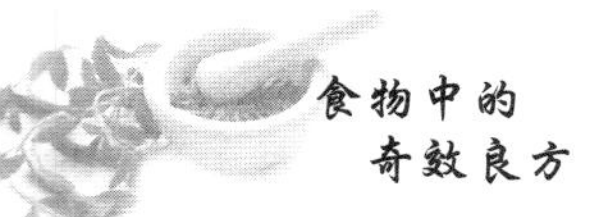

麵包，如再飲用一杯果汁或蔬菜汁效果更佳。

乾稀相配　冬季進補的理想食物：當歸生薑羊肉湯；利水滲濕佳品：赤小豆燉鯉魚湯；益智佳品：黑芝麻糊及紅樓夢中記載的六種粥（紅稻米粥、碧梗粥、大棗粥、鴨子肉粥、臘八粥及燕窩粥），還有敦煌藝術寶庫中發現的「神仙粥」（由芡實、山藥和大米組成）等均為乾稀相配的典型代表。

顏色相配　食物一般分為五種顏色：白、紅、綠、黑和黃色。各種顏色的代表食物如下：白色如米麵、牛奶等；紅色如番茄、大棗、紅葡萄酒及肉類等；綠色如綠色蔬菜、綠茶等；黑色如黑豆、黑米、黑芝麻、墨魚等；黃色如柑橘、米糠、大豆、胡蘿蔔等。一日飲食中應兼顧上述五種顏色的食物。

營養素相配　營養素分為蛋白質、脂肪、醣類、維生素、無機鹽、水和膳食纖維素七大類。容易過量帶來問題的營養素為：脂肪、醣類和鈉；容易缺乏者為：蛋白質、維生素、部分無機鹽、水和膳食纖維素；高蛋白質低脂肪的食物有魚蝦類、兔肉、蠶蛹、蓮子等；富含維生素、無機鹽、膳食纖維素的食物有蔬菜水果類和粗糧等；水是一種重要的營養素，每日應飲用四杯以上的水。

酸鹼相配　食物分為呈酸性和呈鹼性食物。主要是根據食物被人體攝入後，最終使人體血液呈酸性還是鹼性區分的。呈酸性食品主要是指肉類，呈鹼性食品主要是蔬菜水果類。近些年來，因肉類食品攝入過多，致使血液酸化，造成富貴病高發，應引起重視。

生熟相配　吃生吃活現已成為一種時尚。吃生蔬瓜果、鮮蝦、銀魚等可以攝入更多的營養素。有的癌症患者在走投無路的情況下，僅靠吃生蔬瓜果，居然奇蹟般康復。吃生吃活必須注意食品衛生。

皮肉相配　連皮帶肉一起吃漸成時尚。如鵪鶉蛋、小蜜橘、大棗、花生米等帶皮一起吃營養價值更高。

性味相配　食物分四性五味。四性是指寒、熱、溫、涼；五味是指辛、甘、酸、苦，鹹。根據「辨證施膳」的原則，不同疾病應選用不同性味的食物，一般原則是「熱者寒之，寒者熱之，虛則補之，實則瀉之」。如發熱時應選用寒涼性食物：西瓜、綠豆及部分海產品等。根據「因時制宜」的原則，不同季節應選用不同性味的食物，如冬季應選用溫熱性食物：羊肉、鹿肉、牛鞭、生薑等，盡量少吃寒涼性食物。五味也應該相配起來，不能光吃甜的而不吃苦的。

烹調方法相配　常用的烹調方法有蒸、燉、紅燒、炒、溜、汆、炸、涮等。單一的烹調方法，如紅燒，容易引起肥胖。應多選用汆、涮等烹調方法。「涮」是保證飲食多樣化的理想烹調法之一。（老誠）

小蔥不宜拌豆腐

中國民間有句俗話，叫做「小蔥拌豆腐——一清二白」，用來比喻是非分明，或人格上的高風亮節。在許多人的餐桌上也會發現這道所謂的「佳肴」。其實，把蔥和豆腐共同食用，是不科學的。

因為豆腐中含有豐富的鈣質，鈣是維護人體生命活力的重要物質，它不僅有助於骨質的形成，而且能啟動多種酶，對神經傳導、肌肉收縮、血液凝固、維持心臟正常搏動、穩定正常血壓、保持毛細血管的滲透性、調節性內分泌系統、增強人體免疫功能等方面都具有非常重要的作用。而蔥裏所含的草酸物質能與豆腐中的鈣起化學作用，結合成一種難以溶解吸收的「草酸鈣」，從而影響人體對食物中鈣的吸收，造成鈣的大量流失。因此，不宜將小蔥拌豆腐進行食用，在烹調豆腐時也不宜用蔥充當作料。（秦一）

夏季導致中毒的八種食物

隨著天氣的轉熱，食物中毒的可能性又增加了許多，因而有必要提醒人們注意：可能導致中毒的八種食物千萬別吃。

鮮木耳　鮮木耳中含有一種光感物質，人食用後，會隨血液循環分布到人體表皮細胞中，受太陽照射後，會引發日光性皮炎。

鮮蠶豆　食用鮮蠶豆會引起過敏性溶血綜合徵。症狀為全身乏力、貧

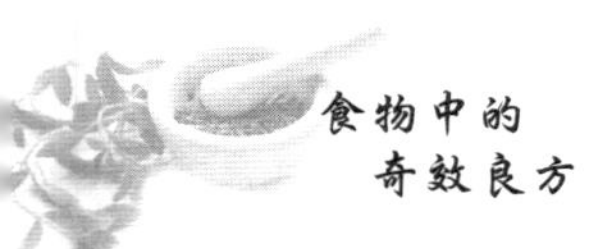

血、黃疸、肝腫大、嘔吐、發熱等。

未炒熟的四季豆 未炒熟的四季豆中含有皂苷，人食用後會中毒。炒熟的四季豆無毒。

鮮黃花菜 鮮黃花菜又名金針菜。其中的有毒物質秋水仙鹼進人人體後，會使人嗓子發乾、口渴，胃有燒灼感、噁心、嘔吐、腹痛、腹瀉。

青番茄 未成熟的番茄含生物鹼，人食用後可導致中毒。

鮮扁豆 鮮扁豆中含有皂苷和生物鹼，有毒，但遇熱後會溶解。食用前應用沸水焯透或過油，或乾煸至變色後食用。

綠色馬鈴薯 綠色馬鈴薯有的是被陽光曬綠的，有的是馬鈴薯發芽後產生的龍葵素而發綠的，人食用後會因龍葵素而中毒。使用發芽馬鈴薯時，應先將芽和芽根及馬鈴薯表皮變綠的部分挖去，放於清水中浸泡2小時以上。

變質白木耳 腐爛變質的白木耳會產生大量的酵米麵黃桿菌，食用後胃部會感到不適，嚴重者可出現中毒性休克。

食魚的禁忌

魚是人們喜歡吃的佳肴，但如加工不當，會給人們帶來許多疾病。

煎焦了的魚不能吃。魚煎焦後會產生較多的苯並芘，它是一種強致癌物質，其毒性超過黃麴黴素。另外，魚肉中的蛋白質含量豐富，如果魚肉燒焦了，高分子蛋白質就會裂變成低分子的氨苦酸，並可形成致突變化學物質。

鹹魚最好少吃。鹹魚與鼻咽癌的發生有一定的關係，這一點早已被科學家們認定。研究表明，在幼兒吃鹹魚比成年人吃鹹魚更具有致癌性。鹹魚之所以會引起鼻咽癌，是因為魚在醃製過程中部分蛋白質會分解出胺。動物實驗也表明，大白鼠吃鹹魚會出現癌變，而不吃鹹魚的對照組則不發生癌變。

痛風病人不宜吃魚。魚類中含有嘌呤類物質，如有痛風，則是由於體內的嘌呤代謝發生紊亂而引起的，主要表現為血液中的尿酸含量過高，可使人的關節、結締組織和腎臟等部位發生一系列症狀，故患痛風症的人吃魚會使症狀加重。

（愛蓮）

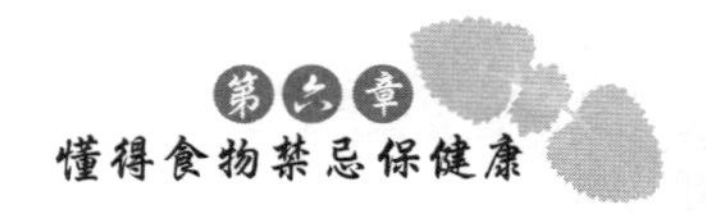

過量食用紅辣椒易致膽囊癌

智利科學家研究發現，貧窮和大量食用紅辣椒會增加患膽囊癌的危險。自二十世紀，腫瘤專家通過追蹤觀察發現，智利人膽囊癌的發病率呈穩定上升趨熱，死亡率居世界第一。

發表在《國家癌症雜誌》的研究報告指出，智利膽囊癌的發病率從三十年前的3／10萬增加到12／10萬。為此，智利大學的研究人員對114名膽囊癌患者的各種習慣進行調查，並與一組患有膽囊結石，但並不患膽囊癌的患者進行對比。結果顯示，膽囊癌患者社會經濟地位較低，膽囊結石病史較長，飲食中的紅辣椒的消耗量較高，新鮮水果攝入較少。貧窮和紅辣椒食用過多會使患膽囊癌的危險分別增加六倍和三倍。

關節炎患者飲食三忌

忌多吃肥膩食物　美國韋恩大學醫學院洛卡斯特曾做過試驗：十六名關節炎病人，每天吃大量的肥肉等高脂肪食物後，關節炎症狀明顯加重，有的甚至出現腫脹、強直、活動障礙等。當停止吃這些食物後，症狀很快緩解和消失。後來，這些病人再一次吃含脂肪多的食物後，關節炎症狀又重新復發。現代科學研究分析，肥膩食物在體內的氧化過程中能產生一種酮體，過量的酮體會引起物質代謝失調，便會強烈地刺激關節。因此，關節炎病人應忌吃肥膩食物。在日常烹調菜肴過程中，宜用植物油，而盡量不吃肥肉、奶油及油炸食品。

忌吃高甜食物　據有關專家的觀察，關節炎病人常吃甜食可加重病情。一項對風濕性關節炎病人的實驗研究結果表明，每天吃六塊奶糖，連續一個月。在同樣藥物治療的條件下，未吃奶糖的病人症狀明顯得以緩解，而吃奶糖的病人症狀沒有任何改善，有的病情反而有加重趨勢。由此可見，關節炎患者還是以少吃、不吃甜食品（如糖果、甜餅、霜淇淋、巧克力等）為好。

忌多吃海產品　現代科學研究證明，關節炎患者忌食海產品。如海參、

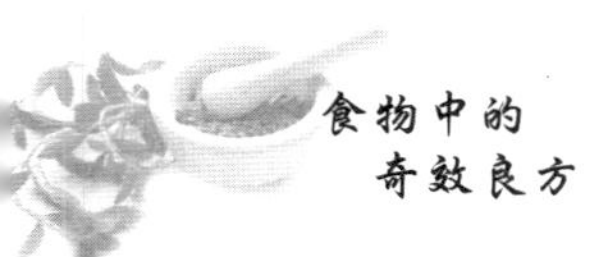

海魚、海帶、海菜中含有一定量的血尿酸，被身體吸收以後，能在關節中形成尿酸結晶，會使關節炎的症狀加重。所以，關節炎病人要少吃或不吃海產品。（王增）

老年人吃煎魚易中風

最新研究顯示，老年人食用過多的煎魚會增大中風的可能性。

最近，美國研究人員對4775名年齡在六十五歲以上的老年人進行調查研究。他們被分為兩組，其中一組的成員有一個共同的特點就是喜歡吃金槍魚或者其他種類的魚，另外一組則無此嗜好。整個試驗持續了長達12年。

實驗結果顯示那些經常吃魚並且習慣於用燉或烤的方法進行烹飪的老年人患中風的機率比那些平均每月吃魚少於一次的老年人低30%左右。相反，那些喜歡吃魚排三明治或其他形式的煎魚，並且平均每周至少吃二次的老年人中風的可能性就比不吃的人高出40%之多。

通過分析，研究人員發現，經常食用燉魚或烤魚的老年人會攝入大量的某種特殊的脂肪酸，這種脂肪酸對人體的血管、血壓等方面都有好的保健作用，此外還能抵禦一定的炎症，對於降低中風風險很有幫助。恰恰相反，用油煎的方法烹飪魚或製成魚排三明治會使魚肉喪失其本身富含的魚油等對人體大有好處的成分，而且還會減少脂肪酸的攝入，加大中風的可能性。

研究人員同時還指出，食用煎魚對老年人患中風的影響還需要考慮其他幾方面因素，包括魚本身是否受嚴重污染、烹飪準備工作的方式以及個人生活飲食習慣等等。（晨星）

四類食物傷害大腦

含鉛食物　鉛能取代其他礦物質鐵，鈣鋅在神經系統中的活動地位，因此是腦細胞的一大「殺手」。含鉛食物主要是爆米花、松花蛋等。需要注意的是，「無鉛松花蛋」的鉛含量並不等於零，只是低於相應的國家標準，同

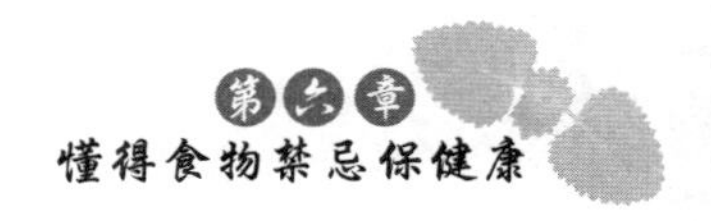

樣不宜大量食用。

含鋁食物　世界衛生組織指出，人體每天鋁的攝入量不應超過60毫克，油條中的明礬是含鋁的無機物，如果一天吃50～100克油條，便會超過這個量。

含過氧脂質的食物　油溫在200℃以上的煎炸類食品及長時間暴曬於陽光下的食物，如薰魚、燒鴨、燒鵝等含有較多過氧脂質，它們會在體內積聚，使某些代謝酶系統遭受損傷，促使大腦早衰或癡呆。

含糖精、味精較多的食物　糖精攝入過多會損害大腦細胞組織；味精少量食用是安全的，但周歲以內的嬰兒和妊娠後期的孕婦最好別吃。嬰兒食用味精有引起腦細胞壞死的可能，孕婦吃則會引起胎兒缺鋅，影響孩子智力發展。

（宋新）

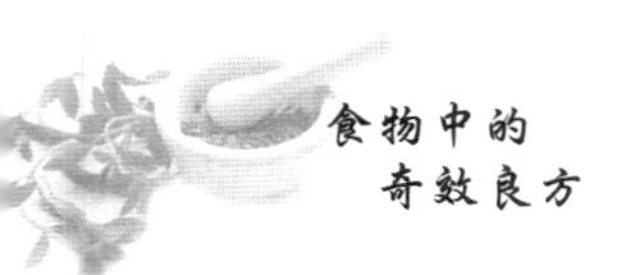

2.藥食相剋

喝牛奶七忌

隨著人民生活的提高，牛奶已成為大眾食品，如何使牛奶達到最大的吸收和利用，卻為人鮮知，下面的喝牛奶七忌，希望能引起您的注意。

(1) 牛奶加糖不要超過10％，否則，牛奶會滯留在消化道中，影響腸胃功能。

(2) 牛奶可加熱，但不要煮沸。因為煮沸後，有的維生素會被破壞，而且牛奶中的鈣會形成磷酸鈣沉澱，影響營養素的吸收。

(3) 牛奶富含鈣，不需再加鈣。「加鈣奶」、「高鈣奶」都沒有必要，過量的鈣還會與牛奶中的酪蛋白結合成凝固物，使營養喪失。

(4) 早餐不要只喝牛奶。因為空腹喝牛奶會加速胃腸蠕動，造成吸收不良。

(5) 喝牛奶不要同時吃巧克力。因為巧克力中的草酸會與牛奶中的鈣結合成草酸鈣，使鈣無法被充分利用。

(6) 牛奶不要與藥同時吃。因為牛奶會與許多藥物發生反應，降低藥效，有時還會形成新的有毒物質。

(7) 嬰幼兒斷母乳後，不要斷牛奶。嬰幼兒正常生長發育需要營養豐富、容易消化吸收的食物，牛奶或奶粉是最理想的。（潤華）

藥前藥後禁蔬果

人們在吃藥前後三十分鐘內，最好不要吃東西，尤其不要吃水果和蔬菜。

這是因為有些蔬菜和水果中含有可以和藥物發生化學反應的物質，使藥物作用發生改變。人們常用的降血脂藥、抗生素、安眠藥、咖啡因、抗過敏藥等，均可能與某些水果和蔬菜中的物質發生相互作用，從而使藥物失效，或使藥物產生毒副作用。如某些抗過敏藥可以與柑橘類水果、柚子發生反應，引起心律失常，甚至引起致命性心室纖維性顫動。一些水果與抗生素發生反應，會使抗生素的療效大大下降。（雯齋）

果凍雖迷人，兒童要慎吃

中消協有關人士介紹，今年以來，由於果凍引發的兒童窒息死亡案件不斷發生。

來自醫生的意見顯示，果凍並不適宜兒童食用，特別是小型杯裝果凍（又稱迷你果凍），與兒童的喉嚨相當，當兒童通過擠壓，將果凍吃進嘴裏不慎被噎住時，就可能導致兒童窒息死亡。由於三歲以下幼兒的會厭部發育尚未成熟，幼兒吸食食物的時候，更容易被堵住氣管。另有案例證明，十歲以上的兒童和老年人也容易被噎。

專家提醒說，如果孩子發生果凍卡住嗓子，家長要學會自救，具體辦法是：要用摳喉嚨、壓舌頭等辦法迅速刺激孩子把它吐出來；把孩子倒抱起來，使勁磕背；用軟管從喉結上或喉結下直接插進氣管，使肺部可以不經喉嚨即可通氣，也能保住孩子的生命。（北青）

秋遊別採蘑菇吃

由於夏天天氣悶熱，空氣濕度大，適宜蘑菇生長。許多公園近期公布在公園內發現有毒蘑菇，提醒遊人注意。因此，路邊的蘑菇千萬不要採，也不要購買無照攤商出售的野生蘑菇，預防中毒事件的發生。毒蘑菇大約有一百餘種，人誤食了毒蘑菇後會經歷潛伏期、症狀期、內臟損害期等幾個階段，由於兒童和老年人的體質較弱，他們發生中毒死亡的概率也相對較大。

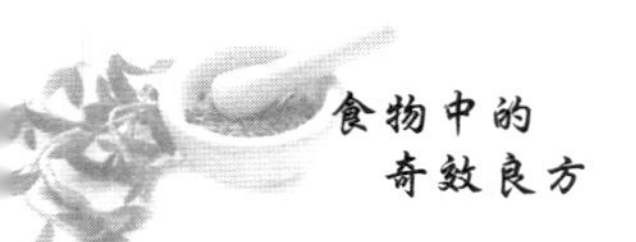

據了解，全國近期曾發生多起毒蘑菇中毒事件。毒蘑菇又叫毒蕈。在中國約有180種，其中可致人死亡的至少有三十種，常見的有褐鱗小傘、肉褐鱗小傘、白毒傘、鱗柄白毒傘、毒傘、殘托斑毒傘、毒粉褶蕈、秋生盔孢傘、包腳黑褶傘、鹿花蕈等。

毒蘑菇毒性非常強，中毒的臨床表現複雜多樣，一般分為胃腸炎型、神經精神型、溶血型、臟器損害型、日光性皮炎型五種類型，其中臟器損害型最為嚴重，死亡率極高。野生蘑菇是否有毒公眾難以識別，常因家庭誤食而多人中毒，中毒多發生在野生毒蘑菇生長的陰雨季節，以散發為主，且食用乾毒蘑菇也可引起中毒。

專家提醒，以前判斷毒蘑菇的特徵是顏色鮮豔，有疣點、斑點等等，但這些都不能作為鑒別毒蘑菇的標準。為了避免毒蘑菇中毒的事件發生，人們不可隨便採食或輕意食用不認識的蘑菇。凡食用野生蘑菇後在短期內出現噁心、嘔吐、腹痛、腹瀉時，應盡快就醫，徹底催吐、洗胃、導瀉，有條件者應盡早施行血液淨化手術。（張可）

油溫過高有礙健康

油炸食品重複使用食用油，炒菜時廚師有意讓油鍋起火的烹調方法，現實生活中是很普遍的，表示許多人並不知道這樣做對人體有多大的危害。

且不論油脂中的維生素A、維生素E等營養在高溫下受到破壞，大大降低了油脂的營養價值，單說食用油在超過180℃的高溫作用下，會發生分解或其他反應，產生醛、低脂肪酸、氧化物、環氧化物等許多對機體有害的物質。油溫愈高，反覆使用的次數愈多，產生的有害物質就越多。這些物質中，有的可能揮發污染空氣，也有的可能滯留於油脂中，當人們進食後會引起嚴重後果，輕則能破壞人體的酶系統，使人產生頭暈、噁心、嘔吐、腹瀉、呼吸不暢、心率減慢、血壓升高、四肢無力等症狀。長期食入高溫油還可能致癌。

防止高溫油對人體的危害，一是控制油溫，一般不宜超過150～180℃，

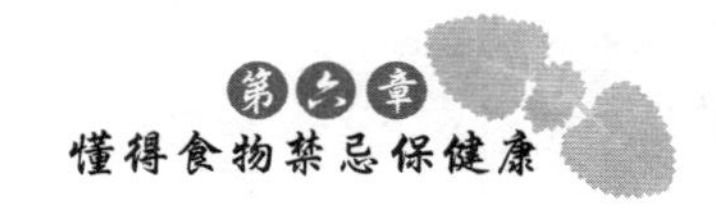

即不要讓油冒煙或起火；二是不要用油長時間連續炸食品；三是反覆使用的油，每次使用前應添加一定量的新油，因新油含有維生素E等抗氧化劑；四是適當控制油炸食品的攝入次數。（王大浩）

藥食相剋七種

搭配禁忌之飲料類

牛奶+強心藥（如洋地黃、地高辛）→牛奶中的鈣離子能減弱強心藥的作用，引起心律失常。

牛奶+降壓藥（如優降寧）→嚴重高血壓病人在服用降壓藥同時喝牛奶或乳製品，可能引起血壓驟升，重者會使血壓持續升高，甚至出現高血壓現象。

西柚汁+降血脂藥（如辛伐他汀）→西柚汁中的柚皮素可以抑制肝臟中某種酶的活性，這種酶與降血脂藥物的代謝有關。同時服用會增加藥物的毒性，產生肌肉疼痛等症狀。

西柚汁+降血壓藥（如非洛地平）→一杯西柚汁就能讓體內的血藥濃度上升134%，相當於服了二倍多的藥，明顯過量，大大增加副作用，出現面部潮紅、心悸、頭昏等。

香蕉、油梨+抗抑鬱藥、痢特靈、抗結核藥（如雷米封）、抗腫瘤藥→後者含有單氨氧化酶（MAO）抑制劑，容易與香蕉、油梨裏所含的酪胺發生反應。

搭配禁忌之水果類

草莓+鈣劑→草莓中的草酸與鈣離子結合，形成難溶性鈣鹽，補鈣期間長期大量食用含草酸高的草莓，容易形成結石。

椰子、葡萄+複方阿司匹林→容易和含糖多的食品形成複合體，減少初期藥物的吸收速度。（素素）

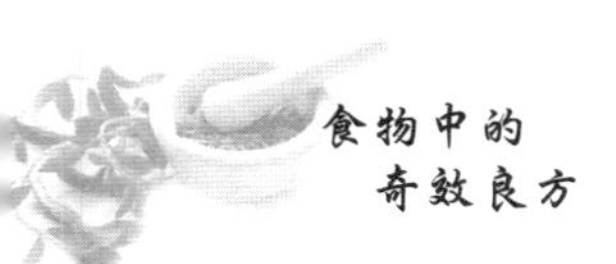

一味少吃管不住血糖

「醫生，昨晚我又犯了低血糖，那個感覺啊，現在還難受呢。」劉老太太患糖尿病二十多年，使用胰島素治療已多年了，按說如何吃於她應該不成問題。可事實卻恰恰相反，她和許多糖尿病患者一樣常在這方面犯錯。

「好啊，你可以先告訴我你是怎麼吃的嗎？」醫生笑著說。

「你看我都打胰島素了，哪裡還敢多吃呢！我盡量少吃飯多吃菜，晚上就只吃菜，不吃飯，平時能少吃就少吃啊。」老太太說。

其實，對於使用胰島素的患者，首先應該拋棄什麼都怕吃的觀念，在醫生根據其體重所指導的飲食原則基礎上進食，千萬不要以為一味少吃就可以控制疾病。臨床實踐已經證明，如將病人主食限制過低，使患者處於半饑餓狀態，病情反而不能滿意控制。因此，注射胰島素的患者，在胰島素作用很強以前的時刻，如上午九～十時、下午三時及晚間睡前應酌情加餐。如果患者要在平時活動的基礎上增加體力活動的強度，應在體力活動開始之前加餐。一般每次加餐主食25克（半兩）左右。臨床上，我們常給患者推薦的比較簡便的方法是在這幾個時刻加食一根黃瓜或一個番茄，既可預防低血糖的發生，也可補充機體所需的維生素。加餐時應注意兩點：1.不要單純進食肉類蛋類食品，應適當進食碳水化合物。如碳水化合物攝取過少會引起饑餓性酮症。2.加餐不要超過總熱量的需要。熱量過高會引起肥胖，肥胖使體內組織對胰島素的敏感性降低、胰島素的需要量增多，病情難以控制。（田英）

吃保健食品，請留個心眼

32歲的孫小姐是個都市白領，平日工作緊張，節奏快。因為生活沒養成規律，忙得沒時間上廁所，排便不定時，漸漸大便變得乾燥。有時候二～三天排一次便，最高記錄有過七天排一次。後來，她看到廣告上宣傳某保健食品可以通便清腸，就試著服用。一開始還比較管用，於是這些東西就成了救命藥。長期吃下來，孫小姐發現渾身很不舒服，沒有胃口，吃不下飯菜，體

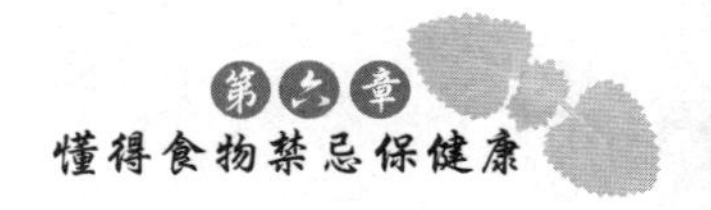

質很虛弱，走幾步就喘氣，而且還出現了蛋白尿，以及下肢水腫。後來去醫院一檢查，發現竟然得了尿毒症，而原先長期吃的通便保健品竟是罪魁禍首，損害了腎臟的功能。

孫建琴主任告訴記者，臨床觀察發現，服用保健食品的多為中老年人，他們主要是小輩逢年過節送禮給的，或是聽信廣告宣傳自行購買的。另外，都市白領族中吃保健食品的人數也不少，他們主要是因為工作壓力大，節奏快，吃些保健食品以保持記憶力或使精神維持在最佳狀態。

那麼，這幾年，保健食品如此熱銷的原因是什麼呢？

孫建琴主任分析道：一是由於人們傳統的追求「長生不老」思想，希望通過吃些保健品來防病治病，達到延年益壽的效果；二是因為現在人們的經濟條件得到很大程度的改善，已經具備購買能力，買點保健食品送人或自己吃也是很平常的事；三是慢性病患者增多，高血壓、高血脂、高血糖的病人在尋醫問藥的過程中很可能嘗試保健食品；四是某些保健食品商家對產品的宣傳廣告力度加大，甚至誇大其詞，容易讓消費者親信而購買。

保健食品和食品、藥品有何區別

孫建琴主任介紹說，保健食品是指具有特定保健功能的食品，即適宜於特定人群食用，具有調節機體功能，不以治療疾病為目的，並且對人體不產生任何急性、亞急性或者慢性危害的食品。可以看出，保健食品是以一定的人群當中的一定的健康為目標的特殊的食品。它在使用上有嚴格的範圍限定。另外，保健功能不同，成分也不同，針對性較強，同樣有適應症之分，通過服用保健品可以在一定程度上起到改善健康的作用，但並非萬能。

保健食品的成分複雜，其原料主要是中草藥或是中草藥的提取物或添加維生素、礦物質。有些產品中可適當加入人參、枸杞、菊花、紅花等；或加入益生菌、其他細菌，可以起到調節腸道菌群的作用；或是加入食品中的功能成分，如膳食纖維、酵母多糖等。或是加入微生物、鱉、蜂膠、牛鞭、蛇等物質。目前國家將保健品分為增強免疫力功能、降血脂功能、降血糖功能、改善睡眠功能、增加骨密度功能、調節腸道菌群功能等幾個大類。

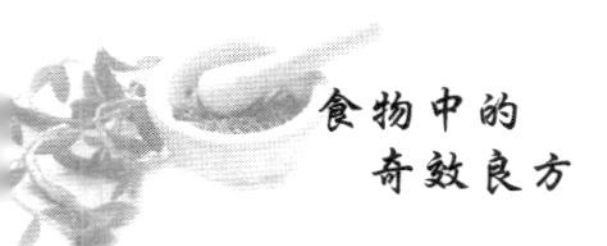

保健食品與食品是有區別的

食品是給人體提供營養的物質基礎，其最大的特徵是不分年齡性別，男女老少都可以吃，並且沒有一個劑量限制。但保健食品則具有一定的適應人群、一定的適應症，不是人人都可食用的。如促進生長發育的保健食品只能適用青少年；調節血脂、血糖、血壓的保健食品只適用於血糖、血脂、血壓紊亂的人群。

保健食品與藥物又不一樣

藥物是以治療為目的的，如抗感冒藥專門針對感冒患者，可以緩解感冒症狀。止瀉藥可以起到治療腹瀉的作用。而保健食品無治療功效，如腹瀉吃保健食品是沒有治療作用的，但某些保健食品能夠促進體內的一些代謝、使身體產生一定的抵抗作用。

對保健食品的認識誤區有哪些

誤區一：將保健食品當作營養之根本。

有些人把保健食品當飯吃，以為吃保健食品就能夠完全補充身體所缺的營養素。實際上，這對身體十分不利。因為某些保健食品只有強化或改善某一種功能的效果，卻不能成為提供身體物質營養和能量的根本來源。人體需要攝入足夠的營養和能量，主要來自於平常的膳食。俗話說，「民以食為天」，在攝入必要的主食後，蔬菜、水果等食物也要保證。

從營養學角度來看，只要食物品種多樣，就能使人體獲得全面的營養。所以，僅以保健食品來代替由身體各器官共同參與攝取營養的過程，從長遠看對健康是不利的。

誤區二：聽信保健食品廣告，盲目跟從。

有些老年人保健意識非常強，甚至在沒病的情況下也希望通過服用保健品加強營養和防病能力。一看到廣告上說某某產品具有防止衰老、保持青春等功效，或是某些慢性病能夠治癒的誇大宣傳，就趨之若鶩，自己購買或是讓兒女買了送給自己。實際上，有些產品並沒有其宣傳的那麼好。另外，保健食品只能預防和調節機體的亞健康狀態，不可能治癒慢性病。所以，如果不經醫生指導就盲目服用，很可能影響治療甚至加重病情。

誤區三：容易輕信「偽科學」。

有一些產品經銷商或廠家打著「偽科學」的幌子，對老年人舉行「健康講座」推銷保健食品、或是不斷通過贈藥等手段，誘惑老年人掏錢購買保健食品……有些老年人容易輕信虛假廣告，上當受騙，不但花了錢，甚至還會延誤治療時機。

誤區四：服保健食品沒有副作用。

很多人認為，保健食品只有補的作用，吃多了也不會危害身體。實際上，有些保健品含藥物成分，吃過量會產生毒副作用，甚至加重病情。每個人的身體都有一個保持自我平衡的能力，不是所有的人都需要保健品。如果是一個健康的人，而且在正常的生活條件下，他可以保持健康，就不必要服用保健品。

購買保健食品需注意什麼

根據調查，確實有一部分保健食品對適應症人群能夠起到一定的調節作用，所以，保健食品還是有一定的市場。但是，現在保健食品市場琳琅滿目，人們在購買時該如何選擇品質有保證，而又合適自己的產品呢？

(1) 使用保健食品之前最好諮詢專家。在選擇保健食品前，諮詢自己的主治醫生，或是營養師或其他專業人士，看看自己到底是否需要吃。

(2) 選擇的時候一定要看清楚標籤。比方保健食品的特殊標識、標籤、批號、批文、廠家、生產日期、保存期限等，一定不要購買三無產品。

(3) 到正規場所購買。現在大街小巷都有賣保健食品的商鋪，但產品品質與真假誰都無法說清楚，所以，消費者最好去正規賣場、或是藥房購買，不要貪圖便宜購買地攤上的產品。另外，在選擇同類產品時，一定要看準生產廠家，購買信譽好的產品。

(4) 購買時看清產品成分。購買保健食品，其實是一個理性的選擇和消費。消費者一定要看清楚產品的原料、成分、產品功能、適宜人群以及使用劑量等，自己屬於禁忌症人群，就不要購買以使得保健食品能夠發揮合理有效的作用。

老年人應該怎麼食補

孫建琴主任指出，老年人進補應首選食補。首先，應該均衡營養，食物盡量多樣豐富。並且在平時的膳食中做到低脂少鹽，特別是高血壓、高血脂以及其他慢性病患者，一定要吃得清淡。但是，這裏的清淡並不是「吃素」的意思，而是保證營養的同時，少攝入高脂肪、高蛋白、高熱量的食物。

其次，老年人應多喝奶。牛奶中含有豐富的營養物質，能提供人體所需，但很多人不喜歡喝牛奶，一是有的人不習慣，二是有的人喝完牛奶容易拉肚子。所以那些乳糖不耐受的人，可改喝優酪乳。另外，不要空腹喝奶。

再其次，老年人應多吃豆製品。豆類食品含膽固醇低，蛋白質含量多，另外，大豆還含有豐富的大豆異黃酮，可及時補充女性丟失的雌激素。老年人還應多吃蔬菜水果，特別是深色蔬菜如菠菜、豆苗、蘆筍等，及時補充膳食纖維，減緩便秘症狀。另外，也可適當吃些水產品，如海魚，總脂肪低，而ω-3脂肪酸及精氨酸等含量高，有保護心血管的作用。最後，老年人還應多吃防衰老食品。如乾果類核桃、杏仁，以及芝麻、獼猴桃、柑橘、菌菇類食物。還可以適當吃些雜糧、糙米等，有利於降血脂。另外，也可多飲茶，茶中的茶多酚具有抗氧化和抗衰老作用。（李豔華）

第七章

趣話食療有妙方

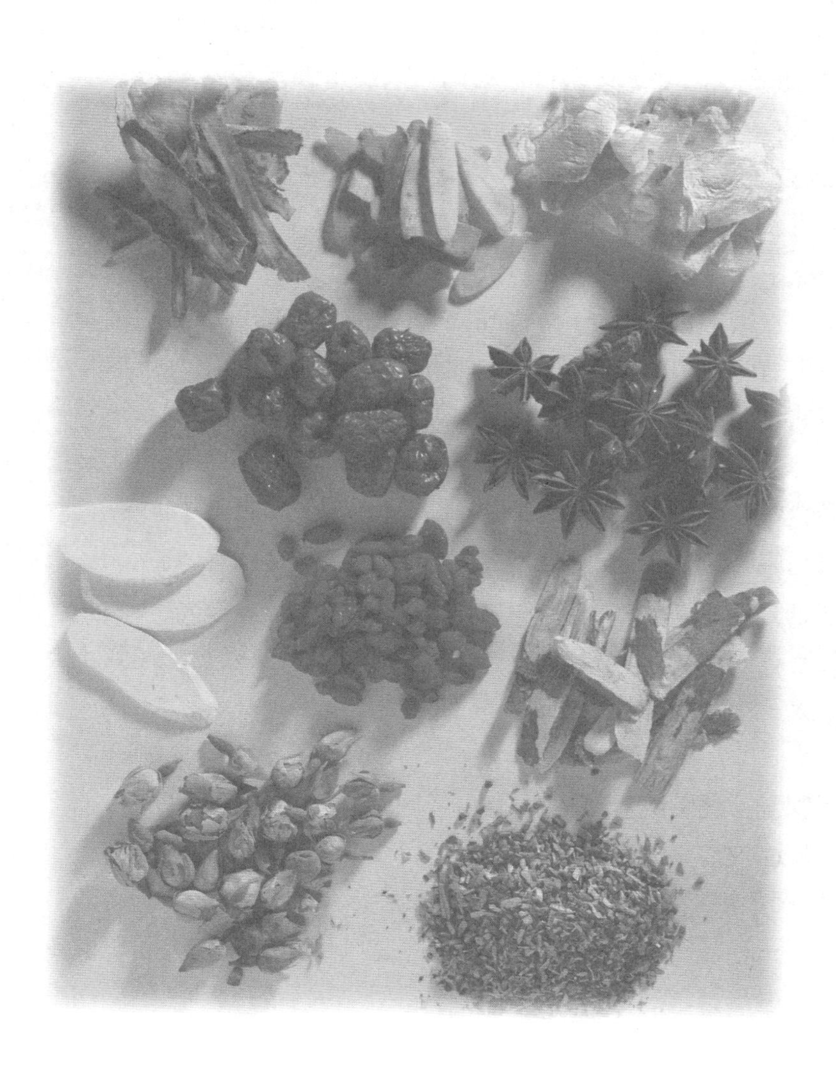

7.飲食文化

古人食療有妙趣

食療之法，古人頗多研究，運用得當，其效不菲。古往今來，流傳著許多有關食療的趣聞軼事，現擷取幾則，以饗讀者。

昭明太子和禦寒湯

昭明太子蕭統當年在江陰顧山讀書編書時，與桃花庵的一位尼姑儒貞相遇，交往中雙雙生情，彼此傾心相愛，昭明太子勤奮用功，日夜苦讀，難免遭受身寒腹饑之苦，身子骨日漸消瘦，聰明賢淑的儒貞看到眼裏疼在心上，遂急中生智，運用佛家醫學知識，結合太子平時口味愛好，精心烹製一款別具一格的湯，取名「禦寒湯」，捧獻太子，太子食後頓覺身暖氣爽，格外受用，十分感激，於是儒貞囑僕人天天給太子熬「禦寒湯」作夜餐，經常服食，果然效果不凡，太子身體康復如初，學業更有長進了。

據記載，禦寒湯確有食療功效。其中，芝麻為滋養強壯品，有潤腸補肝益腎和血之功；蜂蜜，可補中益氣，安五臟，解百毒，是上等營養劑；大蒜，具有抗菌消炎、健胃驅寒之功。三味配伍，烹製為湯，成了一款藥膳，使昭明太子獲益不淺，「禦寒湯」趣聞流傳至今。

孫思邈「還陽棗」救民

在陝西盛傳藥王孫思邈開方救民的趣事，其中「還陽棗」在旭縣民間廣為流傳。相傳，陝西旭縣有一農婦患腹疾，苦不堪言；雖經醫治，也不見好轉；日漸枯瘦，竟臥床不起，兩耳失聰，兩手不會動，眼看就要命喪黃泉了。在百般無奈之時，她的兒子打聽到孫思邈治病救人、藥到病除的信息，

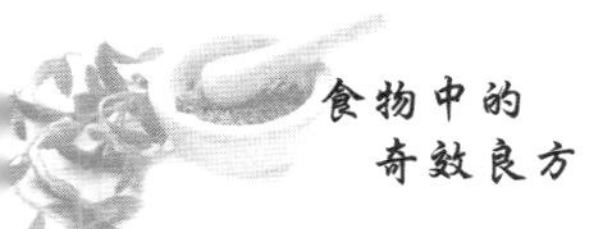

便立即上路，日夜兼程，把藥王請到家中為母親診治。孫思邈一番望聞問切，斷定那婦人腹中有蟲，便先開一劑藥酒令其服下；隨即那婦人便吐出蟲子上千條。而後孫思邈以紅棗去皮去核配藥讓婦人服下，不久她就康復了。

此事很快傳遍全縣，皆感激藥王。當時，村野土人不識其他藥劑，只認得紅棗，以為藥王是用紅棗把那婦人從陰曹地府裏拉回陽間來的，故把紅棗稱作「還陽棗」。

紅棗為鼠李科落葉灌木或小喬木植物棗樹的成熟果實，性味甘溫，歸脾胃經，有補中益氣、養血安神之功效。《神農本草經》說，紅棗「安中養神，助十二經……」百姓鍾愛紅棗，很多地方又稱「還陽棗」。而「還陽棗」趣事，經民間演義，不斷改進，又成了一款傳統藥膳。

王懷隱重用枸杞

王懷隱是北宋著名的醫學家，專為趙氏皇族看病治病。著有《太平聖惠方》傳世。

王懷隱反覆研讀《神農本草經》，對書中所載枸杞能「堅筋骨，耐老，除風去虛勞，補精氣」深信不疑，他對前人的詩句「雪霎茅堂鐘磬清，晨齋枸杞一杯羹」讚譽枸杞食療養生作用，深有體會，研究出枸杞食療方。有趣的是，他在《太平聖惠方》一書中寫下一則有關枸杞的故事，耐人尋味。故事云：有一使臣去西河辦事，在趕路時遇上一樁怪事，只見一年輕婦女正在責打一位八九十歲的老人。使臣深感不平，憤然問那女子：「這老者是你何人？」女子答曰：「是我孫子。」使臣略驚，又問：「為何責打於他？」女子說：「我家有良藥，他不肯服用，老得如此，故而責打。」使臣再問：「你家的藥有幾種，能否告訴於我？」女子道：「藥有一種，春名天精、夏名長生草、秋名枸杞子、冬名地骨。按四時採服之，可與天地同壽。」據記載，王懷隱除廣為傳播枸杞作用外，還廣植枸杞於山野，任由百姓採摘，濟世救民。

目前，人們用枸杞的根、葉、果加工成枸杞酒、枸杞茶、枸杞飯等，作為食療保健佳品，皆源於王懷隱的《太平聖惠方》。

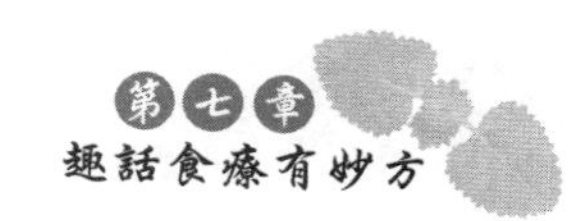

蘇東坡鍾情芡實

蘇東坡是宋代大文豪，又是美食家兼食療專家，官至尚書右丞，直到晚年仍身體康健、才思敏捷。他對食療養生頗有研究，著有《蘇東坡養生集》傳世。他鍾情芡實，以為食療佳品。芡實，為睡蓮科一年生水生草本植物芡的成熟種仁，味甘性平，歸脾腎經，具有滋補強壯、補中益氣、開胃止渴、固腎益精等作用。《神農本草經》載，芡實「補中，益精氣，強志，令耳目聰明」。蘇東坡極喜歡吃芡實粥（又稱雞頭粥），常下廚自煮之，經常服食，並稱芡實粥「粥既快養，粥後一覺，妙不可言也。」另外，蘇東坡吃芡實獨出心裁，方法特異，即取熟的芡實一粒，剝去外殼，放入口中，緩緩含嚼，直至津液滿口，再鼓漱幾遍，徐徐下嚥。每天用此法吃芡實十～三十粒，日復一日，年復一年矣。

蘇轍獨愛茯苓

蘇轍在文壇上素有盛譽，在食療方面也頗有造詣，說起來挺有趣。蘇轍少時多病，夏則脾不勝食，秋則肺不勝寒；延醫而治，治肺則病脾，治脾則病肺，服藥而不能癒。三十二歲那年，經名醫指點，以食療病，始食茯苓，一年諸疾皆痊。此後，蘇轍對食療情有獨鍾，對茯苓的食療作用讚以詩曰：「解急難於俄傾，破奇邪於邂逅。」他還作《服茯苓賦並引》，說：「松脂流地下為茯苓，茯苓千歲，舉則為琥珀。可以固形養氣，延氣而卻老者。」茯苓為多孔菌科真菌茯苓的菌核，性味甘平，歸心脾腎經。1700年前成書的《神農本草經》把茯苓列為上品，指出「久服安魂養神，不饑延年」。

據記載，以茯苓製成的食療佳品甚多，有茯苓膏、茯苓糕、茯苓餅、茯苓餛飩、茯苓湯、茯苓粉、茯苓麵條、茯苓包子、茯苓蒸魚、茯苓蒸雞、茯苓酒等。

李時珍採藥會壽星

名醫李時珍長期在民間走訪，遍訪名家。有一次，李時珍去深山採藥，巧遇一位鶴髮童顏的採藥老人，略一交談便感到很投緣，大有相見恨晚之

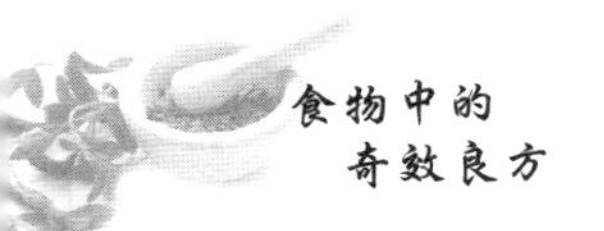

意。原來這位老人是隱居深山的老隱士，年齡已超過一百二十歲，眼不花、耳不聾、腰不彎、腿不軟，身體非常健康，走路步履輕盈，飄然若仙。當李時珍問他有何延年之道時，老隱士指著竹背簍裏的木耳和胡蘿蔔說：「山野之人能吃什麼？我是常吃這胡蘿蔔燴木耳。」拜別老隱士，李時珍一路上琢磨，到家後立即烹製胡蘿蔔木耳菜，色澤豔麗，鮮香誘人。此後，他反覆試驗、應用，證實了常食胡蘿蔔燴木耳特別有益於人的肝臟、心臟的健康。此法簡便易行，讀者不妨一試。（劉思龍）

與皇帝同名的傷科內藥

據《南史》記述，東晉末年，徐州人劉裕，小名寄奴，年少時家貧，以種中地、販鞋和砍柴為生，並練武。一日，山上遇一大蛇，張弓射之，蛇受驚而逃逸。次日又上山，忽聽到杵臼聲音，循聲尋去，在樹林中見有童子數人在搗藥，劉好奇地上前問搗什麼藥，童子答，我們主人被劉寄奴用箭射傷，現正等著敷藥。劉頓悟所射為蛇神，問：你們既是神仙，為何不把射箭人殺掉？童子答：寄奴貴為帝王，不可殺也。裕大喝一聲，童子逃入林中而不見。劉收藏所見之藥草，帶三十人從軍。當時正值戰亂時期，劉屢立戰功，而升遷至大將，滅後秦，封為宋王。西元四二〇年滅晉稱帝，國號宋，為南朝之始。四二二年卒，謚宋武帝。軍隊中每有刀傷，劉即採藥敷之，血止傷癒。後人稱該草為劉寄奴草。江南人諱其姓，以卯金刀為劉，故又名金寄奴。南宋詩人辛棄疾在《永遇樂・京口北固亭懷古》一詞中寫道：「斜陽衰草，尋常巷陌，人道寄奴曾住，想當年，金戈鐵馬，氣吞萬里如虎。」詞中懷念劉寄奴的軍事活動，以抒發詩藝人的抗金愛國情緒。

儘管上述故事頗具傳奇色彩，但劉寄奴作為傷科要藥卻是不爭的事實。自唐顯慶四年（西元六五五）將其收載於官方修訂的中國第一部藥典——《新修本草》（即唐本草）之後，歷代醫家對劉寄奴的應用作了更多的研究和補充。中醫稱劉寄奴性溫、味苦，有活血通經，斂瘡消腫，散瘀止血的功效，多用於治療金瘡出血，跌打損傷，經閉癥瘕，痛腫瘰瘡，產後血瘀等

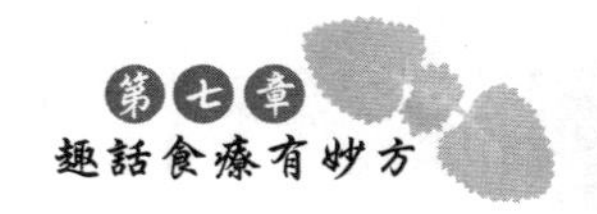

症，可研末內服外敷，也可煎湯服用。現代研究表明，劉寄奴為菊科植物奇篙的全草，含揮發油，有擴張血管、加快血循環、消炎殺菌、利膽等作用；對金黃色葡萄球菌極度敏感，對綠膿桿菌、宋氏痢疾桿菌、傷寒桿菌、大腸桿菌等亦有不同程度的抑制作用。下面介紹一些以劉寄奴為主藥的驗方：

治創傷出血、局部腫脹　可用劉寄奴煎湯淋洗；或將其研為細末，敷於傷口，能止血，止痛，預防感染。

治跌打損傷、食積腹脹、腸炎　用劉寄奴9～15克，每日一劑，水煎服。或劉寄奴、玄胡、骨碎補各10克，水煎加少量黃酒頓服，治跌打損傷及腹中的癖血等症。

治燒傷　用劉寄奴40克，冰片1克，分別研為細末後混和，加香油60毫升調成稀糊狀，塗搽傷處，一般三～五天即可見效。劉寄奴汁兌入香油，是民間治燙傷良藥，實踐證明，若配合其他中西醫結合治療措施，可以加速癒合。

治細菌性痢疾　劉寄奴100克，用水煎湯成汁，濃縮成膏，製成片劑，每片相當於生藥1克。口服每次六片，每日四次，也可取劉寄奴12克，水煎服，每日一劑；赤痢可加烏梅3枚，白痢另加生薑3片。

治婦女痛經、閉經腹痛、產後血癖　用劉寄奴30克，加黃酒燉，沖紅糖適量服。劉寄奴與甘草各等量，粉碎為末，每服4克，每日二次，治產後血暈有良效。

治乳腺炎、癰腫瘰瘡　用鮮劉寄奴適量搗爛，敷於患處。

治痔瘡　劉寄奴、五倍子各等量，研為細末，既可用酒適量內服，也可用來外敷。

治急性傳染性肝炎　將劉寄奴製成1：1的水煎液，每次50～100毫升，日服二次，對降低轉氨酶及消退黃疸有效。

治冠心病心絞痛　劉寄奴、王不留行各9克，可隨症加減，水煎服，每日一劑，兼治血癖胃痛、肋間神經痛、經閉痛經等症。劉寄奴浸酒服（可與五加皮相配），每日少量，可防治冠心病，改善胸悶胸痛，並可治療關節炎、坐骨神經痛。

值得提醒的是，劉寄奴雖能治療多種病症，但其藥性多走泄，一般不可

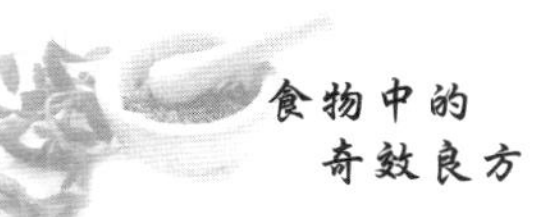

多服、久服。氣血虛弱、脾虛泄瀉者不宜服用。（沈爾安）

夏季養生話食療

小暑養生

時至小暑，已是綠樹濃蔭，炎熱之感漸漸襲來，最高氣溫可達40℃以上，小暑是全年降水最多的一個節氣，並會出現大暴雨，雷擊和冰雹。

起居

此時氣候炎熱。人易心煩不安，疲倦乏力，在自我養護和鍛鍊時，應按五臟主時，夏季為心所主，而顧護心陽，平心靜氣，確保心臟功能的旺盛。

進入高溫天氣，由於心臟排血量下降，各臟器的供氧能力明顯降低，不少「內心脆弱」者都會引發心衰，患者最初可表現為活動後氣短，此後隨著病情的加重，對活動的耐受力也越來越差，為了減少意外的發生，病人的行為和生活方式應進行一系列的調整和改變：1. 飲食要低鹽　2. 控制水分的攝入　3. 進食不可過飽　4. 多食富含維生素、礦物質的食物，多吃蔬菜　5. 適當運動　6. 保證充足的睡眠。

運動

小暑六月節坐功

小暑正值初伏前後，中國大部分地區進入一年中最熱時期，氣候炎熱，萬物繁榮。夏多心病，暑又屬火，火氣亢盛，就會乘金，故肺病亦多見。堅持採用本法鍛鍊，有較好的防治作用。

【具體方法】每日凌晨三時～七時，雙手按地，一腿彎曲，一腿伸直，用力活動三至五次，然後牙齒叩動三十六次，調息吐納，津液嚥入丹田九次。可治腰膝腿部風濕、喉乾澀、咳喘、坐骨酸痛、右小腹漲痛、手抽搐、體重乏力、半身不遂、中風、健忘、脫肛、腕無力，喜怒無常等症。

吸氣退熱功

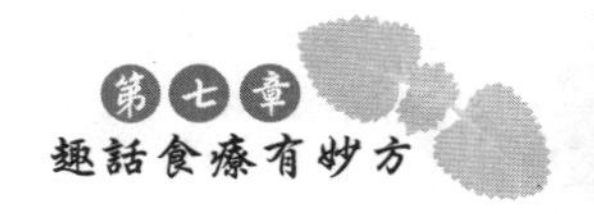

【適應病症】退高熱及內傷發熱。

【具體方法】端坐床上，兩手向後撐按床上，頭向後仰，面朝天，用嘴做深細勻長之吸氣，隨吸隨嚥下，稍閉氣後，再慢慢的呼出來，一吸一呼為一次，共做六十四次。

飲食

當氣溫高時，飲食營養的調理和水分的補充至關重要。煮沸後自然冷卻的涼開水最容易透過細胞膜促進新陳代謝，增加血液中血紅蛋白含量，促進機體免疫功能，增強人體的抗病能力。此外，夏天喝綠豆湯可以解熱毒、止煩渴。荷葉粥、百合粥、菊花粥等風熱感冒者、高血壓患者及患有眼科炎症者均較適宜。

素炒豆皮

【配料】豆皮2張，植物油、食鹽、蔥、味精各適量。

【做法】豆皮切絲，蔥洗淨切絲。油鍋燒至六成熱，蔥絲下鍋，烹出香味，將豆皮絲入鍋翻炒，隨後加食鹽，炒數分鐘後，淋上香油攪勻起鍋。

葡萄汁

【配料】鮮葡萄汁1500毫升。

【做法】葡萄汁以文火煎熬，濃縮至稠黏如膏，加蜂蜜一倍，至沸停火，冷卻裝瓶備用，每次一湯匙，沸水沖化代茶飲。

此方潤肺治虛、提高消化功能。

百合蓮子燉蛋白

【配料】百合、蓮子各50克，豬瘦肉30克，雞蛋3個，冰糖適量。

【用法】上品入鍋，文火隔開水燉60～80分鐘，即可食用。早、晚各吃一次。

【主治】心煩不寐。

藥品

暑天濕熱難忍，體弱者可在醫生指導下適當服用中成藥進補，氣虛者可

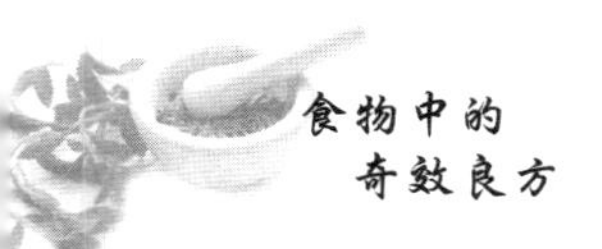

選用補中益氣丸、人參健脾丸、玉屏風散等；氣陰兩虛者可選用西洋參蜂王漿、生脈飲等。

防止老年人中暑方

【配方】黨參、茯苓、白扁豆、麥冬、玄參、金銀花各10克、加水共煎服。可健脾理氣，增強體質。

功能性消化不良

(1) 脾胃虛弱為主者，需健脾益氣，理氣降逆，方選六君子湯加味（黨參12克，白朮、茯苓、陳皮、半夏、紫蘇梗各9克，生薑、大棗、旋複花各6克，甘草5克，焦三仙20克）。

(2) 肝鬱氣滯為主者，以疏肝解鬱，理氣降逆法，方選四逆散加味（甘草、白芍、枳實、柴胡、郁金、麥芽各10克，延胡索、雞內金各6克）。

(3) 以寒濕為主者，用解表化濕，理氣和中的藿香正氣散加減（藿香15克，紫蘇葉、白芷、大腹皮、茯苓各6克，白朮、半夏、陳皮、厚朴、桔梗、甘草各10克，焦三仙20克）。

(4) 以飲食不節（飲食積滯）為主者，可用消食導滯，和胃降逆的保和丸（山楂18克，神麴15克，半夏、茯苓各9克，陳皮、連翹、白朮、萊菔子各10克，枳實6克）。

大暑養生

大暑是一年中最熱的節氣，此時正值中伏，在這酷熱難耐的季節，防暑降溫尤為重要。

起居

中暑的誘發因素很雜，主要矛盾是氣溫高和相對濕度大。預防中暑最重要的是——通風、隔熱、降濕。

此節氣還要預防陰暑傷人。由於炎熱，人們往往過食冷飲、涼水沖身、

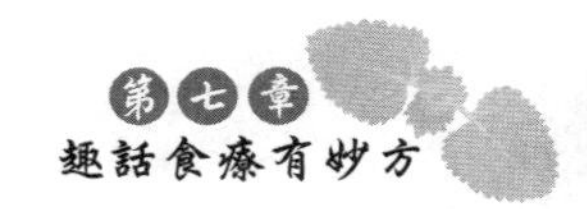

夜臥室外而出現惡寒、身重、消化不良等，中醫學稱為陰暑。

按照中國的八卦五行理論，此節氣人體正處於脾臟的旺盛期。而肝腎處於衰弱狀態中，所以應注意加強對肝腎的保養。調養情志，保持心情的愉樂，惜精畜神，節制房事，對身體會有很大好處。

運動

大暑六月中坐功

【具體方法】每日凌晨三時～七時時，雙拳按地，頭頸向肩部方位扭動、運視，左右方向各三至五次，然後牙齒叩動三十六次，調息吐納，津液嚥入丹田九次。可治：頭項胸背風毒，咳嗽上氣，喘渴煩心，胸膈滿，掌中熱，臍上或肩背痛，風寒，多汗，中風，心情鬱結，風溫寒熱諸症。

飲食

盛夏陽熱下降，絪縕薰蒸，水氣上騰，濕氣充斥，故在此季節，感受濕邪者較多。濕為陰邪，其性趨下，重濁黏滯，易阻遏氣機，損傷陽氣，故食療藥膳以清熱解暑和溫熱升陽為宜。

西瓜花生湯

【配料】西瓜皮、花生各100克，麥芽、薏苡仁各50克。

【做法】合在一起，煮成湯汁飲用。

此方具有很好的清熱解暑作用。

藿香降溫茶

【配料】藿香和決明子適量。

【做法】將兩種藥材用沸水沖泡，晾涼後飲用。

此茶具有防暑降溫，清肝明目的作用。

鳳梨汁

【主治】中暑發熱煩渴。

【配方】鳳梨1只。

【做法】搗爛擠汁，涼開水沖服。

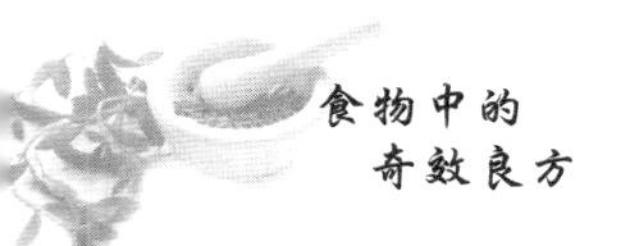

四色粥

【主治】中暑。

【配方】綠豆、赤小豆、麥片、黑芝麻等份，白糖或冰糖適量。

【做法】先將四味加水共煮粥，將白糖調入，空腹溫服。

酸梅綠豆湯

【主治】暑熱。

【配方】酸梅30克，綠豆100克，白糖50克。

【做法】先將綠豆加水燒開後再加入酸梅，煮至豆化梅爛，再加入白糖和勻即成。

藥品

陰暑症治療

陰暑症治療宜用辛溫解表之法，可選用中成藥六一散、藿香正氣丸（水）內服。

陰暑症驗方：荊芥、紫蘇、前胡、藿香各9克，甘草3克，香薷4.5克，生薑3片，水煎服。一日二次。

中暑治療

荷花茶

【配方】鮮荷花6朵。

【用法】將鮮荷花放入沙鍋內，加水500毫升，煎沸三分鐘，取汁倒入茶杯，待涼代茶飲用。每日1～2劑，頻頻飲用，一般連服三日可痊癒。

【功效】清暑利溫，升陽止血。

青蒿薄荷茶

【配方】青蒿15克，薄荷5克。

【用法】上藥放入茶杯內，沖入開水，加蓋悶泡十五分鐘，待冷後代茶飲用。每日一劑，分數次飲服，一般連服三日可痊癒。

【功效】清虛熱，解暑。

2.食療常識與妙方

向食物要微量元素

日常生活中，若發現體內某種微量元素略低，可採用食補的方法，在全面平衡的基礎上，多吃含此元素高的食物。若含量偏低，則可用食補加藥補的方法。

富含鋅元素的食物　小米、豌豆、大米、葵花子、花生、核桃、菠菜、韭菜、蔥、萵苣、胡蘿蔔、豬肝、豬瘦肉、牛羊肉、鴨蛋黃、鯽魚、河蝦。

富含鐵元素的食物　豌豆、綠豆、紅豆、胡蘿蔔、豬肝、鴨蛋黃、鴨肉、黑木耳、蘑菇、油菜、腐竹、黃花菜。

富含鎂元素的食物　綠豆、芝麻、蠶豆、豌豆。

富含錳元素的食物　韭菜、水芹、菜花、油菜。

富含硒元素的食物　大豆、雞肉、豬肉、蛋、牛肉。

富含碘元素的食物　海帶、紫菜、海蝦、魚。

富含銅元素的食物　豌豆、紅小豆、大豆、芝麻、葵花子、水芹、韭菜、菠菜、花菜、柿子、鵝肉、鴨肉、豬肝、蝦、豬肉。

富含鈣元素的食物　芝麻、小米、綠豆、魚類、骨頭湯。　（洪曉）

男女營養有別

說到男女之別，幾乎人人都可以列出許多條，比如鬍鬚、喉結、聲音等。不過，你也許不會想到，營養也是男女有別的。

確實，人人都需要營養，而且就大類而言（即蛋白質、脂肪、醣類、維生素、微量元素以及熱能等），男女是「平等」的。不過，細究起來卻不

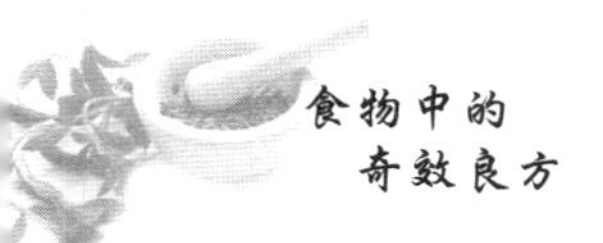

然，因為男女的生理機制不同，對養分的需求自然也各有側重。

以鐵為例，雖然這是人類都需要的一種礦物元素，但在需要量以及對健康的影響方面卻有明顯的性別差異。對於女性來說，其重要性僅次於鈣，在礦物元素中位列第二，因為女性有一個特殊的排鐵管道——月經。一次月經來潮可造成約30毫克鐵質「流失」，考慮到這一筆「損失」，女性就必須注意補鐵，否則容易誘發缺鐵性貧血。男子則不同，他們沒有這筆損失，補鐵過多反而會增加誘發心臟病的危險。

那麼，除了鐵元素以外，男女之間在營養方面還有哪些差異呢？

女性最需要的養分——鈣、鐵、鋅、鎂、維生素A、維生素B_5、維生素B_6、葉酸、維生素C、維生素E、雌激素。

鈣　有「生命元素」之稱，二十歲以後尤其需要補充。從生理看，無論男女從二十歲起，骨質密度即開始緩慢地減少，三十歲以後減速逐漸加快，女性尤為嚴重，女性一生中可減少42%，而男子僅10%，因而女性更易患骨質疏鬆症等骨病。為此，美國國立保健研究院提出，成年婦女每日至少攝取1000毫克鈣；若在懷孕期、餵奶期或絕經期，則須增至1500毫克。鈣的最佳來源有乳製品、豆類、綠色蔬菜、動物骨等。在缺乏這些食物的季節和地區，可在醫生的指導下酌服鈣片。

鐵　最簡單易行且行之有效的辦法莫過於食補，含鐵最豐富也最易吸收的是豬肝、牛肝、羊肚及豬血、鴨血等，豆製品和芝麻、蘑菇、木耳、海帶、紫菜、桂圓等也含有較多的鐵。另外，多用鐵鍋烹調也可增加含鐵量。如用鐵鍋煮米飯，可使每千克米飯增加26毫克鐵。按每天飲水1000毫升、食大米500克計算，使用鐵鍋每人每天可增加鐵質14.5毫克，這樣便可基本滿足兒童及成人對鐵質的需求了。

鋅　無論黑色、金色、褐色還是紅色頭髮，都依靠鋅來保持原有的顏色和光澤。同時，鋅在促進發育、維持正常性功能，增強人體抗病能力等方面亦有不可取代的優勢。含鋅最多的是蛤蜊肉，每100克含鋅174.5毫克。其他如海產品、豆類、蘋果、瓜子、芝麻、塊根蔬菜中也有不少。

鎂　鎂是維持人體生命活動的必需元素，具有調節神經和肌肉活動及增

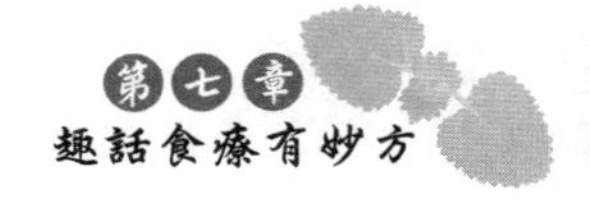

強耐久活動能力的功能。痛經作為女性最常見的疾病，很有可能與人體內缺鎂有關，調查資料顯示，45%的患者體內鎂元素都在平均值以下。青豆、黃豆、綠豆、玉米、麵粉、麥芽、蘑菇、茴香、菠菜、黃瓜、柿子等含鎂較多。

維生素A　它可使眼睛明亮有神，皮膚光潔富有彈性。孕期缺乏維生素A會影響胎兒的正常發育，引起大腦、五官、心血管、泌尿道等器官畸形。富含維生素A的食物有乳酪、蛋黃、魚肝油以及胡蘿蔔、杏、柿子、南瓜等黃色、橙色果蔬。

維生素B_5　它可促進皮膚、黏膜更新、頭髮生長和紅血球生成，有助於女性調經養血，嫩膚美容。它又是減肥「良藥」。美國專家給一百位肥胖女性補充維生素B_5，平均每星期減體重1.2千克。據測定，動物內臟、腦髓、奶粉、大米、蛋黃中維生素B_5含量豐富。

維生素B_6　除參與女性體內蛋白質、脂肪、糖及激素的代謝之外，它對防治神經、血液等系統疾病和婦女病也大有裨益，被稱為女性保健素。食補法最佳，麥芽、香蕉、胡蘿蔔、土豆、核桃、花生、牛肉、羊肉、豬瘦肉、雞肉、雞蛋、魚類中含量豐富。

葉酸　葉酸可幫助你抵禦癌症、動脈硬化、帕金森病等病的入侵。同時，葉酸還可以為胎兒正常發育「保駕」，避免脊柱裂、無腦、唇齶裂、先天性心臟病等畸胎，保障優生。另外，女性體內一種叫做高半胱氨酸的代謝成分，可誘發動脈硬化，是女性患冠心病的一個主要原因，而葉酸可促進其代謝，並從體內排出，進而保護心臟血管。動物肝、綠葉蔬菜中含量頗多。

維生素C　它可防止因陰道菌群紊亂而引起的婦科感染，還可預防膽石症。流行病學調查顯示，血中維生素C水準高的婦女，患膽囊疾病者僅為低維生素C水準婦女的50%。這是因為維生素C可通過幫助膽固醇（結石的主要成分）轉變為膽汁酸而排往腸道，從而阻止結石生成。含量最多的食物是鮮棗，每100克鮮棗中含540毫克維生素C。此外，柑橘、蔬菜、番茄等亦較多。

維生素E　它不僅可防治習慣性流產、先兆流產及不育症等，而且具有

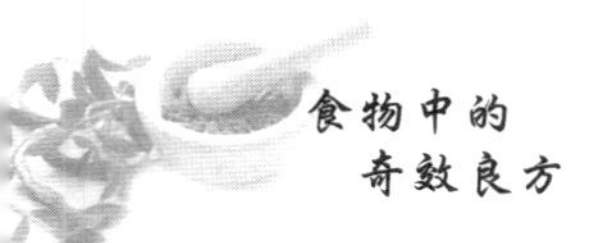

改善血液循環，促進卵巢功能的作用，對女性的皮膚粗糙、硬皮病、紅斑狼瘡及女性陰癢等症均有良好預防效果。富含維生素E的食物有香蕉、牡蠣、蜂蜜、鮮橘、胡蘿蔔、雞蛋、牛奶、麥芽等。

雌激素　雌激素在維持女性特徵，防病保健方面具有獨特的作用。而女性在三十五歲以後雌激素即開始下降，導致衰老速度加快。因此，補足雌激素對女性自我保健相當重要。但藥物型雌激素有誘發乳癌等癌症之弊，故最好補充植物型雌激素，如黃豆（含植物雌激素黃豆苷原）、葡萄乾（含植物雌激素白藜蘆醇）等。也可飲用新鮮蜂王漿，每天早晨用涼開水沖服一～二湯匙。

男性最需要的養分——短鏈脂肪酸、類黃酮、番茄紅素、精氨酸、鉻、抗氧化劑、水。

男子的膽固醇代謝容易紊亂，遭受高血壓、心臟病、中風等頑症侵襲的機會更多。因此，男子漢應偏重以下養分。

短鏈脂肪酸　指含碳二～四個的支鏈脂肪，如乙酸、丙酸及丁酸。這類脂肪酸的作用有三項：即產生能量；充當腸道上皮特殊營養因數的角色，保護腸道黏膜；增強胃、腸運動機能，防止便秘。其中，丁酸還能修復腸道黏膜損傷，防治潰瘍性結腸炎，丙酸則有促進鈣元素吸收的作用。短鏈脂肪酸主要在粗糧、蔬菜之中，故安排食譜最好粗細搭配，以便充分發揮短鏈脂肪酸的保健作用。

類黃酮　這是一類植物色素的總稱，保護心臟的功效特別大。因為它一可作為抗氧化劑，防止氧氣與低密度脂蛋白黏合（如果黏合，將附著在血管壁上，妨礙血液流動）；二可作為血小板抑制劑，降低血小板黏性。試驗表明，長期吃類黃酮豐富的食物，患心臟病的危險減少50%。它在茶、蘋果、洋蔥、葡萄等食物中含量豐富。

番茄紅素　番茄紅素在防止前列腺癌、結腸癌和直腸癌等男性易患的癌症以及心臟病方面功效卓著。番茄中含量最為豐富，不過應加工成番茄醬、汁，烹調成菜肴後食用，才容易被人體吸收。據測定：番茄沙司中含有的番茄紅素比同等量的鮮番茄多五倍。另外，番茄紅素溶於脂肪，故用食油炒煮

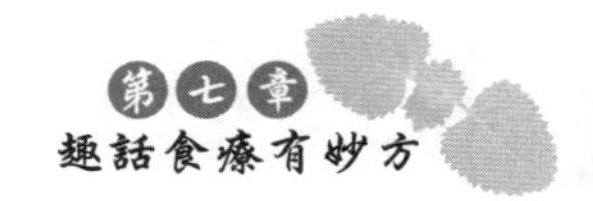

的各種番茄菜肴，比進食鮮番茄的吸收率要高。

精氨酸　假如你正值育齡期，你還得注意對精氨酸的攝取。因為精氨酸是人體精子的組成成分氮的主要提供者，如果缺乏精氨酸將導致產精功能障礙，引起精子數量減少、活動能力減弱，以至不育。營養學家的測定表明，豆類、花生、芝麻、沙丁魚、牛肉等食物中含量較多。

鉻　有助於膽固醇代謝，增加肌肉生成，減少多餘脂肪，促進健美。一個中年男子每天至少需要50微克鉻，愛好運動者須增至100～200微克。如此大量的鉻很難從食物中攝足，不妨在醫生指導下服用含鉻的藥物製劑。

抗氧化劑　維生素E、C、A等能阻止自由基損傷血管壁，預防膽固醇堵塞血管，故有助於防止心臟病和中風。其中的維生素C、A完全可以從食物中獲取，如橘黃色水果、深綠色蔬菜。但維生素E主要分布於油類等高脂肪食物中，攝取受到一定的限制，可在醫生指導下給予藥補。

水　絕不可忽視水對男子漢的巨大生理作用。因為體內一切生理過程都離不開水和各種溶於水的營養物質。如果你要想保持健美的肌肉，就必須飲用足夠的水，因為肌肉中的水分比脂肪中的水分要多三倍。一個中等身材的男子每天須飲6～8杯水，運動量大者對水的需求量更大。（蘭政文）

男性不可缺少的十一種食物

研究發現，男性易患的癌症、腦血管疾病、心臟病和糖尿病等主要與飲食有關，因此，專家建議，男性健康必須多多攝取以下十一種食物。

番茄　番茄中的礦物質以鉀的含量最為豐富，因而有助於排出血液中的鹽分，具有降低血壓的功效。番茄中豐富的維生素C能夠製造出骨膠原，強健血管；番茄的酸味能夠促進胃液分泌，幫助消化蛋白質等。

大蒜　大蒜不但具有強烈的殺菌能力，促進維生素B_1的吸收，促進醣類的新陳代謝以產生能量，並能消除疲勞。此外，大蒜還能提高人體的免疫力，改善體質並強身。大蒜中所含的硒化物具有抗氧化作用，因而能防癌抗癌。

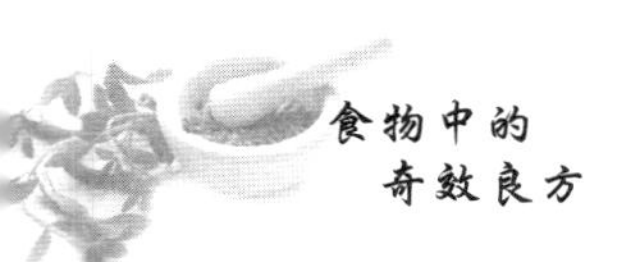

綠茶　綠茶中含有豐富的維生素C，這種物質是預防感冒、滋潤皮膚所不可缺少的營養素。綠茶中含有防止老化的穀氨酸、提高免疫力的天冬氨酸、滋養強身的精氨酸，具有利尿、消除壓力的作用。另外，綠茶中還含有提神作用的咖啡因、降低血壓的黃酮類化合物。

海鮮　男性的精液裏含有大量的鋅，當體內鋅不足時，會影響精子的數量與品質，常吃海鮮可以增強性能力，還具有提高肝臟功能的作用，且滋養強身。

南瓜子　科學家研究發現，前列腺肥大的患者服用南瓜子的提取物，減少了患者尿頻的次數，也改善了其他症狀。南瓜子還是維生素E的最佳來源，可以抗衰老。

高維生素C食物　男性在二十四歲後精子的質與量都在走下坡，如果有一種不老藥能讓老化的精子再度充滿活力，那就是維生素C。美國德州大學婦產科教授威廉·哈理斯實驗結果顯示，給男性每天服用1000毫克的維生素C，連續服用60天後，他們的精子數增加60％，活動力增加30％，不正常的精子也減少了。

高維生素C的食物有大棗、獼猴桃、橘子、青花椰菜、蘆筍等。另一方面，男性常處高壓狀態，更需要營養的補充。維生素C可以協助副腎上腺皮質素（一種抗壓力的激素）的分泌，可以對抗壓力。

深海魚　壓力大，也讓男性罹患高脂血症、中風的年齡層降低。深海魚中的ω-3脂肪酸可以阻止血液凝結、減少血管收縮，對心臟血管特別有益。富含ω-3脂肪酸的魚包括鯖花魚、秋刀魚、石斑魚、鮭魚等，可以替換著吃，不過要記住一周至少要吃二次魚，這是美國心臟病協會的建議。

胡蘿蔔　β胡蘿蔔素會在體內變化成維生素A，提升身體的抵抗力，抑制導致細胞惡化的活性氧等。此外，因含有豐富的鉀，具有降血壓的作用，以及食物纖維能發揮清腸功效。含豐富β胡蘿蔔素的胡蘿蔔也因此大受歡迎，是因為它能防癌。

黃豆　很多人都知道黃豆有植物性激素，有利於女性，殊不知黃豆對男性也是絕佳食品。例如常吃黃豆製品的日本男性，罹患前列腺癌的機率比西

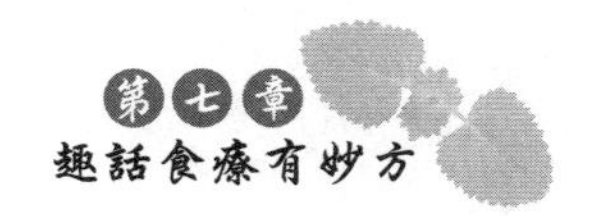

方男性低。而且黃豆對改善男性的骨質流失一樣有效。男性過了六十歲，骨質會開始流失，情況和更年期婦女一樣嚴重。而且多吃黃豆可以補充卵磷脂，卵磷脂已被證實能增強短期記憶力和學習能力。

紅酒　如果非要喝酒，就喝紅酒。因為紅酒中葡萄皮的抗氧化物質多酚，留存在酒液中，可以降低心血管疾病的機率；而且各種酒類相較之下，紅酒的普林（會使體內尿酸上升的物質）相當低。此外，紅酒能提升抗氧化作用，以預防動脈硬化。最近根據研究結果得知，對於癡呆症也能發揮功效，是高齡社會所不可欠缺的飲品。但酒類依舊有熱量，營養師建議每天飲紅酒量應控制在60毫升以下。

全麥麵包　要對抗壓力，B族維生素是非常重要的。這包括維生素B_1、維生素B_2、維生素B_3、維生素B_{12}和葉酸、煙酸等，可以維護神經系統的穩定，增加能量的代謝，有助於對抗壓力。全穀類的食物如全麥麵包、糙米、胚芽米等，都富含維生素B族。而且全麥麵包是複合性碳水化合物，可以緩慢釋放能量，具有鎮定的作用，使人放鬆、不緊張。（黃愛群）

男人宜多吃的五種食品

番茄醬　多吃番茄的男人等於給自己添加預防前列腺癌的保護網，這是因為番茄裏含有大量叫做番茄紅素的類胡蘿蔔素，但讓許多科學家驚訝的是，番茄汁卻不是具備這項保護功能。原來，番茄紅素要與含有脂肪的食物一起烹飪，才能被人體充分地吸收。

牡蠣　二～三個牡蠣就可以為一個正常男人提供全天所需的鋅，而鋅是男人生殖系統裏最重要的礦物質。科學家們曾紛紛在媒體上指出：最近五十年來，男人精子數量在下降，而營養缺乏是導致睪丸激素降低的直接原因，補充足夠的鋅就能解決這個問題。

捲心菜　十字花科的蔬菜，如捲心菜有抗膀胱癌的作用。科學家們分析了五萬個男人的日常飲食，發現每周五次以上十字花科蔬菜的素食者，患膀胱癌的機率只佔幾乎不吃這類蔬菜男人的一半。

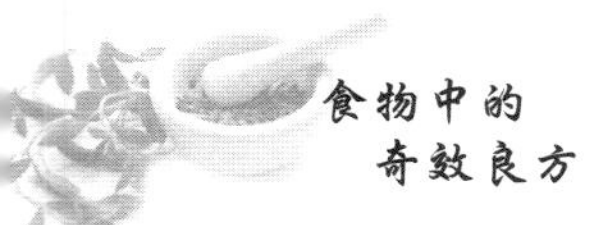

花生醬　如果你想擁有健康的心臟，那麼每天早上在麵包上塗花生醬吧。雖然花生醬的脂肪含量偏高，但這種脂肪對人是有益的。研究者認為，花生類食品能降低患心臟疾病的風險。

西瓜　男人五十五歲以後很容易患高血壓。研究者提出，富含鉀的食物能降低高血壓的患病率。西瓜是含鉀非常豐富的一種食物，比香蕉的含鉀量多得多。

（賀軍成）

核酸：青少年獲得健康的新途徑

所有生物的細胞中都含有核酸，核酸有兩種：一種是核糖核酸，簡稱RNA，另一種是去氧核糖核酸，簡稱DNA。

日本著名生物學家利根川進指出：「人類所有的疾病都與基因DNA受損有關。」中國「人類基因組計畫」重大項目秘書長楊煥明教授說：「人類所有疾病都直接、間接與基因有關。」

基因對防治疾病非常重要：破繹一個基因，找到一個病因；改變一個基因，調整人的命運；損壞一個基因，產生一種疾病；營養一個基因，預防一種疾病；修復一個基因，根治一種疾病。現代科學已證明：基因健康，細胞活躍，則人體健康；基因受損，細胞變異，則人患疾病。那麼，如何補充基因或修復基因呢？讓青少年補充核酸不失為一個可以選擇的方略。日本醫學博士山崎敏子說：「攝取核酸營養，使身體恢復原本的自然狀態，讓體內的自然治癒力得以充分發揮，疾病便得以自然而癒。」

補充核酸，注入生命原動力

每個細胞內的表達基因數目都是相同的三．五萬個。基因直線排列在DNA雙螺旋上，由數萬至數百萬個核苷酸（核酸的小分子）組成，所以核酸能夠營養基因和修復基因，簡稱養復基因。由於生命科學中的分子生物學和基因工程學的發展，我們已經破繹了三千多種疾病的基因，核酸是基因的本體或載體，為損傷基因的修復提供原料，就像我們修復房屋需要磚瓦石料一樣，否則便成了「巧婦難為無米之炊」，所以核酸營養有助於體內受損基因的自主修復，這就是基因療法的本質作用。

「補充核酸，注入生命原動力」如果把人類的機體比作成一棵生命樹的話，那麼，根就是基因。核酸對「根」的營養作用是整體性的，「根深葉茂，百病退位」的形容不算過分。「根，只有一個，核酸是人類最後的營養素」，這是日本頂尖級科學家松永政司曾兩次在世界衛生組織的會議上這樣強調。有些富含DNA、RNA的高核酸製品，有膠囊、有片劑、有口服液，也有針劑，都是經過科學的消化處理，不僅易於體內吸收，而且對基因的營養與提高基因自主修復能力產生了意想不到的效果。可以說是取之於基因，用之於基因，被稱為現代人的「基因速食」。

據北京DNA研究機構的負責人介紹，有人為孩子測了DNA圖譜，就像指紋一樣，從這個圖譜上就可以看出「每個人都是獨一無二的」。

通過分析人類的遺傳信息，將可以預知人體更容易患有哪些疾病，從而幫助人們及早制訂相應的預防方案。從一九八九年起，全世界有超過三百五十次的基因療法試驗。在涉及的數千個病人中，十二個患有某種罕見的免疫系統疾病的孩子，被治好了。

核酸是基因的「小宇宙」

「種瓜得瓜，種豆得豆」。為什麼生物的第二代總與第一代相似，保持兩代之間一致的原因，在於遺傳物質——核酸。後來，人們發現所有生物的細胞中都含有核酸。還發現，核酸有兩種：一種是核糖核酸，簡稱RNA，另一種是去氧核糖核酸，簡稱DNA。這兩種物質的結構與功能都不相同。DNA主要是攜帶和傳遞由「上一輩」傳下來的遺傳密碼。RNA則是轉錄DNA攜帶的信息，並據此指導合成新一代的蛋白質。孩子像父母，就是因為父母的遺傳信息通過DNA傳下來，再由RNA「翻譯」合成為新一代的結果。

從理論講，核酸、抗氧化歧化酶、尿酸、維生素、礦物質都是基因的保護者，但主要是核酸，因為基因作為核酸中的一個功能片段，核酸既是基因的原材料，又是基因所固有的營養。基因每時每刻都在接受著核酸營養的滋

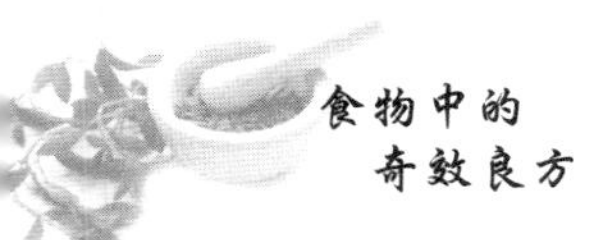

補，只有豐富的核酸營養，才能保證基因的健康。核酸就是基因的「小宇宙」，基因的生存全在於充足的核酸環境，對細胞而言，核酸就像人類需要空氣、糧食和水一樣重要。三十八位諾貝爾獎科學家嘔心瀝血的研究核酸得出：核酸是生命之源。核酸充足，基因健康，細胞活潑，人體健康；核酸缺乏，基因受損，細胞老化，疾病纏身。

本源的力量是無窮的，核酸，還你「自然治癒力」。為什麼海星的腿斷掉之後，還可以再生一條新的，為什麼我們身上擦破的傷口會自動癒合，因為我們機體內原來就具有這種「自然治癒力」，這種「自然治癒力」就來自基因。核酸作為基因的本體，是通過對基因的自補而起到防病抗衰老作用，這其中的奧秘就在於基因具有自主修復能力。核酸的功效主要在於全面調整生命體的自身功能對機體進行整體上的改善。因此，核酸就是「保護基因的使者」。

核酸可整體性的提高免疫力

科學家說，核酸的保健作用機制不是針對某一種疾病，或某一個器官，而是通過改善每一個細胞的活力而提高機體各系統的自身功能和自我調節能力，來達到最佳綜合狀態和生理平衡。美國哈佛大學醫學院吳柏林博士指出，核酸保健至少有十大功能：有助於基因的養育和損傷基因的自主修復；保證人體能量供應；抗氧化功能，消除促使人體疾病和老化的「自由基」；提高免疫功能；改善微循環；調節營養平衡功能；促進大腦神經細胞的分裂，增強記憶力；調節微生態平衡；促進骨骼發育；延緩細胞衰老，確保細胞分裂代數，延長人的壽命。

最新研究證明，在青少年的學習過程中，大腦皮質不斷合成新的複雜蛋白質分子和mRNA（合成蛋白質的模組）。這些蛋白質、DNA和RNA含量越高，學習效率就越高。促使注意力高度集中，記憶痕跡大量再現。與大腦記憶有關的核酸是由記憶蛋白、氨基酸和葡萄糖組成的，核酸的供給，還能增強大腦皮質的興奮和抑制功能。

核酸可促進青少年的成長

人身材的高與矮，與多種因素有關。可以分為先天和後天兩大類。專家研究表明，孩子身材的高矮，約60%取決於父母的遺傳因素。但先天不足可以後天來彌補。一般說，人到二十～二十五歲就不再長高了，而在這段年齡之前，供給足夠的營養，即各種兒童生長發育必需的營養素，可促進孩子的身高增長。有報導，核酸與身高有密切關係，於是李教授就要求比同齡人矮五公分的孩子平時多吃富含核酸的食物：如玉米的核酸含量是大米的八倍以上；魚類如沙丁魚核酸含量是大米的三十倍；馬鈴薯、洋蔥的核酸含量是大米的二十倍以上；綠豆、赤小豆核酸含量則是大米的十四至十八倍；豆腐的核酸含量是大米的八倍，而且核酸容易吸收。一年以後就趕上了同齡小孩，繼續這樣吃，超過是可以預期的。

嬰兒處於快速增殖期，免疫系統還沒有發育成熟。抵抗力差，容易生病。可採用兩種辦法：一是因為牛奶中的核酸含量很低，遠遠低於母乳中的含量，所以國外一些主要的配方奶粉中已經添加核苷酸。二是補充外源性核酸。（沈新民）

早餐不宜乾食冷食

早晨，總會看到一些上班族拿著麵包、糕點或餅乾等乾糧匆匆忙忙邊走邊吃。醫學專家提醒人們，長期這樣吃「乾食」和冷食，會降低體力和腦力，導致身體抵抗力降低，極易患病。

早餐關鍵一：水分

清晨起床後，人的胃腸功能尚未由夜間的抑制狀態恢復到興奮狀態，消化功能也較弱。這時吃一些「乾食」，不但難以吞嚥，而且早晨人體脾臟呆滯，胃津不潤，各種消化液分泌不足，此時對食物的消化和吸收都不利。人經過一夜睡眠，從尿、皮膚、呼吸中消耗了大量的水分和營養，清晨已處於半脫水狀態。早餐應吃富含水分的食物或餐前適量喝些溫開水、豆漿或熱牛

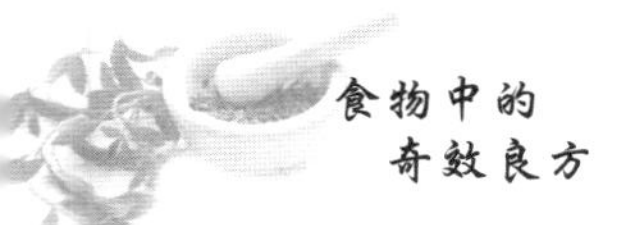

奶之類的液體。這樣既可及時彌補體內缺水狀況，有利胃腸消化，使機體的新陳代謝恢復到旺盛狀態，有利於白天的工作和學習，還能有效預防某些心腦血管疾病突發。

早餐關鍵二：熱食

營養學家建議，早餐應該吃「熱食」，才能保護好中醫所說的「胃氣」。胃氣，其實並不單純指「胃」這個器官而已，其中包含了脾胃的消化吸收能力、後天的免疫力、肌肉的功能等。早晨，夜間的陰氣未除，大地溫度尚未回升。體內的肌肉、神經及血管都還呈現收縮的狀態，假如你再吃喝冰冷的食物，必定使體內各個系統更加攣縮、血流更加不順，日子一久，你就會發現吸收不到食物精華。這就是傷了「胃氣」，傷了身體的抵抗力。早餐，應該是足夠的熱稀飯、熱牛奶、熱豆漿，然後再配著吃蔬菜、麵包、三明治、水果、點心等。

近年來，有人提倡「生機飲食」，於是有人一早起來就喝蔬果汁，理由是攝取蔬果中直接的營養及清理體內廢物。然而，他們忽略了一個關鍵問題，那就是人的體內永遠喜歡溫暖的環境。身體溫暖，微循環才會正常，氧氣、營養及廢物等的運送才會順暢。

早餐不應該吃的兩類食物

早餐有兩類食物不宜多吃：一類是以醣類為主的食品，因含有大量澱粉和糖分，進入體內可合成更多的有鎮靜作用的血清素，致使腦細胞活力受限，無法最大限度地動員腦力，使工作和學習效率下降；另一類是蛋黃、煎炸類高脂肪食物，因攝入脂肪和膽固醇過多，消化時間長，可使血液過久地積於胃腸部，造成腦部血流量減少，因而導致腦細胞缺氧，整個上午頭腦昏昏沉沉，思維遲鈍。

腦營養學家認為，科學的早餐原則應以低脂低糖為主，選擇豬瘦肉，禽肉、蔬菜、水果或果汁、低脂奶等富含蛋白質、維生素及微量元素的食物，再補以穀物、麵食為妥。

早餐一定要吃好，最好搭配一些新鮮蔬菜。早餐應佔全天總熱能的25％～30％，能量來源比例是蛋白質提供的能量佔總能量11％～15％，脂肪應佔20％～30％，醣類應佔55％～65％。（彭慧）

吃油的學問，食保健油才好

食用油有植物油和動物油兩大類。但各種食用油的主要成分都是中性脂肪，其次為磷脂、膽固醇和維生素A、維生素D、維生素E等。脂肪由各種脂肪酸構成，它供給人體熱量和不飽和脂肪酸。這種不飽和脂肪酸是人體不可缺少的物質，如果體內缺乏它，便會出現皮膚粗糙、脫屑及頭髮乾脆易落等現象；反之，若供應充足，人體皮膚就光滑潤澤，頭髮烏亮，容顏更加美麗。因此，人們又稱不飽和脂肪酸為「美容酸」。可見，油的營養價值高低是以含不飽和脂肪酸的多少而定，多則營養價值高。植物油中的豆油、玉米油、葵花子油含不飽和脂肪酸較高，棉子油、芝麻油、花生油次之。

吃多少油好呢

既然食油是人體脂肪的主要來源，又是一種較好的調味品，所以，有些人認為吃油越多。對身體越有好處。其實不然。

究竟吃多少油好呢？一般說來，在不同的生活環境中，食油量有所不同，如寒冬季節體內需要多產熱保暖；在冰天雪地野外工作或冷庫工作的人及重體力勞動者，他們熱量消耗較多，就應多吃些油脂。此外，因為油能抑制胃酸的分泌，所以胃酸多的人也可多吃些油脂。盛夏，由於天氣酷熱，食欲往往不好，加上因出汗飲水多沖淡了胃液，消化功能低，因此應少吃油；肝膽疾病患者，因膽汁分泌減少，脂肪不易消化，也不宜多吃油；患胃腸炎或痢疾的人，胃腸功能紊亂，也不要多吃油膩食物，以免加重病情；至於血脂高及肥胖的人，當然也是不宜吃油脂類過多的食物，以免更胖或使血脂更高。此外，尚應注意的是，做菜時放油過多，菜表面有一層厚厚的油，吃進胃後消化液不能充分和菜類接觸，反而影響消化吸收。多油的食物膩人，必

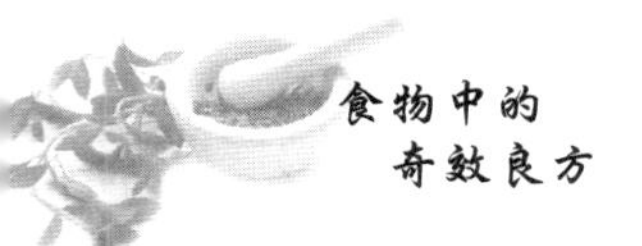

然影響食欲，如遇天冷受涼等誘因，還會引起消化不良和腹瀉，雖然油炸食物的味道好，但因油溫較高，某些營養成分遭到破壞，故少吃為好。

植物油是驅除病魔的朋友

吃動物油還是吃植物油好呢？一般說來，中老年人，特別是患有心血管病（如動脈硬化、高血壓、冠心病等）及糖尿病、肝膽疾病的人，吃植物油比動物油好。因為植物油不僅能供給較多的必需脂肪酸，而且其中所含的不飽和脂肪酸，對防治動脈硬化具有良好作用，食後可降低膽固醇。所以人們又稱植物油為「驅除病魔的好友」。動物油長期食用，特別是中老年人長期食用，容易造成動脈硬化而引起高血壓和冠心病。因此，植物油比動物油好。

但是植物油中也含有有害物質，如煉油的花生及玉米中往往夾雜一些黴爛的花生及玉米，因此榨出的油中含有一些強致癌的黃麴黴素。又如棉子油，如用生棉子榨油，其中含有大量棉酚，吃了這種油，可立即中毒，也可慢性中毒。有的地區一年中死於棉酚中毒者達二千多人。但如把棉子炒熟後榨油，其中所含的棉酚甚微，食後對人體基本無害。至於人們普遍食用的菜籽油，其中也含有一種不易消化吸收的芥酸，它隨血流而沉澱下來，能導致高血壓等心血管疾病。所以國際標準規定，菜子含芥酸超過5%不能食用。不過，您不用擔心，國內早已培植出低芥酸菜籽品種，這種優良品種僅含3%左右的芥酸，低於國際所規定的標準。

讓新興保健油走進我們的生活

那麼，在日常生活中究竟怎樣食用各種油類呢？一般認為，食用各種食油以採用輪換吃法或搭配吃法為好，因為這種吃法可減少或避免各種油中的有害物質對人體的危害。

當前，世界各國正流行的食用保健油，是最優質的食用油，大家不妨嘗試著把它們引入我們的生活。

棕櫚油　僅次於大豆油的世界第二大食用油。棕櫚油不飽和脂肪酸含

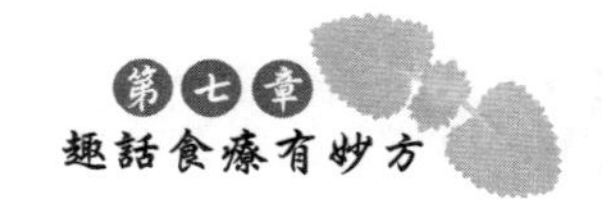

40%，飽和脂肪酸含44%。兩者均衡，這在植物油中不多見，是其他植物油不能取代的優點。棕櫚油中還含有豐富的維生素E和A，高出一般植物油；它還是胡蘿蔔素最豐富的天然來源，其含量超過胡蘿蔔十五倍，番茄三百倍。常食棕櫚油可降低膽固醇，還有抗血栓，防治腦心血管病，抑制癌症（尤其是乳腺癌）的作用。

橄欖油　不需精煉就可食用，既可熱炒，更適合作涼拌食品的調味油。溶點低，易消化，含有80%以上的不飽和脂肪酸，每100克中含有魚鯊烯700毫克，這是一種天然抗氧化劑。食用此油既無引起高血脂、血管硬化的危害，又沒有在體內氧化，產生過氧化物影響健康之虞，還含有豐富的多種維生素，如維生索A能滋潤乾燥的皮膚，防止起皺；維生素D能促進人體代謝，保護及強化皮膚，預防皺紋產生；維生素E能促進血液循環，抑制皮膚老化、彈性下降，能軟化血管；維生素K能使皮膚有彈性，吸收皮下脂肪。因此，橄欖油有「可吃的化妝品」之譽。

紅花油　是從紅花樹果實中提取的油脂。紅花油中含亞油酸達67.8%，亞麻酸3%，還含有維生素E等。其中亞油酸含量位居植物油之冠，對防治動脈粥樣硬化，降低血壓和膽固醇具有特殊療效。

麥胚油　該油營養價值極高，對人體具有特殊的保健作用。除富含必需脂肪酸（人體內不能自行合成的亞油酸、亞麻酸）外，還富含天然複合維生素E，是其他植物油望塵莫及的。具有強化心臟、促進冠狀動脈擴張、增進人體血液循環、恢復老化的內分泌腺功能，促進氧的吸收利用，軟化動脈粥樣硬化的血管，強化神經系統等。

玉米胚油　該油不飽和脂肪酸含量高達86%，人體吸收消化率達98%以上。油中維生素E的含量也高於普通植物油，並富含鉀磷脂、胡蘿蔔素，可降低血中膽固醇、軟化動脈血管，是高血壓、高血脂、高膽固醇、冠心病、脂肪肝、肥胖症患者和老年人理想的食用油。

米糠油　此油溶點低（低於人的體溫），易於消化。含不飽和脂肪酸在80%以上，還含有0.12%的維生素E，0.24%的穀維素以及胡蘿蔔素、維生素D、卵磷脂、肌醇等多種營養素。能降低膽固醇，軟化動脈血管，調節腦功

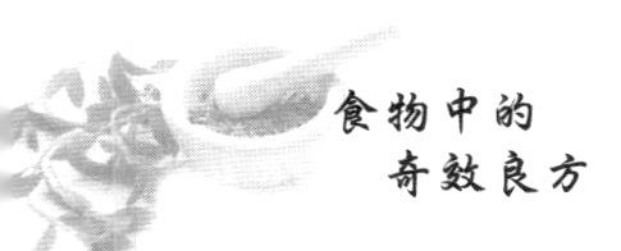

能和生殖功能，對防治心腦血管疾病，促進新陳代謝和抗衰老具有很好的作用。

核桃油　含不飽和脂肪酸達90%以上，其中60%的是亞油酸，能降低膽固醇，軟化動脈血管。每天吃一至三個核桃或食用五至十克核桃油，可降低膽固醇30%～50%，患心臟病的危險減少10%～15%。核桃油中還含有豐富的磷脂，能增強細胞的活性，促進造血功能；此外還含有豐富的維生素E，能阻止脂褐質色素產生，延遲壽斑出現，對治療老年性便秘也有特殊功效。

沙棘油　它不僅是一種優質食用油，而且是珍貴的藥用油，含不飽和脂肪酸達88.4%，每百克沙棘油中還含維生素E120毫克，維生素A100毫克（高於魚肝油的含量），還含有維生素K、胡蘿蔔素及多種礦物質。沙棘油可抗輻射，抗疲勞，增強機體活力；能降低膽固醇，軟化動脈血管，緩解心絞痛的發作；對放射病、皮膚燒傷、凍傷、刀傷、潰瘍、食道癌、子宮頸糜爛也有一定療效。（陽君）

臍帶：治病的珍品

義大利羅馬傑梅里綜合醫院附屬天主教大學最近建立了一所「臍帶銀行」，並開始對應用臍帶幹細胞治療疾病進行實驗。

以往，嬰兒誕生後，其臍帶一般都被扔掉。而根據現代醫學研究，臍帶和胎盤中含有可以使有病的肌體組織和器官得到再生的幹細胞，利用它可以有效地治療多種嚴重的疾病，如心臟病、糖尿病、白血病等。

「臍帶銀行」實際上是一種健康保險，每個新生兒在降生以後，都可以把自己的臍帶存入這個「銀行」。以後，臍帶捐贈者自己患病了，就可以從這個「銀行」裏提取「個人存款」，即幹細胞來治病：自己的親屬或與自己血型相同的其他患者也可以從「臍帶銀行」提取「存款」。所以，開展對臍帶幹細胞的研究和實驗具有非常重要的現實意義。（馮茹鳳）

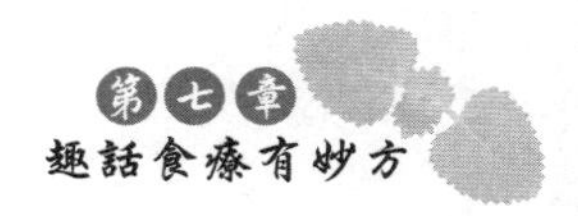

平衡膳食的靈魂

一句「民以食為天」的民諺，將人類與飲食的「血肉」關係概括到極致，表明吃飯乃是世間的頭等大事。但是，吃什麼、怎樣吃才算科學，從古至今一直未能弄明白。就說當今世界吧，社會已經進入了網路、飛天時代，科學不可謂不發達，可一涉及一日三餐的問題，仍然是「公說公有理、婆說婆有理」。

近年來，營養學家一致強調「平衡膳食」才是人體健康的源泉。什麼是平衡膳食呢？簡單地說就是三餐食譜必須與食者的體質相適應。離開了這一原則，即使是山珍海味、燕窩熊掌、千年人參，也未必就是佳品。比如甲魚、熊掌、對蝦屬熱性，體質屬熱的人就沒有口福，否則猶如火上澆油，你會消受不了。

那麼，什麼是體質呢？醫學的定義是：人體在遺傳性和後天獲得性基礎上表現出來的功能（包括心理氣質）和形態上相對穩定的固有特性。中醫又稱為素質、稟質、氣質、稟賦等。父母的體質狀況，可以遺傳給子女，可以說這是一個人體質形成的第一要素。它不僅表現在幼兒時期，而且在人的一生中都將明顯或潛在地發生作用，故父母具備良好的體質是後代健康的保證。其次，後天環境、營養狀況以及人文環境都有一定的影響力。

中醫學把人體的體質分成四種主要類型，即熱、寒、實、虛，基本上涵蓋了所有的人群。而食物則有寒熱溫涼四性與甜酸苦辣鹹五味，不同的性味進入人體後將產生不同的生理作用。如番茄、西瓜、苦瓜等性寒；紅椒、桂圓、核桃等性熱。怕冷的人應吃桂圓、核桃等；怕熱的人宜吃番茄、苦瓜等。吃對了有營養，吃錯了人就不適，反受其害。

總之，堅持平衡膳食原則務必抓住兩個要點：一個是人體體質和食物性味之間的平衡，只有貫徹「寒則熱之，熱則寒之，虛則補之，實則瀉之」的原則才能平衡，否則就會失衡；二是食物與食物之間的平衡，如一種菜如何搭配才能符合某個個體的體質狀態，大有講究。下面將分別說說四種體質的特點以及日常食物的不同性味，你不妨來個「對號入座」——適合你的食譜

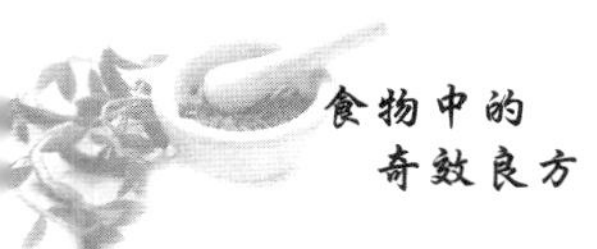

也就應運而生了。

寒性體質　人屬於寒體的人大多形體肥胖，形盛氣衰，容易疲勞，臉色蒼白，精神不振，多汗，多痰，小便清長，大便多溏，畏寒怕冷，肢冷體涼，行動無力，喜食熱物，女性生理周期過遲等。癥結在於身體功能代謝活動較為衰弱，抵抗力差、體溫偏低等。男性易於發生性淡漠、性欲低下、陽痿、不射精或精液流而不射、陰冷、陰縮、陰汗、排尿無力或癃閉、精子活力低下、不育等男科疾病。在調攝上除選擇溫性或熱性食物外，還應當避免感寒受濕，宜顧護陽氣，不妨服用性溫平和之藥食如鹿茸、人參、羊肉、牛鞭、枸杞等。

熱性體質　人熱性體質人大多形體消瘦，情緒易於激動，口乾舌燥，顏面潮紅，眼睛充血，容易上火發炎，小便短少或色黃，大便乾燥或秘結，畏熱喜涼，五心煩熱，喜食冷物或冷飲，女性生理常常提早。癥結在於腺體亢進，身體功能代謝旺盛，容易興奮緊張。屬於熱性體質的男性易於發生性欲亢進，性欲要求較強，陰莖異常勃起，或雖勃起但不堅硬而易於疲軟、早洩、遺精、精子存活率降低、死精或畸形精子過多、精液不液化或液化時間過長、抗精子抗體陽性及內外生殖器的炎性疾病、過敏性疾病和生殖系結核等男科疾病。三餐應清淡，以涼性或寒性食物為主，忌食煎炒炙爆及辛辣之物，忌用鹿茸、鞭類等辛溫燥熱之品。也可服用性平緩和之滋補藥物和食物如沙參、麥冬、百合、冬蟲夏草等，並適當節制性欲，注意外陰清潔衛生。

實性體質　人實性體質人排毒功能比較差，排便、排尿、排汗等排泄廢物的功能均有某種程度的障礙，內臟往往有積熱，體力充沛而無汗，常有便秘，尿量少等症狀。食譜宜以平性食物為主，適當吃些具有瀉下作用的食品。

虛性體質人　虛性體質者排便、排尿、排汗均較為正常，但元氣不足，對病毒、細菌等致病微生物的抵抗力弱，免疫力差，手心常濕，晚上常流冷汗，臉色蒼白，行動無力，體弱多病者多屬於此種體質。除以平性食物為主外，適當進食滋補性食物很有必要。

至於食物的性味，相應分為以下四類：

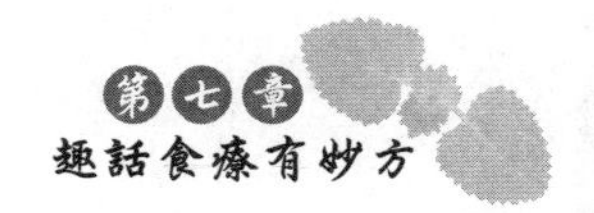

溫性熱性食物　吃後機體產熱量增多，可使功能興奮、活力增強，適合寒性體質人吃，可改善其衰退沉滯的功能。相反，若讓熱性體質者吃，則會因過度興奮亢進造成發腫、充血、便秘等諸症臨身。具體食物有：辣椒、胡椒、蔥白、大蒜、芫荽、肉桂、茴香、八角、醋、龍眼、荔枝、桃、杏仁、櫻桃、核桃仁、松子、木瓜、南瓜、胡蘿蔔、黃豆芽、紅棗、糯米、紅糖、當歸、檳榔、韭菜、芥菜、香茶、花椒、生薑、芥子、刀豆、酒、鱔魚、蝦、蚶、鱅魚、鰱魚、羊肉、狗肉、雀肉、豬肝、雞肉、豬肚、火腿、鵝蛋、鹿肉、熊掌等。一般民間所說的「熱」或「燥火」的食物即屬於此類。

寒性涼性食物　此類食物吃後對生理功能具有鎮靜及清涼消炎的作用，宜於熱性體質者，可改善其失眠、腫脹及炎症。同樣，若讓寒性體質者吃，則反使冷症更為嚴重。具體有綠豆、綠豆芽、海帶、紫菜、西瓜、甜瓜、黃瓜、香蕉、梨、橘、橙、芒果、枇杷、甘蔗、楊桃、香瓜、番茄、柚子、竹筍、冬瓜、黃瓜、苦瓜、豆腐、豆豉、芹菜、白菜、菠菜、空心菜、金針菇、茄子、蓮藕、茭白、荸薺、菱角、白蘿蔔、蜂蜜、茶葉、鹽、醬油、白糖、西洋參、車前草、海藻、田螺等。一般民間所說的「冷」、「涼」或「退火」的食物即是指寒涼性食物。

滋補性食物　食後可增進體力，恢復元氣，強化免疫功能，消除慢性炎症，宜於虛體質者用餐。假如讓實性體質者進食，則很可能造成便秘、汗排不出、病毒積於體內，進而引起高血壓、發炎、中毒等病症。具體如高麗參、紅棗、栗子、山藥、櫻桃、胡麻、糙米、小麥、蓮藕、楊梅、枇杷、蠶豆、赤豆、扁豆、甲魚、鱔魚、草魚、鰱魚、帶魚、牛蛙、鴨子、狗肉、牛奶、百合、桂圓等。

瀉性食物　可協助病毒或代謝廢物排出體外，並改善便秘、尿黃等症狀，宜於實性體質者。如果虛性體質者也常進食，特別是食用過量，便會造成便溏，使身體更為虛弱，抵禦病毒、細菌等致病微生物的能力降低。具體有蘆薈、芹菜、豆腐、蘆筍、香蕉、西瓜、鳳梨、蜜柑、番瀉葉、牛蒡子等。

平性食物　一般日常食物以平性者居多，適宜於所有體質的人。如蘋

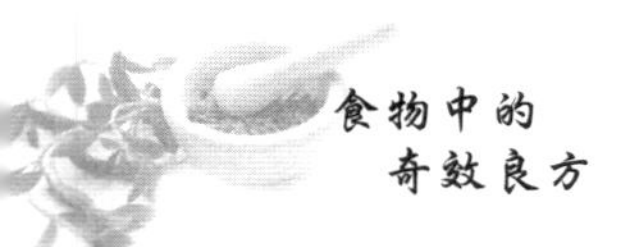

果、葡萄、芒果、橄欖、白果、李子、大米、玉米、甘薯、花生、蠶豆、芝麻、黑豆、豌豆、黃豆、絲瓜、土豆、大頭菜、扁豆、胡蘿蔔、苡米、白木耳、豬肉，青魚，鯧魚，黃魚，鯽魚，鰻鱺魚等。

至此可明白，三餐膳食以平衡為要，平衡膳食以體質為本。根據你的體質特點擬訂食譜，既能讓食物最大限度地發揮營養功效，又能有類似藥物調整人體功能狀態的積極作用，一舉兩得，身體自然健康。（蘭政文）

一天內科學飲水時間表

早上6：30經過一整夜的睡眠，身體開始缺水，起床時先喝杯水，可幫助腎臟肝臟解毒。別馬上吃早餐，等待半小時讓水融入代謝後，進行新陳代謝後，再進食，早上飲水非常重要，身體排汙全靠它。

早上8：30從起床到辦公室時間總是特別緊湊，情緒也較緊張，身體無形中會出現脫水現象，所以到了辦公室後別急著泡咖啡，先喝一杯水。

上午11：00工作一段時間後，一定得趁起身活動的時候，再飲一天裏的第三杯水，補充流失的水分，有助於放鬆緊張的工作情緒。

中午12：50用午餐半小時後喝一些水，取代讓你發胖的人工飲料，可以加強身體的消化功能，不僅對健康有益，也能保持身材。

下午15：00以一杯水代替午茶與咖啡等提神飲料吧！喝上一大杯水，除了補充在空調房裏流失的水分之外，還能幫助頭腦清醒。

下午17：30下班離開辦公室前，再喝一杯水。想要運用喝水減重的，可以多喝幾杯，增加飽腹感，吃晚餐時自然不會暴食。

晚22：00睡前一至半小時再喝上一杯水，目標達成，今天已攝取足夠的飲水量了。

食物過敏離你有多遠

美國食品和藥物管理局（FDA）在他們的官方網站發布一個令人震驚

的消息，美國納貝斯克可口股份有限公司正在召回旗下一款大包裝奧利奧（Oreo）餅乾，稱一些消費者如果食用了其大包裝裏有一種獨立包裝的餅乾，將會出現過敏現象，甚至危害生命。FDA規定牛奶、花生、大豆等十種食品為最常見的食物過敏原，必須在成分標籤中明示，而奧利奧正是漏標了餅乾的牛奶含量及成分，而遭到召回。奧利奧事件雖經證實並未波及中國，但卻引發人們對於食品過敏問題的關注。

食品越豐富過敏越嚴重

據了解，全世界大約有2%～2.5%的人有食物過敏症。90%以上的過敏反應是由牛奶、蛋清、花生、小麥或黃豆中的過敏原引起，而堅果、貝類、穀類、色素等也在其中扮演角色。有醫學研究成果證實，牛奶和雞蛋是引起兒童食物過敏的最常見食物，佔食物過敏患者的63.6%，其中雞蛋引起的過敏佔45.4%。兒童食物過敏會引起嘔吐、腹瀉或打噴嚏、皮膚出現濕疹和風團等症狀；嚴重的會嘔吐、臉及舌頭腫脹、呼吸道充血並可能暈厥。

現在食物過敏的人的確比以前多，究其原因，首先是攝入的食物種類多了。營養專家王強認為：「以前過的是窮日子，食品單調，過敏原少，發生食物過敏的可能性也就小得多。而現在不同，不管春夏秋冬，國內國外，食品沒了季節、地域之分。像美國腰果、開心果，以前中國沒有，後來吃的人多了，就出現對腰果、開心果過敏的病例。」其次，現在食品中「外來」的添加成分造成更多的人過敏。隨著農業科技和食品加工技術的發展，食物很難再稱得上「天然」。在食物的種植、養殖、生產和加工過程中，經常或大量使用化肥、農藥、飼料等化合物，吃進這些東西後極易引起過敏反應。王強說：「有人吃馬鈴薯片過敏，結果並不是對土豆過敏，而是對其中添加的食物保鮮劑過敏。有的人喝橙汁過敏，查下來是對橙汁中添加的色素過敏。還有的人突然有一天吃魚過敏了，那極可能是對飼料中的某種添加物殘留過敏。更麻煩的是，它們讓過敏變得越來越複雜。王強說：「這是世界性的難題，不可小視。」

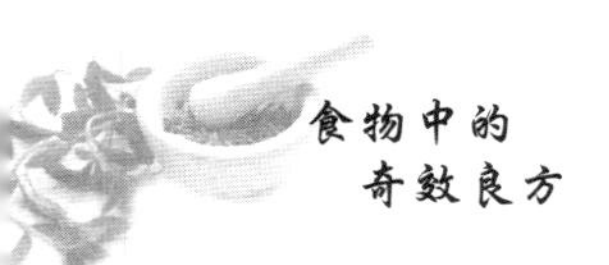

什麼人容易過敏

食物過敏因人而異，各種食物造成過敏反應的概率也是不一樣的。「我們的老祖宗早有『發物』一說。『發物』就是指那些容易引起過敏反應的食物，像魚、蝦、蟹、蘑菇、米酒等。有些人對刺激性食物或調味品過敏，如辣椒、薑、蔥、蒜等。此外，有些食物即使接觸也可能造成皮膚發癢、紅腫等過敏反應，如桃、山藥等。」王強說，有的人終身對某一食物過敏，而有的人對相似的一類食物都過敏。

為什麼吃同樣的東西，別人不過敏，而有的人過敏呢？這要歸責於遺傳。王強解釋說：「在臨床中有一個非常有意思的發現：那些有嚴重過敏史的人，總能在他的家族中找出過敏體質的人。」研究發現，父母中的一方有任何過敏性疾病，子女的過敏性疾病發病率為37%，而父母雙方均有的，子女發病率則高達62%。當然，是過敏體質不一定就會過敏，如果在後天環境中沒有遇到會引起過敏的物質，也不會過敏。兒童尤其易過敏，嬰幼兒消化道黏膜保護屏障發育不全，還不會對食物中的成分有選擇地吸收，所以在嬰幼兒期容易出現食物過敏。調查顯示，三歲以下的嬰幼兒容易過敏，一歲內最多，四到六個月為高發年齡段；四個月內添加輔食的嬰幼兒，過敏危險比晚加輔食者要高。

如何防治食物過敏

防治食物過敏反應的幾種方法有：

第一，避免療法。如果對牛奶過敏，就應該避免食用含牛奶的一切食物，如添加了牛奶成分的雪糕、霜淇淋、蛋糕等。當然，有些人對某種食物過敏，過很長一段時間後，再次食入此食物時可能不再發生過敏反應。

第二，替代療法。比如說對牛奶過敏的人可以用豆漿代替等。

第三，脫敏療法。首先將含有過敏原的食物稀釋一千～一萬倍，然後吃一份，也就是說首先吃含有過敏原食物的千分之一或萬分之一，如果沒有症狀發生，則可以逐日或者逐周增加食用的量，但需注意一定要適量。這樣經過幾周或者幾個月，有些原來對某種過敏原過敏的人就可能達到正常人的食

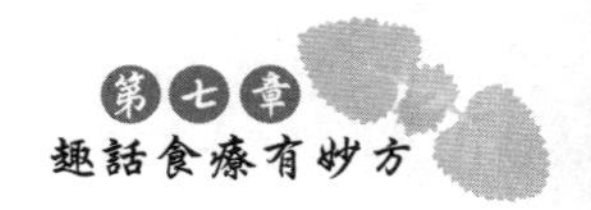

用量。即使採取此種方法，逐漸適應食物中的過敏原，以後也一定要注意千萬不要再次大量食用，以免復發。

另外，在嬰幼兒階段不要過早地添加輔食，最好的食品就是母乳，目前主張嬰幼兒母乳餵養至少需要六個月。有過敏史的婦女在孕期和哺乳期要避免食用過敏食物，只有這樣才能避免造成小孩的被動致敏。

讓食品過敏者吃得放心

近年來，一些發達國家相繼修改或提出規範食品中過敏物質標示的法律法案。日本政府在二〇〇一年四月修正《食品衛生法》，規定以蛋、牛奶、小麥、蕎麥及花生等五種食物為原料的加工食品與添加物，食品製造者均必須在容器與包裝上作清楚的標示。在該國隨後開展的「全國性過敏食物調查」中，從3882件病例中發現引起過敏的食物，前10名的分別為雞蛋、牛奶、小麥、蕎麥、蝦、花生、成魚子、大豆、奇異果及香蕉。這項調查充分印證日本政府強制標示規定的必要性與正確性。據了解，就連日本街頭的麵包店大都張貼有類似「本店對於全部販售的商品，針對原料有無使用過敏物質（雞蛋、牛奶、小麥、蕎麥、花生）等力求標示完整，提供您參考！」這樣圖文並茂的告示。

二〇〇二年十二月，歐盟理事會批准歐盟委員會關於修訂食品標籤法規的建議。建議說，新法規應當使消費者了解到食品的所有成分，從而使有過敏記錄的消費者了解食品中有沒有過敏物質。新法規要求食品標籤上要明確標明所有食品成分，任何過敏物質都不能隱瞞，新法規還適用於比如含有亞硫酸鹽等過敏物質的酒精飲料，比如啤酒、葡萄酒和蘋果酒。許多人對亞硫酸鹽過敏，導致哮喘或更嚴重後果。

美國於二〇〇四年八月也一致通過《食品過敏標籤和顧客保護法案》，該法案規定，含有以下八種最易引起過敏的食物成分都必須用簡單明確的語言標示：牛奶、雞蛋、魚類、甲殼類動物、植物堅果、花生、小麥和大豆。項法案同時規定，如果辣椒、香料和色素中含有任何一種過敏原，也必須註明。

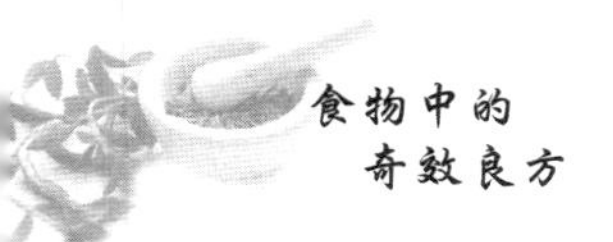

目前，美國幾大食品生產商，包括卡夫食品公司（Kraft Foods Inc.）和通用麵粉公司（General Mills Inc.）都已經率先遵守規定，但是要在全國範圍內普遍實施，還要等到二〇〇六年一月一日之前。在消費者團體歡慶自己勝利的時候，批評家卻看到剛剛通過的法案並不完美。比如，它沒有規劃食品生產中各種成分間的相互作用（如果一條生產線上生產兩種不同的產品，一種含有過敏原，而另一種沒有，二者就可能相互摻雜）。批評家們認為，這是消費者非常敏感的問題，因為他們可能會在不知情間就購買了會引起過敏反應的食物。馬里蘭大學腹腔研究中心主任阿賴斯諾-法薩諾（Alessio Fasano）博士說：「就算你吃到這樣的麵包屑，也可能會生病。」因此，這項法案要求美國衛生及公共服務部收集可能因為相互作用可能導致的過敏反應的資料，並送交國會。這個問題也引發國內食品企業的擔憂：雖然把過敏物質寫入食品成分標籤是對消費者的健康負責，但這個問題在發達國家尚未圓滿解決，中國的食品企業更是難以在短期內仿效發達國家的做法，這與中國消費者及生產企業對食品營養的總體認識程度不高有極大關係，這兩者的關係如果處理不好，食品生產企業可能「搬起石頭砸自己的腳。」（沫沫）

常食夜宵有損健康

汪先生是湖北武漢一家銷售公司的業務員，白天四處跑業務，晚上經常玩到午夜後找個小攤吃夜宵，填飽肚子後回家睡覺。久而久之，汪先生經常出現「晚上失眠、白天頭昏腦脹、食欲不佳」等症狀，但在醫院又檢查不出毛病。

武漢大學中南醫院中醫科張瑩雯教授指出，像汪先生這樣經常熬夜吃夜宵的人，由於長時間的作息「顛倒」，引起內分泌失調，容易出現上述症狀。醫學界把處在這種亞健康的人群稱為「夜食症候群」。

據張瑩雯教授介紹，經常吃夜宵容易產生肥胖、抑鬱。晚上大量進食後運動又少，熱量過剩就容易長胖，高血壓、心血管疾病的發生率也會偏高。常吃夜宵的人往往因晚上吃飯時聊天興奮，睡覺時失眠，白天精神狀態不

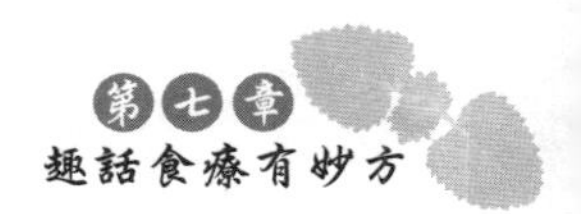

佳，很容易出現抑鬱症狀。

經常吃夜宵者也是胃腸疾病的高危群。張瑩雯說，人們在吃夜宵時，往往吃下過多的食物，這些食物長時間滯留在胃中，促進胃液大量分泌，對胃黏膜造成刺激，久而久之容易導致胃黏膜糜爛、潰瘍。如果夜宵常吃油炸、燒烤、煎製等含有較多致癌物質的食物當夜宵，更會對健康產生不良影響。

（高翔　黎昌政）

晚上不宜吃補鈣食品

大家都認為睡覺前補鈣的效果好，大家還知道蝦皮裏鈣的含量非常豐富，於是有些人覺得睡覺前吃蝦皮補鈣的效果會超過牛奶。其實這種看法是完全錯誤的，它不但不能達到補鈣的目的，更容易增加患尿道結石的危險。

蝦皮營養豐富，鈣含量高達991毫克／100克，素有「鈣的倉庫」之稱，但需要注意的是，正是因為蝦皮含鈣高，因此不能在晚上吃，以免引發尿道結石。因為尿道結石的主要成分是鈣，而食物中含的鈣除一部分被腸壁吸收利用外，多餘的鈣全部從尿液中排出。人體排鈣高峰一般在飯後四～五小時，而晚餐食物中含鈣過多，或者吃晚餐時間太晚，甚至睡前吃蝦皮，當排鈣高峰到來時，人們已經上床睡覺，尿液就會全部瀦留在尿路中，尿液的鈣含量也就不斷增加，不斷沉積下來，久而久之極易形成尿路結石。日本松下醫院曾對二十名尿路結石患者進行調查，其中九人大都在二十一時後進晚餐。

所以，晚上補鈣不能過晚過多，補鈣食物的選擇盡量選擇易消化吸收的。而睡前一至二小時喝一杯牛奶，就是非常不錯的選擇。（東明）

巧用啤酒做美食

啤酒，是人們常用的一種飲料，尤其是在家宴或朋友聚會時，更給人們帶來歡快和親情，但用啤酒製作各種美食，卻鮮為人知。今將幾種美食的做

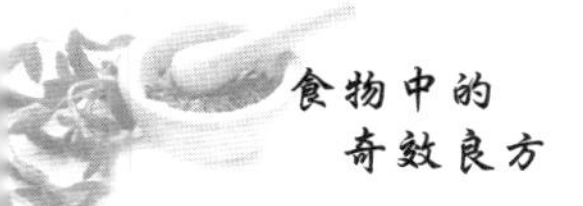

法介紹給大家，希望能給朋友們的餐桌上添加一些鮮活的色彩。

啤酒雞翅 油燒開後，放入蔥花、薑、蒜、大料和少許醬油爆鍋，將雞翅放入鍋內爆炒後倒入啤酒，將雞翅沒過，用文火燉。起鍋裝盤即可食用。

啤酒燜牛肉 用啤酒代水燜燒牛肉，熟得特別快，而且異香撲鼻，肉質鮮嫩，是餐桌上不可多得的佳肴。

啤酒排骨 將排骨爆炒後，倒入啤酒，放入調料，開鍋後放入味精，熟後色澤紅潤，味道鮮美，香嫩可口，是一道色香味俱全的佳肴。

啤酒乳鴿 將乳鴿洗淨放入鍋內，用啤酒代水沒過乳鴿，放全作料後，慢火燉，肉嫩湯鮮，味美無比，並具有大補的功效。

啤酒燉魚 在燉魚時加入適量啤酒，可使魚發生醇化反應，香酥鮮美。

啤酒蒸雞 雞在蒸前先放入啤酒中浸泡二十分鐘，然後按正常法蒸煮，其味純正，鮮嫩可口。

啤酒涼菜 做涼拌菜時，先把材料用啤酒煮一下，這樣製作出來的涼菜，生脆爽口，其香別緻。

啤酒雪糕 在鮮奶中加入三分之一的啤酒，放入冰箱製雪糕，營養豐富，風味獨特。

啤酒紅茶 紅茶需涼飲時，把茶沖入啤酒中，其味清淡，茶香、酒香兼備，為潤喉解渴之佳品。

啤酒做餅 在做蔥油餅時，麵粉中加入適量啤酒做出來的餅既鬆脆又香，還有類似肉的鮮味。

啤酒咖啡 將咖啡沖溶涼後，倒入啤酒，放糖少許，其味苦中含香，有提神、開胃的作用。

啤酒霜淇淋 先倒大半杯啤酒，再放入一個小霜淇淋，其味甘苦，富含泡沫，有清涼解暑之功。 （鄒利）

抗動脈硬化的十七種中草藥

當人步入中年以後都會有不同程度的動脈硬化。隨著時間的推移，很

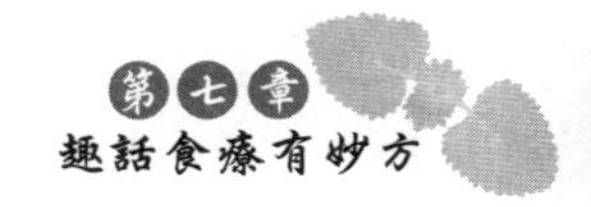

容易發生冠狀動脈粥樣硬化性心臟病及腦血管疾病（如腦血栓形成、腦出血）；腎動脈發生硬化，易引起腎動脈狹窄，造成頑固性高血壓或慢性腎功能衰竭等。

中醫治療此病以調理臟腑功能和疏通經絡氣血為主，以治本為目的。中藥藥理作用廣泛，副作用小，從多個環節治療疾病。例如丹參、澤瀉及蒲黃等中藥，既有降血脂作用，又能抗動脈粥樣硬化，同時能治療動脈粥樣硬化引起的心、腦血管疾病，還能活血化瘀、降低血液黏稠度，防治動脈血栓形成。

下面，向大家介紹一些抗動脈硬化的中藥。

蒲黃　蒲黃屬於活血祛瘀類中藥，主要藥理作用有增加冠狀動脈血流量、擴張血管、改善微循環、抑制血小板聚集和抗血栓形成等。

蒲黃的降脂實驗表明，蒲黃是通過抑制食物中的膽固醇從腸道的吸收來實現的；臨床觀察發現，蒲黃有良好的降低總膽固醇、升高高密度脂蛋白膽固醇、降低血小板黏附和聚集性的作用；同時對血管內皮細胞有保護作用，並能抑制動脈粥樣硬化斑塊形成。另外，蒲黃還可使高密度脂蛋白膽固醇及前列環素升高，血栓素A2降低，使血栓素A2／前列環素比值維持正常。蒲黃的降血脂及抗動脈粥樣硬化作用，是針對動脈粥樣硬化形成的不同環節綜合作用的結果。

月見草油　月見草油是從月見草植物種子中提取的植物油。月見草油及其鈉鹽具有較強的降血脂及抗動脈粥樣硬化作用。可顯著地降低各項血脂水準，提高高密度脂蛋白膽固醇，對預防動脈粥樣硬化的發生和減輕病變有顯著效果。臨床觀察發現，口服月見草油（3～4克／日）後，可使血膽固醇、三醯甘油和β脂蛋白降低，而使高密度脂蛋白膽固醇升高。

甘草　甘草性平、味甘。其功能為補益心脾、潤肺止咳、瀉火解毒、緩急、調和諸藥。甘草對正常人的脂質代謝無影響，但是大部分高血壓病人服用甘草甜素後，血清膽固醇下降，減輕血管病灶並且阻止大動脈及冠狀動脈病灶的發展，這與甘草的抗炎及抗免疫作用有關。給高血壓、高脂血症、動脈硬化症等病人每日口服甘草甜素150～200毫克，觀察2個月，發現致動脈硬

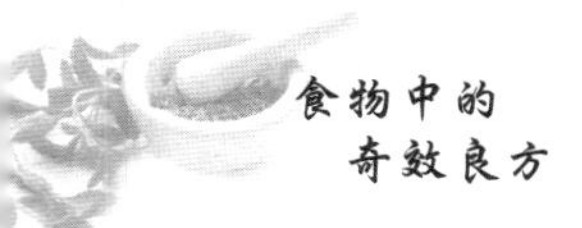

化的危險因數，如血清脂質、總脂質、總膽固醇、中性脂肪、β脂蛋白、磷脂質、游離脂肪酸等明顯降低，且血清白蛋白增加和白蛋白、球蛋白比值的改善。

當歸 當歸性溫，味甘、辛，功能補血活血，調經止痛，潤腸滑腸。當歸主要成分有阿魏酸、丁二酸、腺嘌呤、棕櫚酸及亞油酸等。當歸及其成分阿魏酸的抗氧化和自由基清除作用，對血管壁來說，當歸具有保護內膜不受損傷的作用，使脂質在動脈壁的進入和移出保持正常的動態平衡，抑制脂質沉積於血管壁上；並可阻止附壁血栓形成。

夏枯草 夏枯草性寒，味苦、辛。入肝膽經，為清肝火，散鬱結之要藥。能軟堅散結，消除癭瘤。從早開始，就有人利用其散結功能治療冠心病及動脈硬化，取得了良好的功效。夏枯草能延緩主動脈中粥樣斑塊的形成，治療動脈硬化併發高血壓病肝陽上亢型者效果良好。

生薑和乾薑 中國醫學認為，其味辛熱，歸脾、腎、胃、心、肺經，可溫中散寒，回陽通脈，燥濕消痰。現代藥理研究證明，生薑和乾薑具有抗血小板聚集、升壓及強心作用，降血脂抗動脈粥樣硬化作用，保護胃黏膜和抗潰瘍作用，保肝利膽作用，還具有抗炎作用和抗氧化作用。國外研究了薑50%乙醇提取物對膽固醇飲食家兔的血脂和組織損害的影響。結果表明，口服薑提取物後，血清膽固醇、低密度脂蛋白膽固醇分別比自然恢復組下降了55.8%和52.6%，使總膽固醇／磷脂比值下降24%，降低了肝臟和動脈中膽固醇、三醯甘油和磷脂的含量，使其接近正常值，並使動脈壁的斑塊面積從39.8%下降至13.5%，表現出了較強的降血脂和抗動脈粥樣硬化作用。

丹參 基礎醫學研究認為，丹參具有清除氧自由基，防止脂質過氧化作用。丹參通過保護超氧化物歧化酶活性和清除氧自由基使動脈內皮細胞不受脂質過氧化損傷，從而防止動脈粥樣硬化發生。另外，抑制動脈內膜增厚和抑制動脈平滑肌細胞增殖，也是丹參抗動脈粥樣硬化形成的機制之一。在減少低密度脂蛋白中過氧化物的含量方面與維生素E的作用相近。

羅布麻 動物實驗證明，高膽固醇血症大鼠經羅布麻處理後，血清中膽固醇、低密度脂蛋白膽固醇濃度和動脈硬化指數，以及肝臟中膽固醇濃度均明顯降低，僅血清中的高密度脂蛋白膽固醇濃度增加。提示羅布麻有降低膽固醇濃度，防止動脈硬化形成的作用。

川芎 中醫學認為，川芎有行氣及活血化瘀的功效。將川芎嗪注入動脈粥樣硬化模型兔後，發現該組兔動脈粥樣硬化病變明顯減少，血清膽固醇及血漿內皮素－1亦明顯降低。故推斷川芎嗪能通過調節脂質代謝，改善和保護血管內皮細胞功能，實現其抗動脈粥樣硬化的作用。

赤芍 赤芍味苦，性微寒，功效為清熱涼血，祛瘀止痛。臨床應用表明，赤芍有改善動脈硬化性心腦血管臨床症狀、血小板功能和花生四烯酸代謝的作用，並能改善微循環，抑制血小板聚集和抗血栓形成，擴張冠脈血管，增加冠脈血流量，還能使主動脈粥樣硬化斑塊面積減少，具有肯定的抗動脈粥樣硬化的作用。

山楂 山楂的功效為消食化積，活血散瘀。中醫常用來治療食滯不化、脘腹脹滿、腹痛泄瀉及產後瘀阻腹痛等症。近年來臨床上常用生山楂治療高脂血症、冠心病及高血壓病。山楂有降血脂和防治動脈粥樣硬化作用，並有抗衰老作用，有強心、降壓、增加冠脈血流量、抗心肌缺血及抗心律不整等作用。山楂無毒性，可長期服用，既可作為防治老年心、腦血管疾病的常用藥物，又可作為老年保健抗衰老的常食品。

何首烏 何首烏在中藥學上屬於補血藥，有補益精血、潤腸通便、解毒及截瘧的功效，一般用量為10～30克。一般認為，制首烏能補肝腎、益精血，兼能收斂，不燥，不膩，不寒，為滋補良藥，常配伍當歸、菟絲子、枸杞子等用來治療精血虧虛、鬚髮早白及腰酸腳軟等症，療效頗佳。生首烏補益力弱，且不收斂，有截瘧、解毒及潤腸通便的功效。常配伍黑芝麻、火麻仁及當歸等潤腸養血藥，以治療精血不足、腸燥便秘等，每獲良效。

茶葉 茶葉有清醒頭腦，除煩渴、消食、利尿、解毒、止瀉及減肥等作用。

現代科學研究證明，茶葉中含有大量人體必需的生物活性成分，並證明在抗衰老、增強人體免疫功能、防癌抗癌、抑菌治痢、減肥、興奮神經中樞、利尿消食、活血化瘀、降血脂及抗動脈粥樣硬化等方面均有良好的作

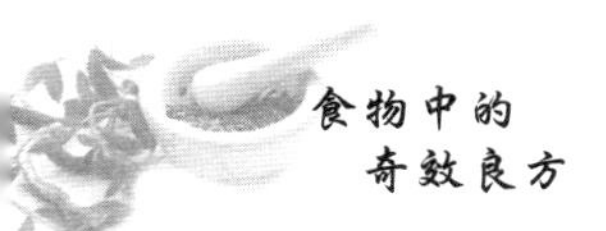

用。動物實驗證明，茶葉有抗動脈粥樣硬化作用。其有效成分是茶色素，可降低血液黏滯度及凝固性，抑制血栓形成；抑制細胞對血清脂質的攝取，加速清除或分解已進入主動脈壁的膽固醇；抑制動脈平滑肌細胞增生和降低其通透性。

大蒜　大蒜性溫、味辛，有行滯氣、暖脾胃、散腫結、解百毒及健身延年的功效。

現代藥理研究證明，大蒜有抗誘變、抗過氧化作用，顯著的抗血小板聚集，有免疫增強作用和抗炎、抗腫瘤作用。有降低血脂及抗動脈粥樣硬化作用，明顯阻止高膽固醇飼料所致家兔高脂血症、高血液凝固性和主動脈脂質沉積。大蒜素還能促進胰島素分泌，增加組織細胞對葡萄糖的吸收利用，降低血糖水準。

總之，大蒜有抗血小板聚集、降低血黏度、降血脂及防治動脈粥樣硬化作用，對防治老年人血液黏稠及腦血栓形成均有益處。因此，提倡多吃大蒜，防治心、腦血管疾病。

女貞子　女貞子可「主補中，安五臟，養精神，除百病，久服肥健，輕身不老」，有補益肝腎、強壯腰膝、清熱明目、養心安神及延年益壽的功效。

現代中藥藥理研究發現，女貞子具有抗過氧化、抗突變、抗菌、抗病毒、抗腫瘤、降血糖和免疫調節等作用，適宜治療老年慢性疾病，如慢性肝病、動脈硬化、高脂血症及冠心病等，對心血管系統有降血脂、抗動脈粥樣硬化、增加冠脈血流量等作用。有人用女貞子浸膏片每日30克，共服用兩個月，治療八十例冠心病病人，心絞痛緩解率為80%，心電圖改善率為55%。

三七　三七有化瘀止血、活血定痛、益氣補血、安神強身、健腦益智及調補五臟的功能。中醫常用來治療跌打損傷、瘀滯腫痛、吐血、咯血、鼻出血、冠心病、貧血及胃脘痛等。

現代研究發現，三七的化學成分與人參相似，主要含有皂苷類及黃酮類，有止血、散瘀和補血作用，有抗氧化作用和調節免疫功能，對中樞神經有興奮和抑制雙向調節作用。對代謝和內分泌系統也有重要作用。三七可降

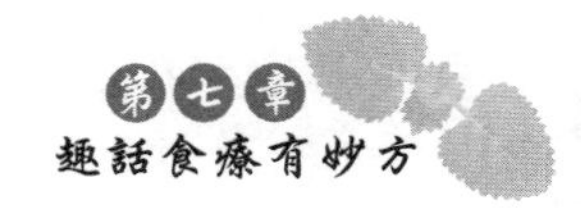

低血清膽固醇，可使動脈血管壁脂肪沉著顯著減輕，有明顯的抗動脈粥樣硬化作用。

薑黃　薑黃為活血祛瘀藥，味辛、苦，性溫。有破血行氣和通經止痛的功效。中醫常用薑黃配伍當歸、白芍、紅花及延胡索等以通經止痛、破血行氣，治療經閉腹痛等症。現代研究證明，薑黃有抗炎、抗氧化、抗凝、降血脂及抗動脈粥樣硬化、抗腫瘤等作用。（李秀才）

黃連素也能治心血管病

黃連素的抗菌能力頗強，抗菌譜十分廣泛，臨床主要用於治療消化系統感染，如急性胃腸炎、痢疾等。近年發現黃連素治療心血管疾病有良效。

抗心律不整　新近發現黃連素能夠治療多種類型的心律不整，而且對心率、血壓、肝腎功能、血象無不良影響。絕大多數抗心律不整藥物都具有減弱心肌收縮力的缺點，而黃連素則能加強心肌的收縮力。

心動過速患者，每次口服0.3～0.6克，一天四次，二～四周為一個療程，一般十天左右奏效。也可用於房性心律不整或伴有心力衰竭的室性心律不整患者。

抗心力衰竭　當心臟由於心肌收縮力減弱，不能將靜脈回流的血液全部送入動脈時，就會造成血液瘀滯。可在餐前服用黃連素，每次0.4～0.6克，一天三次。一般1～5天見效。但急症、重症病人仍需送醫院診治。

抗血小板聚集　不少老年人常因血栓形成而導致癱瘓，其主要原因為小板聚集率較高之故。可服黃連素每次0.3克，一天四次，二～四周為一個療程。因為黃連素能增加血小板內核苷酸的含量，達到抑制血小板聚集的目的。

治原發性高血壓　由於外界強烈刺激長期反覆作用於大腦皮質，引起精神緊張、情緒激動以致全身小動脈收縮，血壓升高。此時可服黃連素，每次0.3～0.6克，一天1～3次，四周為一個療程，一般3～6天見效。這是因為該藥能通過抗膽鹼酯酶增強乙醯膽鹼作用，擴張血管。

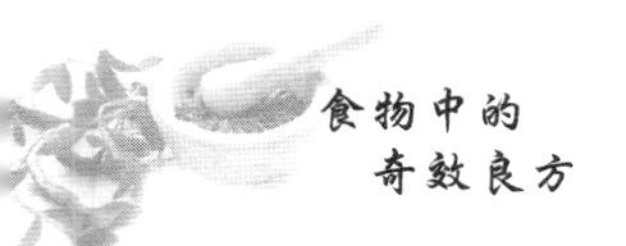

治糖尿病　服用黃連素每次0.3～0.5克，一天三次，一至三個月為一個療程。待血糖恢復正常，需繼續每次服0.3克，一天三次，兩三個月停服一周，再維持治療。因為該藥有促進胰島細胞再生功能。

用於心血管狹窄的治療　臺灣長庚醫院中醫部的最新試驗發現，黃連素能抑制血管內皮增生。該院醫生用老鼠的主動脈平滑肌細胞做試驗，發現把黃連素加入細胞中，能活化421基因，進而抑制兩種蛋白，起到抑制血管平滑肌增生的效果。

雖然黃連素能治心血管病，但患者最好在醫生指導下服用。　（欣華）

蜂膠療法驗方選介

蜂膠是珍貴的天然保健品，含有多種生物活性物質，具有廣譜的抗菌抗病毒作用，能夠幫助消退炎症，迅速止痛和止癢，促使壞死組織脫落，加快創傷口癒合。外用對人體創傷、深度燒傷和皮膚病等都有較好的治療作用。另外，能有效地增強免疫功能，促進吞噬細胞的作用，提高機體抗病能力。還能降低毛細血管滲透性，軟化血管，並有降低血脂、血糖、血壓和膽固醇和抗疲勞、抗氧化等藥理作用。蜂膠乙醇提取物能抑制癌細胞的生長和分裂，可用於預防和治療癌症。實驗研究證明，蜂膠還有較強的保肝作用。下面，特地精選一些蜂膠療法驗方，供廣大讀者選用。

治胃炎、胃痛方

方1：蜂膠20克。

用法：蜂膠粉碎成末，溫開水送服，一日一次，每次2克。適用於胃酸過多。

《蜜蜂雜誌》一九九九年第三期，河南內黃縣張學鋒報導，他本人曾患胃酸過多達數年之久，雖多次請醫治療，仍時常發病。後偶然服用蜂膠二次，竟然出現了奇效，說不出的難受感覺消失，酸水不再上湧，心裏也舒服多了，至今沒有復發。

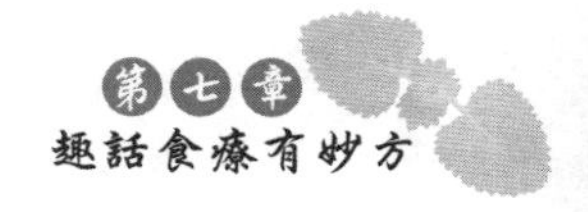

方2：純淨蜂蠟。

用法：蜂蠟嚼啐口服，每次2～3克。本方適用於胃炎。

治胃、十二指腸潰瘍方

方1：鮮蜂膠。

用法：將蜂膠微加熱後揉成團狀，如黃豆粒一般大小。日服三次，每次2克，連服十五日為一療程。適用於胃潰瘍患者。

方2：蜂膠20克，低度白酒150毫升。

用法：將蜂膠浸於低度白酒中，每日振搖一次，日後用絹布過濾，貯於棕色瓶中。每日早晚飯前取一杯溫開水，加入六～十滴蜂膠酊液，搖勻後飲用。適用於胃、十二指腸潰瘍等症。

治高脂血症、動脈硬化方

方1：蜂膠。

用法：將蜂膠略微加熱至軟，揉成黃豆粒一般大小丸。日服三次，每次2粒，三十日為一療程。本方適用於高脂血症、動脈硬化患者。

方2：蜂膠片（每片0.1克）。

用法：每次服6片，日服三次。本方適用於高脂血症。

《中醫蜂療學》介紹，江蘇省蜂膠治療高脂血症協作組，用三種劑量蜂膠片治療高脂血症319例的臨床療效報告中證實，蜂膠治療高脂血症不論是大、中、小劑量組均有療效。治療前和治療後的膽固醇和三醯甘油含量均有非常顯著差異，臨床顯效率、有效率和總有效率均逐月上升，以療程滿三個月者為最高。

方3：蜂膠50克，低度白酒250毫升。

用法：將蜂膠冷凍粉碎後浸入低度白酒中，隔日晃動數次，密封十五日後過濾去渣。用時取蜂膠酊液，以冷開水沖服，每日用量1～2克，分二次早晚飯後長期堅持服用。

本方適用於高脂血症患者。蜂膠酊液長期小劑量堅持服用，對降低血脂

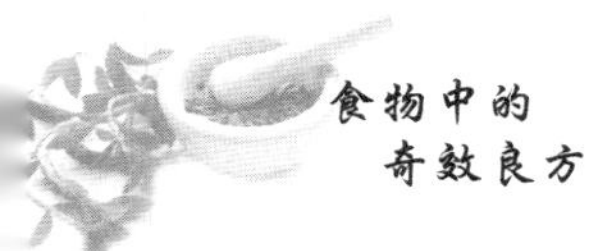

具有明顯的效果，同時也未發現任何副作用。

治前列腺炎、前列腺增生方

方1：蜂膠液10～20滴。

用法：將蜂膠液滴入溫水中口服，每日1～2次。適用於緩解或治療前列腺炎、前列腺肥大。

方2：蜂膠40克，低度白酒200毫升。

用法：將蜂膠粉碎，加入低度白酒浸泡1～2日，製成酊劑口服，每次取5毫升混入一杯水中服用，每日1～2次，三十日為一療程。本方適用於慢性前列腺炎。

（葛鳳晨）

牙痛不用怕，咬片蘆薈含一含

武漢青山區離休幹部牛老是位熱心腸的老者，在去年夏季的一次老年朋友聚會上，他熱情地向大家介紹蘆薈治牙痛的辦法。從蘆薈上剪下指甲蓋大小一片葉，咬在痛牙上輕輕嚼動，讓蘆薈液慢慢滲透出來，只需一小時左右，牙痛消除。當天，牛老又將自己培育的十多盆蘆薈，全部贈給老同志回家養植，以備急用。

說實話，我當時捧著蘆薈，有些半信半疑，因為我以前常鬧牙痛，到醫院治療總須七八天的時間方能解除痛苦，而這蘆薈葉子真能在一小時左右消除牙痛嗎？

不久，青山區法院一位老同志牙痛厲害，幾天口不能合。牛老知道後立即剪下一片蘆薈葉，囑他咬在痛牙上。他開始也是半信半疑的，可第二天一早就趕到牛老家，表達自己的感激與驚喜。他說：「沒想到這麼一點葉子，真如靈丹妙藥，含在口中就解了痛！」

年底，筆者的一顆上牙犯了病，痛得頭部欲裂，冷熱都不敢沾，麵條也不能吃，老伴要我快去醫院。這時，我忽然想到牛老送的蘆薈，急忙剪下一點葉片咬在口中，果然名不虛傳！四十分鐘左右，疼痛消失得無影無蹤！這

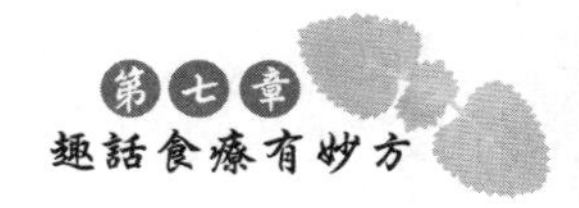

使我萬分驚異。蘆薈的確具有清熱解毒祛痛之功效。

常犯牙痛病的人，不妨養上一盆蘆薈。（胡傳者）

補鈣食方，骨湯養生

現在，幾乎人人都知道補鈣對中老年人養生的重要性。但是，怎樣才是最有效又最經濟實惠的補鈣法呢？最好的辦法是喝可以調成美味的骨頭湯。

最近在傳媒上頻頻見到一些城市流行喝骨頭湯的消息，江蘇蘇州一下子冒出了近百家骨頭館，蘇州人每天至少「喝」掉五噸豬骨頭。沖繩島是日本有名的長壽區，當地居民以喝骨頭湯為習俗，前不久，日式骨湯麵館「落腳」北京，並開了八家連鎖店。在山東泰安，一家日本公司興建了年生產能力6000噸的畜禽骨頭抽出物工廠，專門生產即泡即飲的骨糖精，小小的豬骨頭如今有如此大的派場，的確出乎意料之外。

骨頭湯的走俏，源於人們健康觀念的增強。由於東方人的飲食習慣等原因，中國成了「缺鈣大國」，平均每人每天攝入鈣400毫克，僅達到中國營養學會推薦供應量的50％左右。鈣是人體內十分重要的元素之一，骨骼主要由鈣構成，它不但是身體的支架，同時調節血液的黏稠度，神經肌肉酵素的活化，細胞膜的滲透性等，均有賴於鈣的存在。幼兒每1～2年，成人10～12年，骨骼就要更換一次，可以說，人一生中各個階段都要不斷地補鈣，特別是老年人。通常女性在四十五歲以後，男性在六十歲後，骨骼中的鈣質逐漸減少，骨骼失去韌性，脆性加大。上海市新近的一份調查顯示，全市60.1％的老年女性，14.6％老年男性均有不同程度的骨質疏鬆症，每五個老年婦女中就有一個發生骨折，補鈣對老年人特別重要。

近兩年，市場上各種補鈣品大量出現，與之相比，骨湯不僅價格低廉，而且補鈣效果不差，更具有安全性，據測算，每百克骨湯中含有鈣20.1毫克，磷3.8毫克，羥基脯氨酸1.85克，骨膠原15克。許多專家認為，骨膠原的可觀含量是骨湯補鈣壯骨或抗衰老的制勝法寶。骨膠原是人體重要的生理功能物質，是構成人體的一種蛋白質，佔人體蛋白質總量的30％～40％，其

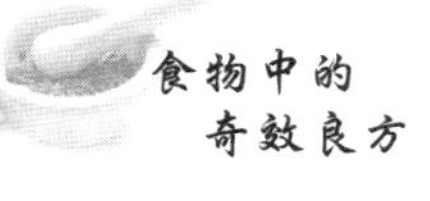

分布在人體肌腱關節連接的軟骨組織和結締組織中及皮膚的真皮層中。骨膠原根據功能不同，分為十三種類型，起到構成人體支架，保證人體活動，維持皮膚和肌肉彈性等作用。人在二十歲以後，骨膠原會隨著年齡的增長而衰弱、老化、長期不斷地攝入、補充骨膠原，才能促進體內骨膠原的形成。同時，骨膠原的新陳代謝可以促進細胞新陳代謝，從而保持生命活力，維持健康。

心動不如行動，快快行動起來，把家裏的壓力鍋充分利用，每周煮上一兩次美味骨湯，給生命更強有力的支撐。（塗才江）

補腦強藥五味子

有不少中藥都有不錯的補腦功效。一向以難吃聞名的五味子，集甜、酸、苦、辣和鹹味於一身，但補腦功效奇高，不但有助增強記憶，而且能舒緩緊張心情。要保持一顆清醒、敏銳、健康的大腦，當然要吃點「苦」頭。

滋腎益氣又補腦

腦力勞動非常辛苦，關鍵時刻還要通宵達旦，有時更會因為過勞和精神消耗而傷及臟腑。此時精神和腎已悄悄虧虛，而腎又往往與腦部有關，中醫有所謂「腎生髓」和「腎主骨，生骨髓，通於腦」的說法，認為人若腎精充足，則骨、髓和腦三者均會充實壯健，而且四肢有力和頭腦聰敏，耳聰目明。而腎氣虧虛和腎精不足，則會影響骨骼和腦部生長，以致頭腦呆滯、記憶力差、思想不集中、動作緩慢、經常頭暈目眩和骨弱無力等。

所以想保持腦部靈活，除了要有充足休息，減少精神和腎的虛耗外，還可多吃一些滋腎的中藥。由於五味子有鎮靜安神的效用，中醫多用以治療神經衰弱，透過補益心腎而致寧神效用，有助舒緩緊張的情緒，減少失眠、多夢、心悸和健忘等症狀，還有助協調五臟六腑功能。此外，同時亦可食用龍眼肉和沖杯玫瑰花茶飲用，一樣有鎮靜和舒緩的作用。

食療推介：補腦益智湯

【材料】益智仁、人參、遠志、冬蟲草、五味子各2克，龍眼肉6克，核桃肉、茯神各5克。

【煲法】清水四碗煎至一碗。

【功效】補腦益智湯集齊以益腦為主的中藥如五味子、益智仁、核桃肉等等，相信最能補腎活腦。但要注意，感冒發熱、咳嗽痰多者不宜飲用。

（陳劍波）

用什麼水服藥最好

如果有人問你，用什麼水送服藥片、藥丸？你肯定會對這種「低級」問題不屑一顧：用溫開水唄！這還用問！

然而你可知道，中醫對送藥的用水是很有講究的，用不同的湯汁送服不同的中成藥，可大大提高療效。

中國醫學認為，經絡是人體氣血運行的通路。它網絡全身，通達表裏，內聯五臟六腑，外絡四肢百骸、筋骨皮毛，使內外表裏成為一個整體。而中藥組方中的「藥引」猶如導遊，將諸藥引向一定的經絡臟腑，進行針對性治療。

在湯藥方中添加「藥引」已司空見慣，其實，如果在服中成藥時增加「藥引」，也同樣大有用武之地。因為中成藥雖然療效確切、服用方便，但畢竟組方業已固定。不能像湯藥那樣隨症加減。所以，若能辨證選用「藥引」，豈不有引藥歸經、增強療效之功，而且還能矯味，減少毒副作用。這個「藥引」，其實就是我們用以送藥的湯水。

米湯　能保護胃氣，減少苦寒藥對胃腸的刺激，故常用於送服補氣、健脾、利膈、止渴、利尿及滋補性中成藥，如八珍丸、人參養榮丸、十全大補丸等。用時取煮飯之湯汁，不拘濃淡及用量。以溫熱為佳。

藕汁　有清熱止血等作用，如用它送服十灰散等，效果頗佳。用時取鮮藕洗淨、切碎，加入涼開水少許，搗爛，用紗布包裹擠壓取汁。每次半杯，

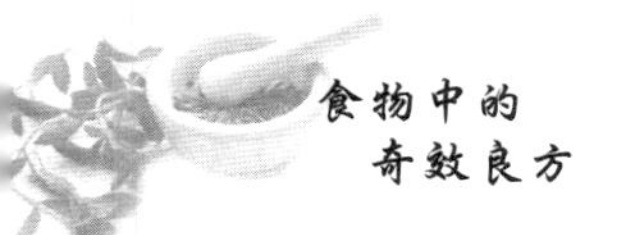

約100毫升即可。

黃酒　酒性辛熱，有舒筋活絡、發散風寒等作用，可用於送服治療頸肩腰腿痛、血寒經閉、產後諸疾、跌打損傷、瘡癰初起等症的中成藥，如活絡丸、追風丸、木瓜丸、通經丸、婦女養血丸、七厘散、雲南白藥等。一般每次用15～20毫升，溫熱後送服。

薑湯　有散風寒、暖腸胃、止嘔逆等功用。取薑3～5片（9～15克），水煎取汁，可送服治療外感風寒、胃寒嘔吐、腹痛腹瀉等症的中成藥，如藿香正氣丸、附子理中丸、通宣理肺丸等。

蔥白湯　能發散風寒、發汗解表。可用於送服感冒沖劑、九味羌活丸、荊防敗毒丸等。用時取新鮮蔥白2～3根切碎，煎水送服。

蘆根湯　具有清熱、生津、止嘔、止血作用，送服治療外感風熱或痘疹初起等症的銀翹解毒片、小兒回春丹等尤宜。用時取蘆根10～15克，加水煎湯，以鮮者為佳。

大棗湯　有補中益氣、補脾胃、緩和藥性等功用。一般用大棗5～10枚，加水煎湯，送服歸脾丸等。

蜂蜜水　有潤肺止咳、潤腸通便、矯味等效能。用時取蜂蜜1～2湯匙，加入溫開水中，攪勻，可送服蛤蚧定喘丸、百合固金丸、麻仁丸、潤腸丸等。

此外，用竹瀝汁送服治療風熱咳嗽的中成藥，用茶葉汁送服治療心血管疾病的中成藥，用鮮竹葉、竹茹、桑枝、薄葉、鮮荷葉、鮮柳葉、側柏葉、燈芯草等煎湯，作為相應中成藥的「藥引」，也有一定的作用。　（董麗）

自製藥酒強身健體

到了「千里冰封，萬里雪飄」的冬季，寒氣逼人，令人手腳不溫，四肢僵硬，血流澀滯，體能不支。尤其是身體已虛衰的中老年人，更覺畏首畏尾，不勝寒力。怎麼辦？「兵來將擋，水來土掩」。此時正是配製強身藥酒，藉以除寒祛病的最佳時機。冬令飲藥酒既能禦寒滋補又能防病強身。

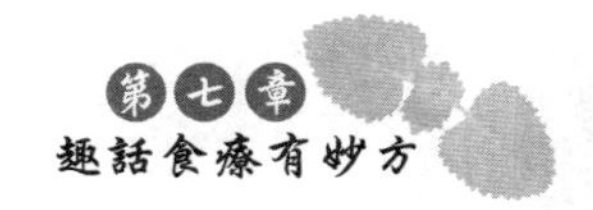

《千金要方》載：「冬服藥酒兩三劑，立春則止。此法則終身常樂，則百病不生。」又因其製作簡便，很適合家庭自製，故而「藥酒養生」備受人們喜愛和推崇。下面介紹幾則藥酒的簡易製作方法及效用。

巨勝酒 芝麻200克，乾地黃250克，薏苡仁200克，白酒2000毫升。將上述藥搗爛，裝入紗布袋中紮緊封口，放入淨罈中，加入白酒，加蓋密封，每日晃動一次，兩周後即可飲用。每日二次，每次10～20毫升，或佐餐飲用。具有補益肝腎、滋陰養血、通經活絡的效用，適用於中老年人精血虧損、風濕阻滯所致腰膝無力、風寒濕痹等症，巨勝，即芝麻。

黃芪酒 黃芪100克，白酒1000毫升。將黃芪切薄片。浸泡白酒之中，密封存貯十天。濾渣取液飲用。餘渣可再浸泡一次。每日二次，每次10～20毫升，黃芪善補氣，兼能升氣。凡身體瘦弱、中氣下陷所致脫肛、疝氣或子宮下墜、四肢無力者最宜。還能擴張血管，擴張冠脈和降低血壓，減少血栓形成。

熙春酒 柿餅500克，枸杞子、龍眼肉、女貞子、大生地、淫羊藿、綠豆各100克，白酒5000毫升。冬至日收採女貞子，九蒸九曬；生地洗淨，晾乾水氣，切薄片；淫羊藿去毛切細，綠豆淘洗曬乾，柿餅切開，將上述藥一同浸入白酒中，密封，不時振搖，以助藥味浸出。一月後濾去藥渣飲藥酒，每日1～2次，每次10～20毫升，不宜過量。酒名熙春取其氣候宜人，生機盎然的春天之意。指此酒能養肝腎、澤肌膚、潤毛髮、美容顏和葆青春的作用。對容顏憔悴、毛髮稀少、皮膚枯燥及早老、早衰，都有改善和預防的效果。

杜仲酒 杜仲200克，川芎30克、白酒500毫升，將二藥切碎如黃豆大，浸泡於白酒之中，密封，五日搖動一次。十日後取酒飲用，每日二次，每次10毫升，具有壯腰固腎、活血化瘀之效。適於腰脊疼痛，腿膝無力者。

茴香酒 小茴香30克，青皮50克，白酒1000毫升。將小茴香搗爛，青皮洗淨晾乾，浸入白酒之內，瓶貯密封，隔日振搖一次，十日後濾渣飲用。每日二次，每次10毫升。具有溫腎散寒、疏肝理氣之功效。用於治療寒疝，少腹冷痛，腎虛腰痛，脾胃氣滯者。

山楂酒 山楂200克，白酒1000毫升。將山楂洗淨晾乾，浸入白酒中，瓶

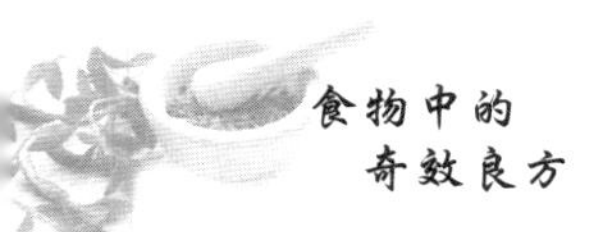

貯靜置，隔日振搖一次，一周後濾液備飲。每日二次，每次10～20毫升，具有行氣散瘀，消食健胃之效。適用於肉食積滯、瀉痢腹痛，婦科瘀阻，高血脂、高血壓、冠心病、動脈硬化等症。

強身延壽酒　黃精、天冬各30克，松葉15克，枸杞子20克，蒼朮15克，白酒1000毫升。將黃精、天冬、蒼朮均切成小方塊，松葉切細絲，同枸杞共裝入瓶內，注入白酒，封緊瓶口，日搖晃一次。兩周後可服用。日服2～3次，每服10～20毫升或佐餐用。有健脾益氣、滋陰補陽，適用於身體虛弱、食納減少、頭暈目眩等症。《中藏經》說，本品有協調陰陽、調理氣血之效。長期少量飲用，有強身益壽之功，尤適於中老年保健飲用。

十全大補酒　當歸、白芍、熟地黃、黨參、白朮、茯苓、黃芪各60克，川芎、甘草30克，肉桂10克，白酒5000毫升，將諸藥同白酒注入瓶中，密封浸泡十天後服用，日服二次，每次20毫升。氣血雙補，溫陽通絡。

期頤酒　當歸、陳皮、石斛、牛膝、枸杞子各30克，肉蓯蓉、淫羊藿、菟絲子各40克，仙茅50克，黑豆60克，紅棗120克，白酒5000毫升。將諸藥搗碎，同浸白酒之中，密封存貯，半月濾渣取汁飲用，餘渣再用同量白酒浸泡一次。每日二次，每次20毫升。有生精補血之功。《禮記。曲禮》說：「百年日期頤。」意指人如希望達到百歲壽命，就須要養生，即是「百歲養生酒」。

五加皮酒　刺五加皮60克，白酒1000毫升。將刺五加皮搗碎，裝入瓶中，倒入白酒浸泡，密封，置陰涼處，常搖動。一個月後除渣飲用。具有補腎健脾、祛風除濕、活血止痛之用。適於中老年人坐骨神經痛、肝腎不足腰膝酸痛者。

菊花酒　杭黃菊、生地黃各250克，地骨皮50克，白酒5000毫升。將藥物搗碎，浸泡白酒之中，密封靜置。一周後將藥物攪晃一次，候澄清即可飲用。每日1～2次，每次20毫升。有疏風清熱、解毒明目、壯筋補髓、延年益壽之功用，對老年動脈硬化、高血壓、冠心病等均有積極的預防和治療作用。

冬季服藥酒一般每日早晚各服一次，最好飯前服用。這樣藥物能乘酒力

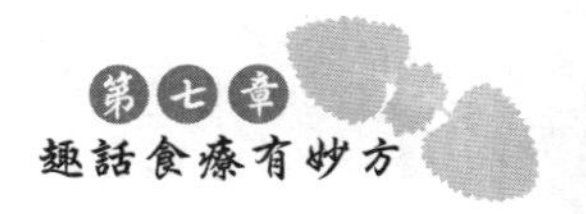

迅速為人體吸收，較快的發揮作用，藥酒性溫偏熱，嗜酒者服用切不可過量，每日不得超過二次，每次不得超過規定劑量。飲用補酒類藥酒，忌與蘿蔔、蔥、蒜等同服，感冒、發熱、婦女經期、懷孕，應停藥酒。此外，高血壓、心臟病、肝臟病、血液病、潰瘍病患者不宜服藥酒。（趙瑞元）

從部位看食補

專家指出：現代人也有不少營養不足的毛病，可它並非缺吃少喝引起的，而是追求過分精製食品和不注意營養平衡造成的。除了從身體內部反映營養不足外，身體某些部位的外部變化也能觀察到營養的所需狀態從而增加相關食物以補救。

頭髮　頭髮拔出時無痛感、髮絲易纏捲，說明缺乏維生素C和鐵質，而頭髮色澤變淺、變淡，是維生素B_{12}偏低的信號。缺乏維生素B_{12}者，體內紅血球的生產和神經系統都會受到影響。

補救辦法：多吃乳類食品、動物肝臟、魚類和豆類，補充B族維生素。

指甲　指甲上有白點，表示缺鋅。指甲易斷裂，是缺鐵。

補救辦法：多吃菠菜、動物肝臟和豬、牛、羊肉，服用含鋅的多種維生素。

唇部　唇部開裂、唇線模糊，是唇病的先兆，說明缺乏維生素B_2及維生素C。

補救辦法：多吃青菜、柑橘、番茄、瓜果、馬鈴薯等。服維生素B和服維生素C片。

舌部　如發現舌頭過於平滑，味蕾突起發紅，舌尖兩側發黃、發白，說明葉酸和鐵質欠缺。缺乏這類物質，將導致骨髓內紅血球的生產受到阻礙，從而引起舌炎、貧血、胃腸功能紊亂，生長發育不良。

補救辦法：多吃動物肝臟、菠菜、黑麵包並服用含有葉酸成分的B族維生素營養丸。

口部　若發現口角發紅、長期乾裂而且口唇和舌頭疼痛，很可能是營養

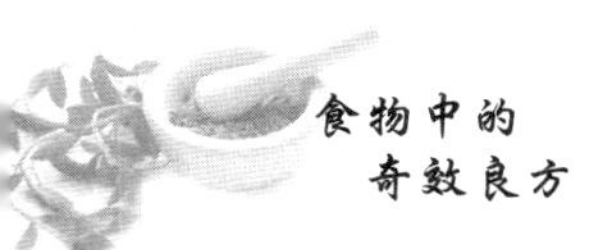

不足而患上口角炎，如不注意，就會引起口瘡和淋巴結炎。口角炎的成因多為缺乏鐵質和維生素B_2及維生素B_6造成。

補救辦法：吃菠菜等綠葉蔬菜，常食豬、牛肉、動物肝臟、豆類等，服B族維生素營養丸。

有礙健康的三要素

腰帶越長，壽命越短

如今大腹便便者越來越多，有人稱之為「福態」、「發福」，其實這不是什麼好現象。瑞典醫學專家已對腰圍與壽命的關係進行了二十年的觀察和研究，他們認為，不論男女，腰圍的粗細和壽命的長短之間有直接關係。他們分別對855名男子和1462名婦女分別進行跟蹤觀察和研究，將全部資料加以綜合分析後發現，五十歲左右的男子如果身體較瘦，但腰較粗者，他們之中的29％的人活不到七十歲，但是他們之中身體較胖，但腰圍卻比較細的人，卻有95％的人可活到八十歲以上。至於他們之中腰圍和臂部同樣大的人，壽命更短些，屬於最危險的體型。

大腹便便為什麼會短命呢？美國斯坦福大學生理研究所查德·泰瑞揭開了這個病因之謎：腹腔內的脂肪細胞比身體其他部位的脂肪細胞活躍，且由於部位的關係，這些過分活躍的脂肪細胞會把三醯甘油和膽固醇帶入血液中，很容易在血管壁上沉積「脂肪斑塊」，從而引起動脈粥樣硬化、冠心病、心肌梗死、中風等心腦血管疾患。同時研究還發現，腹部脂肪過多會干擾胰島素的分解，這種情況又使血糖上升。消除腰部過多的脂肪，最主要的是進行運動，使每天攝入的食物和消耗的能量保持差距。

心率越快，壽命越短

有關專家經過多年研究，揭示了動物壽命的長短之謎，結論是：心率越快，壽命越短。動物一生心跳次數約為八億次。一隻普通老鼠可活兩年左右，其心率為每分鐘九百次，一生跳動八億次。一隻五噸重的大象，壽命一般四十～五十年，心跳每分鐘三十次，計算一下，還是八億次。雖然影響生命的因素還有很多，但心率的快慢對壽命的長短實在是休戚相關的。人的心跳每分鐘六十～八十次，若按一生八億次計算，壽命也只有二十年左右，只是因為人有健全的大腦和靈巧的雙手，生命才能不斷延生。即使如此，人的壽命長短還是遵循心率與壽命成反比這個規律的。不言而喻，非病態的心率慢能延長壽命，而運動則是減慢心率的最好方法。

人們也許會問，心率慢何以能長壽呢？道理簡單，緩慢心率使心臟舒張期（休息期）的時間相對延長，能藉以獲得充足的血液，養精蓄銳，以利「再戰」。人類用1/3時間睡眠，為的是恢復疲勞，聚積力量，而心臟的休息幾乎要佔去2/3。在每個心動周期中，它只用3.5%的時間工作，卻用62.5%的時間休息。這就是心臟具有強大推動力的奧秘。長期堅持體育鍛鍊的人，平靜時心率緩慢，心肌贏得的休息長，因而能在漫長歲月裏為「主人」泵血供氧，使之延年益壽。相反，平時運動少而心率較快的人，在每一個心動周期中，心臟舒張期較短，心肌總是在血液供應不充分的「饑餓」狀態下工作，長年累月頻頻跳動，必然力不從心，過早衰竭，人的生命也隨之縮短。

睡眠越多，壽命越短

適度的睡眠可使人恢復精力，健腦益智，但是睡眠過多卻會醞釀病患，甚至縮短壽命。美國心臟病學會研究員韓明從一九六六年對部分40～80歲男女進行調查發現，每晚睡眠十小時的人比睡八小時的人因心臟病而死亡的概率高出一倍。據分析，睡眠降低新陳代謝，由於臥室空氣不新鮮，大腦長期缺氧，以至使人頭昏腦脹，易誘發心腦血管疾病。另一方面，人處於睡眠狀態，心臟和腦內血凝塊增加，所以，睡眠太長也是動脈硬化的起因。醫學專家認為，睡眠過長，體力活動減少，多靜少動會使機體逐漸變弱，免疫系統的功能也隨之下降，疾病也會紛至遝來。無獨有偶，美國衰老問題研究所在對一批六十五歲以上的老年人所做的研究中也得到同以上相似的驚人結果，如心臟病、中風、癌症和導致自殺的抑鬱症，發病都與每夜睡眠時間特別長有明顯關係。努力使自己每天睡眠時間在七～八小時之間最相宜，每天睡眠

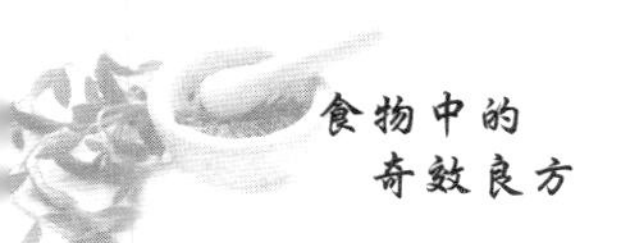

時間超過10.5小時或睡眠時間不足4.5小時的人，可能都會加速衰老，縮短壽命。注意你的睡眠，你肯定能活得更長些。　（禾乃）

人到中年常吃的八類食物

步入中年，可以說生命最輝煌的時候到來了。為了讓這黃金時代更長久的延長下去，應當科學地選擇有益於腦力、視力、聽力、體力的食品，促進生命的健美，扼住衰老的進程，還應該爭取逆轉衰老。醫學專家對國內外益壽食品做了大量結合分析後，認為中年人應當在百忙中加強飲食調理，尤其要注意飲食營養多樣化，至少應經常進食以八類食品：

補腦益智食品　醫學研究發現，卵磷脂、腦磷脂、穀氨酸等食品能提高大腦的活動功能，延緩大腦的老化。此類食品主要有蛋黃、大豆、蜂蜜、富含DHA（22碳6烯酸）的食物，如沙丁魚、大馬哈魚、貝類、淡菜等。

安眠食品　睡眠不好是中年人常見症狀之一，因此老年人宜經常吃一些對睡眠有利的食品，如大棗、小米、蓮子、桑椹、牛奶（或優酪乳）、雞蛋等，都是有較好的催眠作用的。如臨睡前飲牛奶的同時，再吃上2～3片麵包（內含色氨酸）則安眠效果更好。

濃味食品　人到中年味蕾減少，失去了青少年時代旺盛的食欲，對淡味缺乏研究，對無鹹味的食品常不滿足。因此在中年人的食譜中應多食有甜、鹹、酸、辣等各種富有濃味的食品，這對開胃和增進食欲十分有益。

聽力食品　常吃葵花子不但不會影響聽力，反而對保持聽力極為有利。科研人員發現，堅果類食品中含不飽和脂肪酸較多，因此老年人可多吃小胡桃、花生米、芝麻、核桃及瓜子類食品。

養顏美容食品　大棗糯米渣粥，是民間常用的養容食療食品，不僅易於消化而且美容駐顏；含有人參、首烏、墨旱蓮、仙鶴草、女貞子的食品能使鬚髮變黑；烏髮糖中的何首烏、黑芝麻等也有烏髮功能。

防大腦老化食品　統計資料表明，老年人患癡呆症的已達18％左右，因此應當從中年時代就開始防止智力的減退。日本學科學家發現，把蛋黃和大

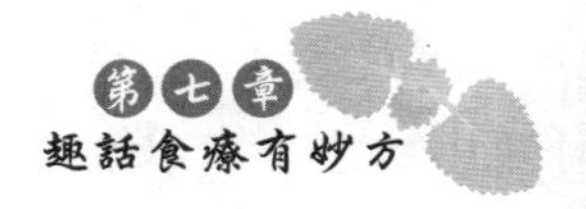

豆給老年人同吃，有防治癡呆症的效果。科研人員還發現，多吃富含維生素B_{12}的食物也是防治癡呆症的好辦法。富含維生素B_{12}的食物有：牛肝、豬心、青魚、牛奶、臭豆腐等。

「偉哥」類食品　「偉哥」是英文Viagra譯音，實際是指「增強體質，改善性功能，生精助育」等功效的物質成分。中外科學家發現很多食品中都或多或少的含有此類物質。如：韭菜子、松子、南瓜子。德國科學家發現南瓜子中含有一種能影響男性激素分泌的神秘物質，每天吃生南瓜子50克，一百天後陽痿、早洩均會明顯好轉；另外，豬、狗、羊腎均有養腎氣、益精髓的作用。水產品中的海參、淡菜、鱔魚、牡蠣、蝦，以及蜂蛹、蜂王漿等都有防止早衰、保持性功能的功效，而海藻中豐富的碘、鉀、鈉等微量元素更是保障甲狀腺活力的重要物質。

防骨質疏鬆的食物　骨質疏鬆是老年人群體常見的病症，預防也應當從中年起。美國內布拉斯加州醫學權威希尼博士等人經過長期調查研究，發現美國有2500萬老人患有骨質疏鬆症，其中80％是女性。在抗骨質疏鬆的研究過程中，他發現第一重要的是鈣的長期持續攝入，硼、錳、維生素D、植物蛋白也是不容忽視的重要物質。

鈣——攝入鈣的最簡便的方法是喝牛奶，每天喝400毫升以上。特別要提醒少喝咖啡，咖啡因可促進鈣的排泄，破壞骨中礦物質，導致骨質疏鬆。

硼——微量元素硼對骨質疏鬆症有重要影響。他發現低硼飲食的絕經後的婦女易於丟失鈣、鎂等增強骨性的礦物質；另外還發現硼可提高血液中類固醇激素的水準，增加雌二醇的含量，均有利於防止骨質疏鬆。富含硼的食物有梨、蘋果、葡萄、桃、大豆、杏仁、花生、榛子、栗子和蜂蜜。

錳——美國德克薩斯大學營養學教授格雷芙斯女士發現，骨質疏鬆女患者血液中的錳含量比正常婦女低1/3，給予錳劑治療三個月後明顯好轉。錳含量最多的食物是鳳梨，且容易吸收，其他的錳來源是：燕麥片，堅果、穀類、豆類、菠菜和茶葉。

維生素D——人體內如果維生素D攝入量不足，骨質會變得脆弱。一般人每日攝入量為200國際單位，老年婦女每日至少需要220國際單位。維生素D

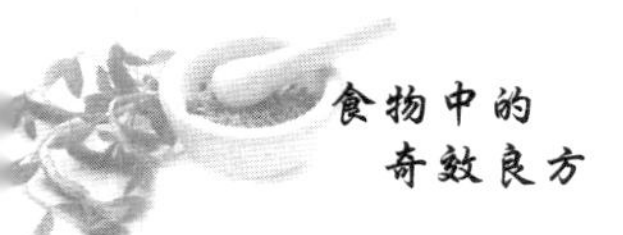

的最佳來源是含脂肪的海魚，同時為了使維生素D轉化為麥角醇，以便於吸收，每日必須曬太陽三十分鐘以上，增加戶外活動是較好的辦法。

植物蛋白——科學家發現，每天大約有700毫克鈣進出骨骼組織，一部分鈣會隨尿液排出體外，因此，減少尿鈣損失比補鈣同樣重要。研究還得知，進食動物蛋白的人會增加尿液中鈣的排泄量，而吃植物蛋白者排泄的鈣要低50%。另外一項研究表明，大豆中的異黃酮有助於保持骨骼的品質，因此，多吃大豆製品有助於治療骨質疏鬆，是強壯骨骼的最佳辦法。

中年朋友如果能夠按醫學專家所提示的方法妥善進食上述八類食物，輔以體育鍛鍊和適度的文娛活動，相信您一定能夠到六十歲仍如少壯之時，從而能自信地享受百年長壽之樂。（劉彥驊）

中年婦女的美容烏髮藥膳

無論你的身材、臉型、五官生得如何美好，你還是希望擁有一副光潔、細膩、嫩滑、晶瑩的皮膚和一頭亮澤的烏髮。婦女步入中年，最先的衰老現象也總是由面部皮膚和頭髮顯現出來。一絲絲皺紋、一片片黃斑，一縷縷白髮都夠讓人心煩的。外部的美容護膚和染髮只能暫時改變外貌，卻不能改善本質。

「藥膳」以中醫辨證施治的理論為指導，將藥物和食物合理搭配，食借藥力，藥助食威，相輔相成而達到藥物治療和食物營養的雙重功效。這裏介紹幾則美容烏髮藥膳，中年婦女食用可延緩衰老，使皮膚和頭髮得以來自機體內部提供的藥力營養，從而在本質上達到美容養顏烏髮的效果。

七錦糯米粥

糯米500克，桂圓乾、紅棗、銀耳各30克，紅糖20克，冬瓜糖60克，黑白芝麻各15克，先將桂圓乾去外殼，紅棗洗淨去核待用。將乾銀耳放入溫水盆內，浸泡約三十分鐘，待其發透摘去蒂頭，揀淨雜質，用手將銀耳撕碎洗淨待用。淘淨糯米放入鍋內，舀入紅棗、桂圓乾、銀耳、冬瓜糖，加水適量，用旺火煮至六成熟，下芝麻、紅糖，再煮爛成粥，分頓食用。具有溫中

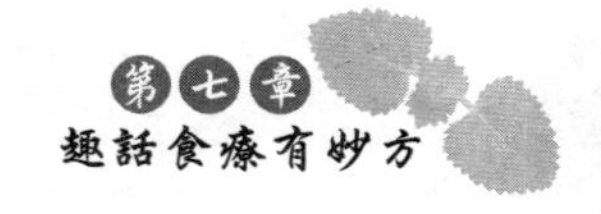

健脾，雙補氣血，健身益壽之功效，適用於血虛所引起的頭髮早白、面色蒼白、四肢無力、頭昏眼花等症。

羊乳紅棗粥

羊乳300毫升，紅棗15粒，粳米250克，生曬參9克，冰糖30克。先將粳米、生曬參（切片）、紅棗（去核）放入鍋內，加適量水，用旺火煮至三十分鐘，倒入羊乳再煮片刻成粥，分頓食用。具有益氣健中，溫潤補濕之功效，適用於氣短乏力、面黃肌瘦、四肢無力、口淡、便秘等症。

天冬黑豆粥

天冬、黑豆、黑芝麻各30克，糯米60克，冰糖適量。將天冬、黑豆、黑芝麻及糯米洗乾淨，放入沙鍋，加水適量，同煮成粥。待粥將熟時，加入冰糖，再煮一～二沸即可。每日早晚溫熱服食。此方益肝補腎、滋陰養血、固齒烏髮、延年益壽。適於髮白枯落，面色早枯，神經衰弱以及便秘等症。

桂圓歸棗粥

桂圓肉、紅棗各30克，全當歸20克，糯米250克，紅糖60克。先將當歸放入鍋內，加水適量，用中火煮沸後，去渣取藥汁待用。淘淨糯米放入鍋內，加藥汁，桂圓肉、紅棗（去核）、清水適量，用旺火煮爛後放紅糖，再煮片刻即成粥，分頓食用。具有雙補氣血、滋潤肌膚的功效，適用於氣血虧虛，心失所養所致失眠心悸，面色蒼白、乾枯、身體瘦弱、倦怠乏力等症。

胡桃枸杞粥

胡桃肉、枸杞子各30克，糯米150克，黃精、薑各15克，白糖60克。將胡桃肉、枸杞子、黃精、薑（切成絲），加水適量，用中火煮沸後，加糯米、白糖，再煮至米爛成粥即可食用。具有益氣健脾，雙補肺腎、養顏潤膚之功效，適用於白髮、面色萎黃、皮膚彈性減弱、皺紋等。

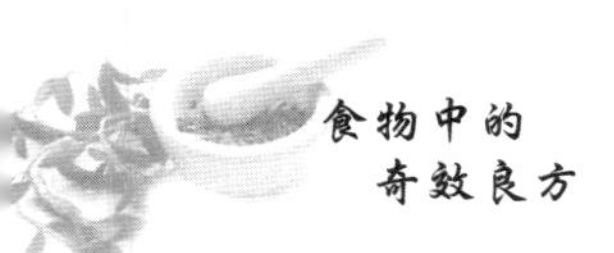

枸烏豬肝粥

制首烏、枸杞子各30克，豬肝90克，粳米150克，蔥、薑、鹽、味精各少量。先將首烏、枸杞子放入鍋內，加水適量，用武火煎三十分鐘，濾汁去渣待用。淘淨粳米放入鍋內，加藥汁、蔥、薑、鹽、味精、清水適量，用旺火煮爛成粥，即可。具有滋補肝腎、烏鬚黑髮之功效。適用於肝腎不足所引起的頭暈目眩、鬚髮早白、腰膝酸軟等症。

棗歸豬心粥

酸棗仁30克，全當歸、潞黨參各15克，豬心一個約150克，粳米300克，蔥、薑、鹽、味精各少量。將酸棗仁、當歸、黨參放入鍋內，加水適量，用武火煎三十分鐘，濾汁去渣，待用。將豬心洗淨，切絲待用。淘淨粳米放入鍋內，加藥汁、豬心、薑、蔥、鹽、味精、清水適量，用旺火煮成粥即可食用。具有雙補氣血，養心安神之功效，適用於氣血不足所致的失眠，面色無華、倦怠乏力、心律不整，冠心病等症。

葡萄龍參粥

冰糖、葡萄乾、龍眼肉各30克，生曬參9克，粳米250克。淘淨粳米放入鍋內，加入葡萄乾、龍眼肉、生曬參（切片）、清水適量，用旺火煮成粥即可食用。此粥可滋潤肌膚、防止皺紋、面斑的出現，還適於頭髮枯黃等。

（李剛）

老年人應多吃含銅食物

銅是人體中不可缺少的一種微量元素，對於維持人體正常生理功能起著非常重要的作用。老年人由於胃腸道消化吸收功能下降，對攝入的食物中銅的利用率降低，另外，老年人牙齒脫落，對食物咀嚼不全，也影響了銅的吸收，因而容易發生銅缺乏症。

當人體內缺銅時，腦細胞中色素氧化酶減少，活力下降，從而使人出現

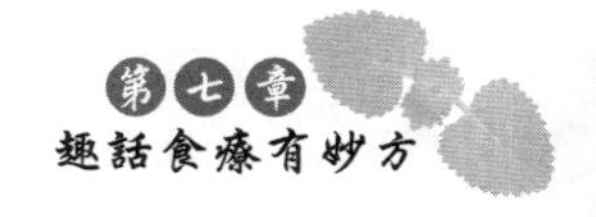

記憶力減退、思維混亂、反應遲鈍以及步態不穩、運動失常等。另外，心血管中的彈性蛋白和膠原蛋白的生成，有賴於銅離子的催化和啟動，人體若長期缺銅，就會造成動脈硬化，導致冠心病的發生。臨床研究發現，缺鐵性貧血患者在使用鐵劑治療時，如果效果不佳，應想到缺銅的可能。近年來醫學研究還發現，銅元素在抗衰老、保護皮膚及頭髮、防治流行性感冒和癌症等方面均有一定的作用。

要預防老年人銅缺乏症，關鍵在於飲食上更多攝入一些富含銅的食物，如蝦、牡蠣、海蜇、魚、蛋黃、肝、番茄、豆類及果仁等。食物要嚼碎，以利於銅的吸收，不吃或少吃製作過精的食物。同時，在飯後不要立即服用維生素C，因維生素C會妨礙銅的吸收。（劉建霞）

大自然的精華　補益類中藥（一）

提高身體素質，延年益壽，健康、愉快、幸福地度過晚年是我們每一個人的美好願望。雖然生命有限，但是我們也不是沒有辦法抵禦疾病、延緩衰老。比如，經常保持一種輕鬆愉快的情緒，堅持經常鍛鍊身體，情趣廣泛，與人和睦相處，保持良好的生活習慣等，這對健康長壽都是大有益處的。此外，還有一條途徑，那就是通過服用補益類中藥進行養生，也可以達到延年益壽的目的。因為這類藥物有提高人體免疫功能、抵禦疾病、健身養生、延緩衰老速度的作用。

根據幾千年的醫療實踐，中醫通常把補益類中藥分為四類，即補氣類、補血類、補陰類和補陽類。例如補氣藥有人參、西洋參、黨參、黃芪、白朮、大棗等；補血藥有當歸、熟地、阿膠、何首烏、桑葚、龍眼肉等；補陰藥有黃精、麥冬、百合、枸杞子等；補陽藥有鹿茸、冬蟲夏草、杜仲等。在歷代中藥古籍中所記載的具有補益類的中藥大約近200種。如果我們能夠了解補益類中藥的一些基本知識，就可以從自身的實際情況出發，按照缺什麼補什麼的原則，選用適當的補益中藥，就可以發揮其補益的作用，從而健身養生，延年益壽。

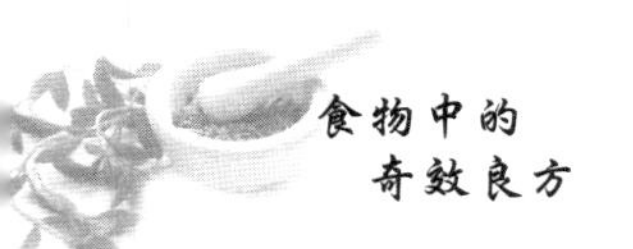

根據體質補益：抵禦疾病，延緩衰老

服用補益類中藥要因人而宜，不是想像中的那麼簡單，不看自身情況，就隨便找些補益類中藥服用，這樣，不但不會發揮補益類中藥應有的作用，還有可能產生不良的作用。一般來說年輕人正值生命活動的旺盛時期，維持身體進行正常生理活動所需的各類物質並不缺少，各方面功能均處於最佳狀態。所以，非疾病引起的身體不適，通常不用服用補益類中藥，而重要的是注意加強體育鍛鍊以及營養的均衡，增強機體免疫功能，提高抗病的能力。但是，老年人就不同了，維持身體進行正常生理活動所需的各類物質和各方面的功能均有所降低，除了要適當加強體育鍛鍊，注意合理營養的調配以外，則可選用適當補益類中藥幫助身體各種功能的恢復，更好的抵禦疾病，延緩衰老。

根據病情補益：使藥物發揮最佳功效

辨證論治，是中醫認識疾病、治療疾病的突出特點和原則。同理，在選用補益類中藥時也必須遵循這一特點和原則，分清陰陽氣血的虛實，辨證用藥，從而，使藥物發揮最佳功效。

氣虛　當身體出現睏倦、乏力、氣短、懶言或說話無力、易出虛汗、食欲不佳、大便稀、水腫、脫肛等症狀時，就是氣虛了。這時就可以服用補氣類中藥，如人參、黨參、黃芪、白朮、山藥等。

血虛　常常表現面色萎黃、唇色淡白、頭暈眼花、心悸、失眠、以及婦女月經失調等。這時就可以服用補血類中藥，如當歸、熟地、何首烏、阿膠等。

陽虛　多見於面色蒼白、四肢冰涼、倦怠無力、腰膝酸軟、小便清長等。這時就可以服用補陽類中藥，如鹿茸、杜仲、狗脊、冬蟲夏草等。陰虛：常見身體消瘦、手足心熱、頭暈耳鳴、心煩失眠、潮熱盜汗、口燥咽乾、喘咳咯血、遺精等。這時即可服用補陰類中藥，如麥冬、黃精、百合、枸杞子、女貞子等。

但是，每當身體出現不適的時候，往往都不會是單純的氣虛、血虛或陽

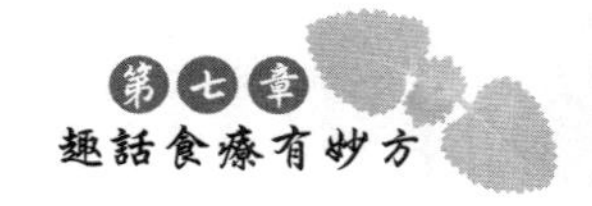

虛、陰虛。中醫理論認為氣血同源，陰陽互根，因此，在病理上往往也是相互影響的。例如氣虛不能生血，從而導致血虛；陰虛可以導致陽虛，陽虛又可影響到陰虛等等。所以，必須視機體的具體變化（也就是我們常說的「辨證論治」）正確的使用補益類中藥。

按時令補益：四季不同，用藥亦不同

中醫學非常重視人體本身的統一性與完整性並同自然界的相互關係。在一年當中，隨著春夏秋冬不同季節的變換，對人也就構成了不同的生活環境。中醫認為春溫、夏熱、長夏濕、秋涼而燥、冬寒。由於季節氣候的變化，因此，我們的身體也會在生理、病理方面受到不同程度的影響。所以，無論是在健康情況下，還是在發病的時候，都要根據季節的特點合理選用補益類藥物，才可達到預期的目的。

春季　特別是在雨雪少的異常氣候下，多見於肝經病的發生，此時不防選用一些滋陰養肝的中藥，如枸杞子、女貞子、菊花或菊花晶等。

夏季　人體出汗較多，易傷體內津液和氣，這時可以選用一些養陰益氣的中藥，如麥冬、玉竹、荷葉或荷葉粥、綠豆湯、藕粉等。另外，夏季高溫多雨，空氣中濕度加大，這種環境有利於細菌的繁殖，往往多會引發胃腸道疾病，因此，時常服用一些藿香正氣水（軟膠囊、片及丸均可）則具有預防和治療的作用。

秋季　這時天氣轉涼，氣候乾燥，這個季節常常會引起一些人咳嗽或咽喉疼痛，此時可選用能夠生津潤燥的中藥，如黃精、百合等。還可常飲秋梨膏、銀耳冰糖羹（加適量的川貝母效果更佳）等。

冬季　天氣寒冷，為了抗寒保暖越冬，人體處於能量儲藏期，這時進行適量的進補，以增加體內的精血、元氣，即可耐寒抗病，又可為新的一年春天打下良好的生長基礎。如選用人參、何首烏、杜仲、天麻、核桃、黑芝麻等。綜上所述可以看出，一年四季的變化與藥物選擇的密切關係，若不認真掌握這些特點，不加分析的盲目的使用藥物，則會事與願違，輕則達不到目的，重者則會加重症狀，甚至危及身體健康。

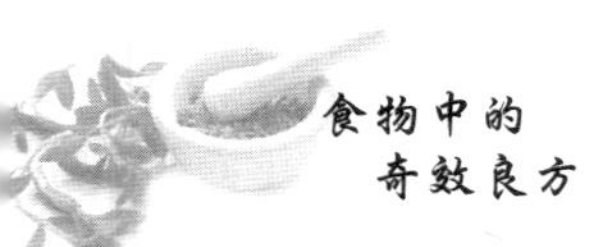

進補還須注意以下幾個問題

掌握用量和用法　服用補益類藥物也應按照規定的用量和方法使用，藥量小了，效果不明顯或達不到，反之，用量大了，有時會產生不良作用。因此，必須按照醫囑或按規定用量服用，補益類中成藥即可按說明書服用。在服法上有的藥物按療程；有的按天數、次數；有的分為飯前或飯後；有的要早晨空腹服用，有的則在睡前服用；有的生用或熟用。還有水煎、蒸服、烊化、研粉沖服等，這些都是根據需要而定的。所以，必須依法合理服用，才能達到補益的目的。

補藥不可長久服用　如人參、鹿茸、肉蓯蓉、龍眼肉、杜仲、鎖陽等。就人參來說，雖說能大補元氣，但若服用不當或長期服用，會引起「人參濫用綜合徵」。所以，使用補益類中藥時一定要適可而止，補到好處既應停止，就像有病吃藥一樣，病好了，就不必繼續服藥了，這一點特別是無病的人更應該注意。但是，在補益類藥物當中，還有一部分中藥即是藥物又是食物，則可長期食用。如蓮子、芡實、大棗、山藥、綠豆、紅小豆、核桃、黑芝麻、枸杞子、百合、菊花等。

缺什麼補什麼的特點　根據自身的具體情況，同時要注意時令和季節的變化進行合理的補益。

誠然，如果我們能夠將藥補、食補和運動鍛鍊三種方法結合起來進行，那可謂是最好、最完整的補養方法了。

大自然的精華　補益類中藥（二）

長於荒山野嶺，秉受自然精華、陽光雨露，補益類中藥，能調補人體陰陽、虛實，供給人體營養物質，如能加以合理使用，可收延年益壽、去病強身之實效。

人參

人參，根肥大略像人形而得名，為五加科植物人參的根和根莖，是最重

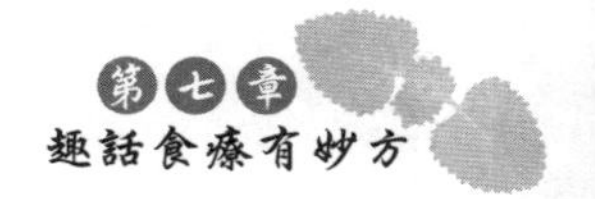

要的補益珍品之一。人工栽培的人參也稱為「園參」，野生的人參稱為「野山參」，二者以「野山參」品質為優。

中醫歷來將人參視為濟世之上品，歷代醫藥學家認為人參具有補氣養血，固液生津、益智安神、開心明目、大補元氣等功能。《圖經本草》就記載著這樣一則故事：「使二人同走，一含人參，一空口，各走奔三五里許，其不含人參者，必大喘；含者氣息自如。」足見其功效非凡。現代醫學研究證明，人參具有調節人體的生理功能，強筋骨，提高人體的免疫功能，抗腫瘤、抗輻射，抗疲勞，增強耐力，提高體力與腦力勞動的效率，增強性功能，能使神經的興奮與抑制協調起來正常發揮其作用，對不正常的血糖水準具有調整作用，還可以促進體內蛋白質的合成，抗衰老等。對貧血、神經衰弱、婦女失血過多、男子性功能失調、心血管等多種疾病都有治療作用。由於人參在諸多方面的神奇功效，所以被人們推崇為「中藥之王」。

人參補益方法

泡飲：就是以人參代茶飲用。取人參飲片（即切好的乾燥藥片）3～9克，早晨放入杯中，當茶飲用，晚上將浸泡數次的藥片嚼碎嚥下。此法最為方便，且不浪費藥品。

蒸服：取人參飲片5～10克，放入適量冷水浸泡一夜，次日加大棗或桂圓3～5枚，上籠三十分鐘即可，然後取汁飲用。一料藥物可以蒸用二～三次，最後一次汁、藥一同服食。

煎服：取人參飲片5～10克，放入沙鍋內，加水適量浸泡半日，然後煎沸，改用小火（習稱「文火」）繼續煎一小時後，即可取用。一般煎二～三次，最後一次汁、藥一同服食。

沖服：將人參乾燥後，粉碎成細末，每次2克，以溫水或黃酒沖服，日服2～3次。

泡酒服：將人參（整支）或飲片放入白酒內浸泡十天後即可飲用，每次5～10毫升，早、晚各一次。

人參汽鍋雞：雞一隻（約500～600克），洗淨，切成塊，放入汽鍋內，

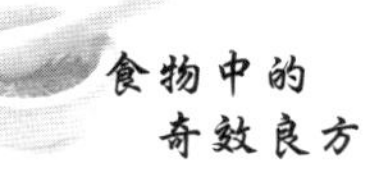

加蔥、薑、花椒少許，鹽適量，然後加入人參飲片15克（或參段），上火蒸至肉爛，食肉飲湯。如果再加一些枸杞子則更好。其作用可以溫中、益氣、添精、補髓。

服用人參時需注意因其性偏溫，凡陰虛火旺、感冒發熱、高血壓、濕熱壅滯的患者都要禁用，否則會加重病情。

人參的毒性很小，但服用不得過量或長期大量服用，否則，也會產生毒副作用，出現眩暈、頭痛、失眠、皮疹、水腫、出血、閉經、高血壓等症狀。這種情況就是「人參濫用綜合徵」。身體有病的人應在醫生指導下服用。

另外，在服用人參時還應注意以下問題：

(1) 在服用人參期間要忌食蘿蔔，以免降低人參的功效。

(2) 選用人參進補一定要去正規藥店（藥房）購買或經藥物鑒定專家鑒定過的，確是人參方可放心使用，不要在小販小攤上購買，以防買到假貨，保證安全用藥。

西洋參

西洋參也是五加科植物西洋參的根。因原產北美洲，如美國、加拿大，故亦稱為「花旗參」。目前，中國也有大面積栽培。

與人參一樣，西洋參也具有很好的補益作用，但是，二者還是有一定區別，中醫名家張錫純曾說：「西洋參」，性涼而補，凡欲用人參而不受人參之溫補者，皆可以此代之」。因此，歷來醫家認為西洋參能「益肺陰、清虛火、生津止渴」，並且藥性比較平和。現代醫學研究證明，西洋參具有降低血糖、抗腫瘤、抗病毒、抗疲勞和抗缺氧以及提高免疫功能的作用。

用法類同於人參，可泡飲、蒸服、煎服或加入汽鍋雞中。一般每次用量為3～6克。

大棗

大棗，我國第一部藥物學專著《神農本草經》中就有收載，並將其列為

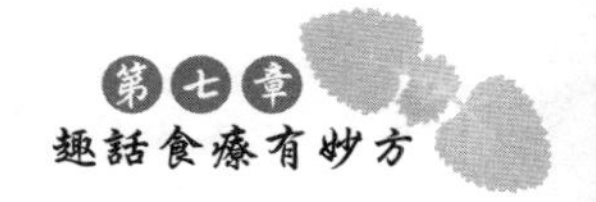

不可多得的上品。《神農本草經》中這樣記述大棗的功能：「……主治心腹邪氣，安中養脾……補少氣少津液，身中不足，大驚，四肢重……，和百藥，久服輕身長年。」唐代著名醫學家孫思邈是個老壽星，活了一百零一歲（西元581～682年）。在那個時代可以說是個奇蹟，故後人稱他為「孫真人」、「孫神仙」。他能夠長壽，除他對養生延壽有特殊的理論和方法外，據說與他經常服食大棗很有關係。孫思邈認為大棗「久服輕身長年不饑似神仙」。

現代醫學研究證明大棗具有鎮靜、催眠、升高白血球及抗過敏的作用，還有保肝、強壯、降低血清膽固醇和抑制癌細胞的增殖作用。因其含多種維生素，故有「天然維生素」的美譽。

常用的滋補養生方法有：

(1) 大棗5枚，桂圓肉9克，紅糖30克，水煎後連汁、棗共同服下，每天一次，長期服食可治療貧血及過敏性紫癜。

(2) 大棗6枚，雞蛋1個，生薑4片，紅糖30克，水煎後連汁、蛋服下，每天一次，連服十五～三十天，可治產後身體虛弱。

(3) 大棗、鮮山藥、糯米各適量，共煮粥食，長期服食有健脾養身作用。

(4) 大棗5枚，芹菜根3個，煎湯服用，可以治療高膽固醇血症。

(5) 大棗膏：用鮮棗1500克或乾棗500克，去核，加水煮爛，熬成膏，再加紅糖500克。攪拌均勻，每日早、晚各服一次，對於病後身體虛弱，很有補益作用。

大棗不僅虛弱者宜服食，健康的人常食亦非常相宜，尤其是大棗經濟實惠隨手可得，大家應多善加利用大棗。大棗可當消閒食品，但要注意適量、有規律地服食，切不可貪食過多，起到相反的效果。

山藥

山藥，又名「懷山藥」，因舊時河南懷慶盛產山藥，而且品質最優而得名，因此成為傳統的地道藥材，是醫食皆可的補益養生佳品。中國食用山藥已有三千多年的歷史。早在《神農本草經》中就已收錄山藥，將其列為上

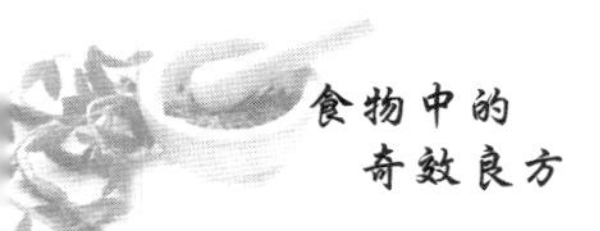

品，認為山藥具有「補虛羸、除寒熱邪氣、補中益氣力、長肌肉、久服耳聰目明，輕身不饑延年」等方面的功效。

山藥有野生、家種二種，藥用一般以山地野生者為佳，食用多以人工栽培品。具有補脾養胃、生津益肺、補腎澀精之功能。用於脾虛食少、久瀉不止、肺虛喘咳、腎虛遺精、帶下、尿頻、虛熱消渴。炒山藥補脾健胃，用於脾虛食少、泄瀉便溏、白帶過多。經現代醫學研究證明，山藥能增強小腸的吸收功能、有降血糖、降血脂、增強免疫功能和抗衰老的作用。

山藥可謂居家必備的補益養生藥物。燉雞、燉肉時放進適量山藥均有良好的滋補養身作用，且可久用。如有條件在燉製時還可以加入適量的黨參、枸杞子更有利於補元氣、健脾胃，特別是對脾胃虛弱者更為適宜。炒山藥、拔絲山藥和山藥粥更是人所共知的美味佳肴，烹飪起來也方便，如能經常服食則大有益處。

大自然的精華　補益類中藥（三）

山楂

元代醫學家吳瑞在其所著《日用本草》中這樣記載山楂的功效：「化食積，行結氣，健胃寬膈，消血痞氣塊。」明代著名醫藥學家李時珍則更進一步明確山楂具有「消肉積」的作用。故臨床多用於肉食積滯，胃脘脹滿，瀉痢腹痛，瘀血經閉，產後瘀阻，心腹刺痛，疝氣疼痛；高血脂等症；焦山楂消食導滯作用增強，用於肉食積滯，瀉痢不爽。因其消食破氣，所以清代醫家汪昂說：「凡服人參不宜者，服山楂即解。」

現代醫藥研究證明山楂具有擴張血管，增加冠狀動脈血流量、降低血清總膽固醇、三醯甘油，促進心肌收縮，抗動脈粥樣硬化，降低血壓，降低轉氨酶、增加胃液分泌促進消化的作用；此外還有抗衰老、抗癌的作用。

山楂通常用量為10～20克。

山楂雖是良藥佳果，但也不可多食。明代醫藥學家李時珍認為山楂若「生食多，令人嘈煩易饑，損齒，齒齲人尤不宜」。因此，凡是脾胃虛弱的人不宜食用山楂，一般的人食用山楂或山楂製品時也都要適量，因為山楂含有較多的酸類成分，對牙齒有一定損傷，特別是兒童，忌多食，並且一定要注意食後及時漱口，以防對牙齒的損害。

木瓜

木瓜為薔薇科植物貼梗海棠的成熟果實。是安徽著名特產，特別是宣州市（舊稱宣城縣）一帶種植的木瓜，歷史悠久，且品質頗佳，習慣稱之為「宣木瓜」。木瓜除作藥用外，其樹姿優美，春花爛漫，入秋後金果滿樹，芳香襲人，亦可植於庭院觀賞。

金元時期的醫學家王好古認為木瓜有「去濕和胃，滋脾益肺」的作用。故臨床多用於濕痹拘攣、腰膝關節酸重疼痛、吐瀉轉筋、腳氣水腫等症。民間常用糖或蜜將煮熟的木瓜拌均食用，可開胃順氣活血，強筋骨；用乾瓜片（即飲片）泡水飲用，還有軟化血管，降低血脂的作用。

木瓜（指中藥木瓜）在服用時一定要按劑量服用，一般用6～12克為宜。

從目前對木瓜的研究發現，木瓜具有保護肝臟的作用，可以促進肝細胞的修復；有較強的抗菌作用；並對小鼠艾氏腹水癌有較強的抑制作用。

五味子

五味子為木蘭科植物五味子和華中五味子的成熟乾燥果實。前者習慣稱為「北五味子」，後者為「南五味子」。南五味子較北五味子小，果實乾柘，而且果肉薄。李時珍認為「五味今有南北之分，南產者色紅，北產者色黑，入滋補藥必用北產者乃良」。

早在《神農本草經》中就已收載五味子，並將其列為上品。其果「皮肉甘、酸、核中辛、苦，都有鹹味」，五味俱全，故稱五味子。中醫一般在治療疾病選用中藥時，必須幾種藥物配伍應用，各味組合，才能更好的發揮療效。唯獨五味子味雖偏酸，卻又五味俱全，而且性溫，有養五臟，補人體不足之功，又有滋腎斂肺，生津止渴，收汗，澀精止瀉的功能。尤對年老體衰者常見的頭暈、眼花、失眠、頭痛、乏力、心悸等症狀有改善作用；亦用於

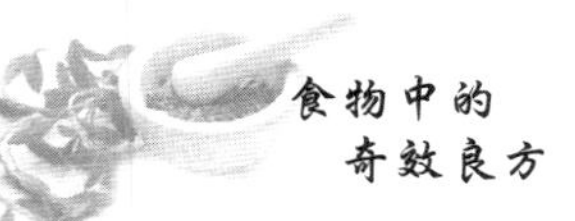

傳染性肝炎、中風、神經官能症、精神病等症的治療。

現代醫藥研究證明，五味子對神經系統各級中樞都有興奮作用，能改善人的智力活動，增進學習記憶力，提高工作效率，改善視力和聽力，可以增加冠狀動脈血流量，具有抗疲勞、抗氧化和增強免疫系統的功能，並對肝細胞有一定保護作用。

五味子一般用量為3～6克，有時在治療老年疾病時可用6～10克。

關於五味子的養生抗衰老作用，宋代著名醫家唐慎微在其著作中就有「抱朴子云：淮南公羨門子服之十六年，面色如玉女，……」的記載。這正是對五味子能抗衰老、延年益壽的有力證明。

日常我們可應用五味子配合其他藥物來治療一些疾病，如有條件可按以下辦法：

(1)用北五味子250克煮汁，待冷後放入新鮮雞蛋十個，浸泡一周。每日早晨服用，可治療慢性支氣管炎。服用時可加少許食鹽。

(2) 用北五味子500克，洗淨，冷水浸泡一夜後，用手按去核，留其果肉，加上好蜂蜜1000克，文火為（小火）熬成膏。每日清晨空腹服用一～二湯匙，可以治療長期腎虛引起的遺精。

(3) 取五味子、西洋參、麥冬、菊花各少許作茶飲，對心臟有一定的保護作用。

另外，我們大家都熟悉的著名中成藥「生脈飲」就是由人參、麥冬和五味子組成的。臨床常用於肢體倦怠，氣短懶言，口乾作渴，汗出不止，甚至病危脈絕等症。

女貞子

女貞子為木犀科植物女貞的乾燥成熟果實。女貞之名首見於《神農本草經》，李時珍說：「此木凌冬青翠，有貞守之操，故以貞女狀之。」

《神農本草經》將女貞列為延年益壽的上品藥物，可「主補中，安五臟，養精神，除百疾，久服肥健，輕身不老」。《本草蒙筌》中指出其「黑髮烏鬚，強筋強力」的功效。故臨床多用於治療肝腎虛症。如頭暈目眩，腰

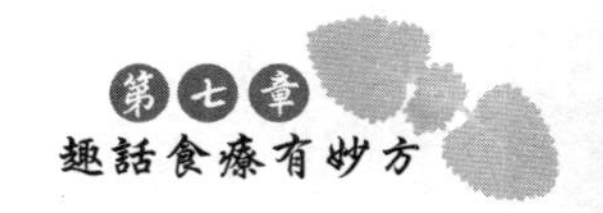

酸耳鳴，遺精，鬚髮早白，視力減退，目暗不明等症。

現代醫學研究證明女貞子可以增加實驗動物的冠狀動脈血流量，有降脂、降血糖、降低血液黏度的作用，有抗血栓和防治動脈粥樣硬化的作用，對放化療所引起的白血球減少有升高作用，根據衰老的脂質過氧化學說，認為女貞子具有一定的抗衰老作用。

女貞子一般用量為10～15克。

下面介紹幾種簡便易行的小配方：

(1) 用女貞子與菟絲子、枸杞子各50克，加低度（38℃）純糧白酒浸泡一周後，每日服一小杯（約10～15毫升）。可滋補肝腎，益精明目，止瀉縮尿，烏鬚髮，延年益壽。

(2) 用女貞子、旱蓮草、熟地、枸杞各15克，水煎，早晚服，連服半月以上。可治肝腎陰血虧損引起的脫髮。

(3) 女貞子、炒草決明各15克，玄參、枸杞各18克，水煎，日服二次。對老年性便秘，久服效果好。

(4) 女貞子、枸杞、大棗各15克，水煎，日服二次，連服三十天，治療因化療引起的白血球減少。

另以女貞子為主的補益中成藥，常見的有「二至丸」，其功效為「補腰膝，壯筋骨，強腎陰，烏鬚髮」。這種成藥組方簡單，價格經濟，且功效突出，久服可顯其功。

本品雖補而不膩，但性質寒涼，如脾胃虛寒泄瀉及陽虛者均忌服。

大自然的精華　補益類中藥（四）

白朮

白朮是菊科植物白朮的乾燥根莖，早在《神農本草經》中就有收載，並將其列為上品，當時稱為「朮」。產於浙江於潛（即今臨安縣）的稱為「於朮」，冬天採收的朮習慣上也稱「冬朮」，且品質較優。白朮因主產於浙、贛、湘、鄂等地，被美名其為南方人參。

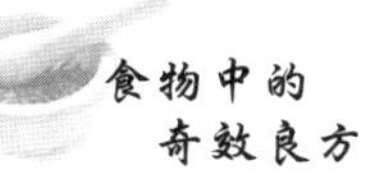

現代醫學研究證明白朮有保肝利膽、保護胃黏膜的作用，有明顯的利尿作用，可以增強人體的免疫功能，有抗腫瘤的作用，能有效降低脂質過氧化反應，增強機體清除自由基的能力，從而起到一定的抗衰老作用。中老年人多見脾胃虛弱，中氣不足，飲食欠佳，有時四肢乏力，或自汗、腹脹，泄瀉，出現這些症狀時，就可以服用以白朮為主的藥物進行補益調養身體。

白朮一般用量為5～15克。

用白朮補益調養的方法有：

(1) 炒白朮15克，炒枳殼9克。取鮮荷葉一張洗淨鋪在籠屜上，將上述藥物平攤於荷葉上，再鋪一層紗布，紗布上放適量煮過的粳米和薏米（30克），上火蒸熟。每日一劑，連服數日，可治食欲不振，消化不良，腹脹。

(2) 白朮130克，紅參30克，加水約1000毫升，浸泡過夜，煮沸後用文火煎一小時左右，濾出，再將濃汁熬成稠膏，加入適量蜂蜜，存入乾淨器皿中備用。每次服二匙，日服二次。用於滋補脾胃，少食脹滿，營養不良等。

另外，現在市售的一些中成藥也有白朮，使用起來更為方便，如：

參苓白朮丸　適用於脾虛挾濕引起的大便溏薄（稀），且四肢無力，面黃肌瘦，消化不良，胸脘痞滿等。

補中益氣丸　適應脾胃氣虛，中氣下陷而引起的食少、乏力、自汗以及內臟下垂（包括脫肛、子宮脫垂）等症。

在應用白朮時，要注意口乾舌燥，津液缺少的人不宜服用。

白果

白果為銀杏科植物銀杏的成熟種子。銀杏又稱「公孫樹」，這是因為銀杏樹生長緩慢，但壽命卻很長，所以民間傳有「公公種樹，孫子得果」的說法。銀杏也是地球一億七千年前第四紀冰川時期的孑遺植物，所以，也被人們稱為珍貴的「活化石」。在全國各地都有千年以上的銀杏，如北京大覺寺和潭柘寺的銀杏均有一千二百多年。

現代醫學研究證明，白果乙醇提取物對動物支氣管有擴張作用，並有一定的祛痰作用，對多種致病細菌都有不同程度的抑制作用，有明顯對抗血栓

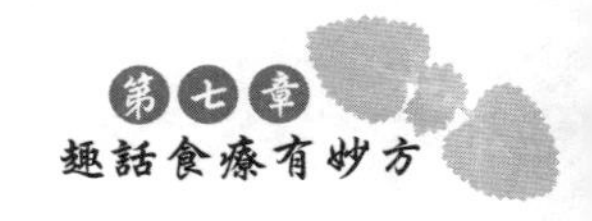

形成的作用，能夠明顯抵抗機體脂質過氧化反應，延緩衰老等。

中醫認為白果除了有醫療作用外，還有一定毒性，特別是生白果，多食就會有中毒的危險。所以白果熟食為宜。白果的用量一般為6～10克。

在掌握了白果的特點後，不妨可按以下方法進行補益調養：

(1) 白果三粒，用酒煮後，一次服下，連服四至五天，可治男子夜晚夢遺。

(2) 白果、蓮子、江米各15克，研成末，將烏雞一隻掏空，洗淨，放入白果、蓮子和江米，煮爛，空心服食。可治婦女身體虛弱，赤白帶下。

(3) 白果薏仁粥：白果5～10粒，薏仁60克，冰糖適量，小火熬粥。有健脾利濕，化痰止咳的作用。

另外，銀杏葉也具有重要的藥用價值，近些年來越來越受到國內外醫學界的廣泛重視，因為銀杏製劑對心血管和神經系統有明顯的保護作用，可謂保健佳品。

冬蟲夏草

說起冬蟲夏草的來源則較為複雜，因為它是麥角菌科植物冬蟲夏草菌寄生在蝙蝠蛾科昆蟲蝙蝠蛾幼蟲體內的乾燥複合體。

冬蟲夏草是一味名貴的中藥，入藥始於清代雍正年間，幾百年來被醫家稱為補虛聖藥。

清代吳儀洛在其所著《本草從新》中最早記述冬蟲夏草有「保肺益腎，止血化痰」的功效。中醫臨床用於虛勞咯血，陽痿遺精，腰膝酸軟，盜汗，病後久虛不復等。現代臨床上常用於肺結核、慢性支氣管炎及支氣管哮喘、慢性活動性肝炎、慢性腎炎及腫瘤的治療。冬蟲夏草以它奇特的療效與人參、鹿茸並列為三大補品而馳名中外。

現代醫學研究證明冬蟲夏草有顯著促進凝血及升高血小板的作用，可提高機體免疫功能，有抗心肌缺氧、抗心律不整、抗腎衰的作用，能明顯擴張支氣管，並有擬性激素樣等作用。

冬蟲夏草一般用量為3～9克。（如煎湯藥，應在藥渣中將冬蟲夏草挑

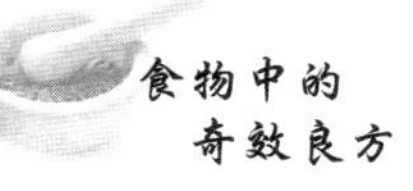

出，嚼碎服下為宜。）

冬蟲夏草用於補益調養的方法有：

(1) 冬蟲夏草6～10克，水煎，食蟲飲汁。適用於心悸失眠，增強體質。

(2) 冬蟲夏草25克，鮮胎盤一個，燉熟，可適當加一點調味品，分四次服，二日內服完。適用於多種虛損的補益。

(3) 蟲草鴨：老鴨一隻，除去內臟，洗淨，往膛內填入蟲草10個，加調料，蒸爛食用。適用於糖尿病，病後體虛，貧血，盜汗，結核患者的滋補調養（無鴨用雞也可）。

(4) 取冬蟲夏草5～10枚，白糖或冰糖、桂圓肉、核桃仁、枸杞子、紅棗、黑芝麻適量，加水蒸熟後，隔日服一次，連服一周，隔一周再服。若在冬前服用則不畏風寒，不易生病。

(5) 用冬蟲夏草泡酒，每日小飲一杯，並嚼服蟲草二枚，對下肢冷痛或肌肉萎縮有效。

冬蟲夏草有一股特殊的腥臭味。用一般的燉湯、煎煮、研粉沖服等方法，有的病人難以下嚥，對於這樣的病人，不妨將冬蟲夏草做成膠囊一試。

百合

百合為百合科植物百合的鱗莖，鱗片白色呈球形，重重疊疊，緊緊相抱，似百片合成，而得百合之名，有野生和栽培兩種。其花色鮮豔，有紅有白，朵大喜人，既可觀賞又可食可藥。百合全國各地都產，但以江蘇宜興的較好，近年來蘭州鮮百合的上市量亦較大，較易購得。

中醫認為百合能養陰清熱，潤肺止渴，寧心安神，治肺結核久咳、陰虛咳血、潮熱肺癰、熱病後餘熱未清、虛煩驚悸、神志恍惚、失眠多夢、腳氣水腫等症。

現代醫學研究證明，百合具有止咳平喘、鎮靜的作用，有明顯的抗缺氧及抗疲勞作用，能改善老年人雌激素功能低弱。另外百合還能抑制癌細胞增殖，臨床多用於白血病、皮膚癌、鼻咽癌、乳腺癌、宮頸癌等的治療。

百合除具有較高的醫療價值外，又是一種營養豐富的滋補品，新鮮百合蒸、煮、炒皆可。百合用於補益調養的方法有：

(1) 百合100克，瘦肉（豬、羊、雞、鴨均可）500克，共燉佐膳食。適用於滋補身體虛弱，慢性支氣管炎以及水腫病人。

(2) 西芹炒百合：鮮百合50克（約兩頭），芹菜200克，清炒，入鹽，味精、糖適量。本菜肴有利水消腫，降血壓、清熱除煩的功效。

(3) 百合梨：百合50克，鴨梨一個，去核，冰糖適量，水煎，食百合與梨，並飲其汁。適用於熱病後期的患者，或失眠心悸等。

(4) 百合粥：鮮百合30～50克，粳米50克，冰糖少許，煮粥食。適用於肺陰不足，脾氣虛弱引起的咳嗽、氣喘、少痰，乏力及食欲不佳而時有虛熱煩燥者。

(5) 百合湯：百合30克，烏藥9克，煎水服，可醫久治不癒之胃痛。

大自然的精華　補益類中藥（五）

黃精

黃精別名太陽草、黃芝，是百合科植物黃精、多花黃精和滇黃精的乾燥根莖。最早收載於《名醫別錄》中，被列為上品，仙家以為芝草之類，以其得坤土之精粹，故謂之黃精。具有「補中益氣，除風濕，安五臟，久服輕身延年不肌」的功效。中醫臨床常用於肺虛燥咳，腎虛精虧，脾胃虛弱等。

黃精在災荒年代常被窮人用來代糧，叫做「米脯」。相傳在河南和陝西一帶曾有這樣一段故事：東漢名醫華佗有一天在深山遇到一個幾年前從財主家裏逃出來的十七、八歲的姑娘，處於對她的同情，華佗收留了她並認為乾女兒。一個小姑娘獨自在深山老林中生活了好幾年，不但沒有餓死，反而面色華潤，身體結實，健步如飛。一日，華佗問姑娘：「這幾年你在山裏是怎麼過的，都吃些什麼？」姑娘想了想，說她經常吃一種叫「黃雞」的草根，華佗說能否帶他看看，姑娘就帶著華佗上了山，找到了這種黃色肥大的根，還真有點像只小黃雞。後來，華佗也試著給一些病人吃「小黃雞」，發現「小黃雞」的確是一個好藥，具有補中益氣、潤心肺、強筋骨的作用，並將

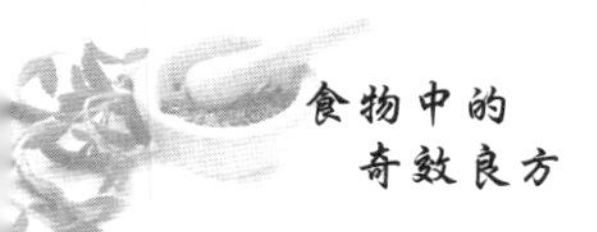

其改名為「黃精」。

現代醫學研究證明黃精有降低血清膽固醇及三醯甘油的作用，有一定降血糖作用，能明顯提高動物耐缺氧能力，有抗疲勞和抗衰老作用。還有實驗表明，黃精能明顯推遲雄性大鼠生殖狀態的老年性變化過程。

黃精一般用量為9～20克；鮮品可用30～60克。

用黃精補益調養可按以下方法：

(1) 取黃精、枸杞子等分為細末，煉蜜為丸，如梧桐子大小，每服五十丸，飯前用溫水送下。有補益精氣的功效。

(2) 取黃精飲片50克，煎煮三十分鐘後取汁備用。粳米50克與黃精汁一併煮粥（可適當加水）。食用時可放糖少許。長期服用有補脾益氣、潤肺、強身的作用，如久病體弱，氣短乏力，乾咳等。

(3) 黃精、黨參、淮山藥各50克，雞一隻，掏空，洗淨，填入以上三種藥物蒸熟後服食。可治脾胃虛弱，體乏無力等。

當歸

當歸是傘形科植物當歸的乾燥根，主產於中國西北、西南。甘肅產者最佳，為道地藥材，其中岷縣產者質最優，數量大，居全國之冠，為當歸之鄉，故稱岷歸。

當歸入藥，由來已久，早在《神農本草經》中就將它列為可補可攻的中品藥，既可扶正補養，又可攻邪治病。當歸的首要功效，就是補血。血虛引起的頭昏、眼花、心慌、疲倦、面少血色，脈細無力，最宜使用當歸。當歸還能補養全身，有調經、補血、潤燥滑腸、溫中止痛、破瘀生肌的功效，特別是在治療婦科疾病中經常應用，如婦女胎前、產後諸病功效更佳，故被歷代醫家譽為婦科要藥。中醫認為歸頭和歸尾偏於活血、破血，歸身偏於補血、養血，全當歸既可補血又可活血。

現代醫學研究證明當歸有抑制血小板聚集，增強機體造血的功能，有抗心肌缺血和抗心律不整的作用，有明顯的保肝作用。當歸水溶性物質有興奮子宮平滑肌的作用，當歸粉口服有降血脂作用。

當歸一般用量為5～15克。使用當歸補益調養的方法有：

(1) 當歸24克，黃芪120克，母雞一隻（掏空、洗淨），加調料、鹽少許，共燉，飲湯食肉。適用於產婦、病後及年老體弱的滋補。

(2) 當歸、熟地各10克，大棗10枚，水煎，取汁飲，食棗。適用於身體虛弱，面色萎黃，月經失調。

(3) 當歸30克，生薑15克，羊肉250克，共燉，熟後可加適當調料，飲湯食肉。用於血虛頭暈、產後腰痛，身體虛寒，支氣管炎，貧血、閉經等症。

(4) 當歸丸：用於男女血虛、女子月經失調，經來腹痛等。

在應用當歸時應注意大腸滑瀉、陰虛火旺和舌苔厚膩者不宜服用。活血需炒用。

阿膠

阿膠是哺乳科動物驢的皮，經煎熬、濃縮成的膠塊。因產於山東東阿縣（今陽穀縣）而得名。因其炮製方法不同，又可分為阿膠丁和阿膠珠。

阿膠最早收載於《神農本草經》，將其列為上品，具有補血止血，滋陰潤肺的功效。

阿膠適用於虛弱貧血、產後貧血、面色萎黃、吐血、咯血、尿血、便血、子宮出血、鼻衄、紫癜，肺燥咳嗽、咽乾津少，月經失調、產後便秘等症。

現代醫學研究證明，阿膠對人體造血系統有良好的促進作用，有抗疲勞、抗輻射、提高機體免疫功能等作用。

秋冬進補，阿膠不失為滋陰補血的佳品，對慢性病恢復期的調理、各種貧血及慢性出血等均有良好作用。

阿膠一般用量為5～10克。應用阿膠補益調養的方法有：

(1) 阿膠500克，放大碗內，加水半杯，黃酒半杯，放入鍋內隔水燉，待溶化後，再加冰糖200克，攪勻，再繼續燉三十分鐘以上，倒入大些的搪瓷盤裏，冷卻後即成軟糖狀，用刀切成大小近等的二十塊。每日早、晚空腹各吃一塊。可治療各種貧血。

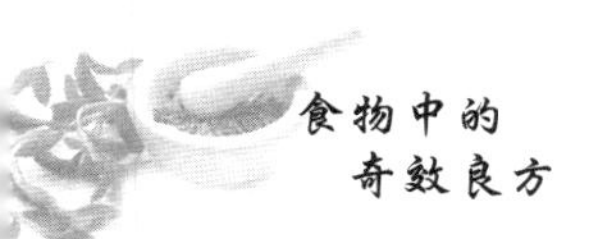

(2) 以上法燉製的阿膠與炒熟的核桃仁，每日早、晚空腹各吃一次，每次吃阿膠一塊，核桃仁二個。可以治療便秘、咳喘。

(3) 阿膠15克，黃芩、黃連、白芍各6克，水煎取汁，放溫後加雞蛋黃二個，攪勻，每日三次溫服。可治血虛眩暈、心煩、失眠等症。

另外，現在市場有以阿膠製成的各種口服液、阿膠棗、阿膠糖等，大家也可購回適當進行補益。

因阿膠是一種膠質，有黏膩之性，故有瘀滯，脾胃虛弱、消化不良以及感冒發熱者，不宜服用。

靈芝

靈芝為多孔菌科植物赤芝或紫芝的全株。古以芝為仙草，有使人駐顏不老及起死回生之功。

靈芝最早收載於《神農本草經》，並將其列為上品，可「主胸中結，益心氣，補中，增慧智，不忘，久食輕身延年，不老神仙」。中醫臨床常用於治療頭暈失眠、消化不良、虛勞咳喘等症。

靈芝自古以來就被認為是吉祥、美好的象徵，在民間流傳著許多動人而美麗的神話傳說，如《白蛇傳》中的白娘子就是冒著危險從南仙翁那裏盜得一種能夠起死回生的仙草，救活了許仙，這種仙草就是靈芝，也叫「還魂草」。歷代上至帝王將相，下到平民百姓都極其崇敬和信奉靈芝。現在，靈芝在中國許多地方都已培植成功，其藥用資源比較充裕，同時，在市場上還可以見到以靈芝為主的多種產品，如口服液，茶和膠囊等。

現代醫學研究證明，靈芝對中樞神經有較明顯的抑制作用，有明顯的祛痰作用，有調節血糖的作用和提高血清胰島素的作用，有增加冠脈流量和降低心肌耗氧的作用，有顯著增強免疫力，促進新陳代謝的作用，有保肝解毒以及抗衰老作用。

靈芝一般用量為10～15克。用靈芝補益調養可按以下方法。

靈芝酒：靈芝50克，酸棗仁20克，大棗10枚（撕開用）浸泡於白酒中（38度～42度為宜），一周後即可，每日晚服一小杯（10～15毫升），可治

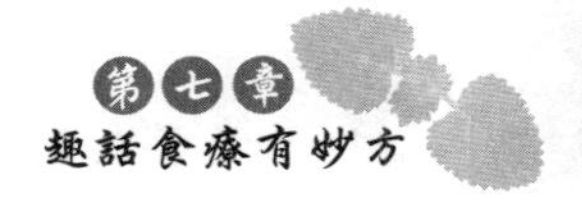

頭暈失眠等。

雞一隻，洗淨，與15克靈芝共燉，食肉飲湯，長期服用，可滋補強壯，扶正培本，提精神。

靈芝麥片粥：靈芝10克，粉碎，燕麥片50克，加水適量，煮粥，薰服時加白糖1匙，治神經衰弱、失眠等症。

靈芝銀耳羹：靈芝9克，銀耳10～20克，冰糖15克，用小火燉二～三小時，至銀耳成稠汁，取出靈芝殘渣，分三次服用，可潤肺止咳，安神。

靈芝紅棗茶：靈芝4～6克，紅棗3～5枚，撕開，泡飲。可提高免疫力，安神養心，助顏美容。

大自然的精華　補益類中藥（六）

杜仲

杜仲為杜仲科植物杜仲的乾燥樹皮，是中國特有的樹種之一。主要產於四川、貴州、陝西和雲南，其中以四川和貴州所產的藥材品質最佳。杜仲的樹皮折斷時可以看到有銀白色的硬橡膠絲相連，所以，人們又把它稱為「絲棉樹」。明代的醫藥學家李時珍在《本草綱目》中還對其藥名做了「昔有杜仲服此得道，因以名之」的解釋。

杜仲最早收載於《神農本草經》，並列為上品。在《神農本草經》就記述了杜仲具有「主腰脊痛、補中、益精氣、堅筋骨、強心……小便餘瀝。久服輕身耐老」等作用。

故中醫臨床用於因肝腎虛弱而引起的腰痛、膝腿疲軟無力，陽痿遺精、小便多、頭暈眼花、胎動不安以及高血壓等。

現代醫藥研究證明杜仲有明顯的降壓作用，並能顯著降低血清膽固醇和甘油三酯的濃度，有增強免疫功能的作用，有抗脂質過氧化的作用等。

杜仲一般用量為10～15克。用杜仲補益調養的方法有：

(1) 杜仲30克、續斷30克，豬尾巴二條（去毛洗淨），放入沙鍋內燉，放鹽少許調味，食肉飲湯。適用於腰膝酸痛，陽痿遺精。

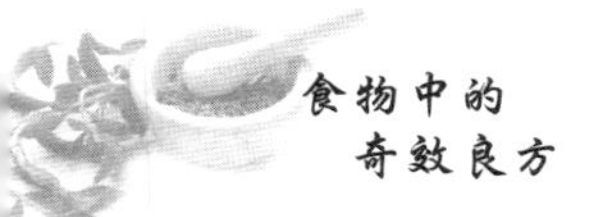

(2) 杜仲30～40克，切碎，浸入1斤白酒內，泡三日後，濾出酒汁。日服三次，每次約5毫升，適用於高血壓、頭暈等。

(3) 杜仲、白朮、當歸、阿膠珠、黨參各10克，水煎，每劑日服三次，治胎動不安。

在使用杜仲時，應注意陰虛火旺者不宜服用。

澤瀉

澤瀉為澤瀉科植物澤瀉的乾燥塊莖。生長於沼澤地，而功善瀉，故名。習慣將產於福建、江西的稱為「建澤瀉」，其藥材個大，粉性較足，一般也認為「建澤瀉」品質較佳，是傳統的地道藥材。產於四川的稱為「川澤瀉」，其藥材個較小，纖維性較強。

澤瀉在《神農本草經》中列為上品，有「主風寒濕痹，乳難，消水，養五臟，益氣力……久服耳目聰明，延年輕身，面生光」的功效。中醫臨床多用於小便不利，水腫脹滿，嘔吐泄瀉，痰飲眩暈，熱淋澀痛及高血脂等症。

現代醫藥研究證明澤瀉有顯著的利尿作用，可抑制肝內三醯甘油的合成而達到降血脂作用，對急性肝損害有保護作用，有降低血清膽固醇的作用，有一定的降血糖和降壓作用。值得注意的是澤瀉還有一定的減肥作用。

澤瀉一般用量為10～15克。用澤瀉補益調養的方法有：

治療高脂血症：澤瀉、何首烏、決明子各30克，炒白朮15克，生大黃6克。水煎，分三次服，每日一劑，連服一個半月為一療程。

治療脂肪肝：澤瀉20克，生首烏、草決明、丹參、黃精各15克，生山楂30克，虎杖9克，荷葉15克。水煎，分二次服，每日一劑，連服四個月。

目前，應用澤瀉進行保健的成方製劑市場上種類也比較多，主要用於高脂血症和動脈粥樣硬化的預防與治療。

狗脊

狗脊為蚌殼蕨科植物金毛狗脊的乾燥根莖。因其根莖表面附有光亮的金黃色長柔毛，根似狗的脊背，故又稱為「金毛狗脊」。

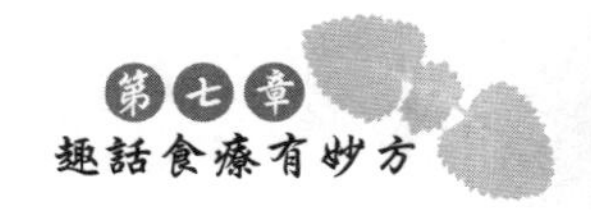

狗脊列為《神農本草經》中品，具有補肝腎，強筋骨，健腰膝，祛風濕，利關節的功能。特別是補肝腎，強筋骨和祛風濕的功能頗佳。因此，中老年男女，凡有肝腎不足，筋骨不利，腰膝酸痛，下肢無力，尿頻，遺精，崩漏以及白帶過多等症可以常服狗脊。

現代醫學研究證明，狗脊有增加心肌血流的作用，有抗炎和降血脂的作用。

狗脊一般用量為10～15克。用狗脊補益調養的方法有：

(1) 狗脊、杜仲、續斷各15克，香樟根、馬鞭草12克，威靈仙9克，紅牛膝6克。泡酒服，可治風濕骨痛，腰膝無力。

(2) 狗脊、遠志、茯神、當歸各等份，為末，煉蜜做丸如梧桐子大，每服五十丸，溫黃酒送服，可以固精強骨。

(3) 鹿茸100克，狗脊、白蘞各50克，將以上三種藥粉碎，過篩，然後用艾葉煎醋汁，打糯米糊，為丸如梧桐子大。每服五十丸，早晨空心（飯前）溫黃酒送服。治女性少腹虛寒、帶下純白等。

(4) 狗脊、木瓜、五加皮、杜仲等份煎服，可治腰痛及小便過多。

注意凡陰虛有熱，小便不利者慎服。

麥冬

麥冬為百合科植物麥冬的乾燥塊根。中國大部分地區多有栽培，其中以浙江杭州一帶所產的麥冬品質最佳，亦為傳統地道藥材，稱為「杭麥冬」。

麥冬最初收載於《神農本草經》，列為上品，可「主心腹結氣，傷中傷飽，胃絡脈絕，羸瘦短氣。久服輕身不老不饑。故臨床常用於肺燥乾咳，吐血，咯血，肺痿，肺癰，虛勞煩熱，消渴，熱病傷津，咽乾口燥，便秘等症。

現代醫學研究證明麥冬能改善心肌收縮力，對心肌細胞缺氧性質損害有保護作用，有促進機體免疫功能的作用，還有一定的降糖作用。

麥冬一般用量為10～15克。用麥冬補益調養的方法有：

(1) 麥冬10克，加水煎二十分鐘，去麥冬，取汁，入鴨梨一隻（去皮，切

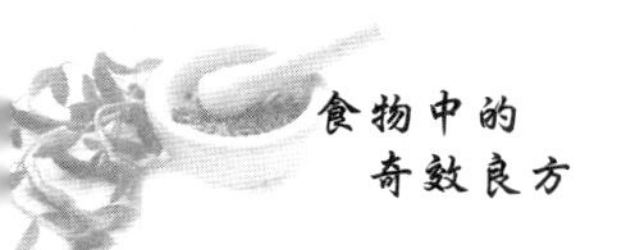

成厚片），加冰糖少許，煎沸即可。食梨飲汁，有潤肺滋陰，清心除煩的功能，也是秋季上好的保健方法。

(2) 麥冬、蘆根各15克，鮮荷葉一張。先將麥冬和蘆根加水（量可大一些）煎煮十五～二十分鐘，然後將鮮荷葉（切碎）放入，繼續煎煮五～十分鐘後，濾出，加白糖適量，存入一洗淨的容器裏，放入冰箱，隨時飲用，具有防暑降溫的作用。

(3) 麥冬5克，膨大海1～2枚，金銀花、菊花各3克，甘草2克，當茶飲，可治療慢性咽炎。

(4) 麥冬、生地黃各30克，水煎服。可治衄血不止。

大自然的精華　補益類中藥（七）

黃芪

黃芪主要是豆科植物膜莢黃芪和內蒙黃芪的乾燥根。早在《神農本草經》中就對黃芪進行收載，將其列為上品，認為黃芪具有補虛的作用。黃芪根據加工炮製的方法不同，分為黃芪（即不經炙過的），炙黃芪（即用蜜拌炒的）。

黃芪是中醫補氣要藥，中醫認為黃芪可補全身之氣。此外還可生血、固表、升陽、生肌、止汗。中醫臨床多用於氣虛體弱，行走氣急，四肢無力，體虛多汗，脾胃虛弱，氣虛脫肛，精神萎靡不振以及心悸等症。中老年人，特別是婦女由於脾胃虛弱，經常頭暈目眩，面色蒼白，呼吸不暢，四肢發涼，服用黃芪最為適宜。若在冬令時節，體弱易患感冒的人，可用黃芪煎湯代作茶飲，有防治感冒的作用。黃芪還被譽為「瘡家聖藥」。這是因為中醫臨床遇到氣血不足的瘡癰內陷，膿成不潰，或潰後膿水清稀，瘡口久潰不斂時，可用黃芪配伍其他中藥來治療，並具較好的療效。

現代醫學研究證明黃芪（黃芪多醣）具有增強免疫功能的作用；有抗衰老及抗缺氧的作用；有顯著的降壓作用，並能擴張血管，對抗心肌缺血，其多醣有明顯的保肝作用等。

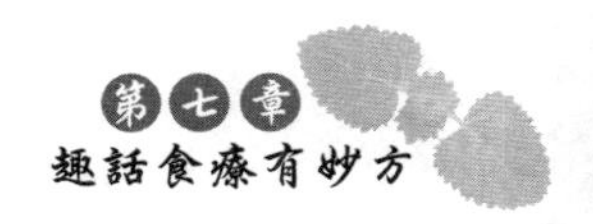

黃芪一般用量為10～15克，大劑量時可用30～60克。飲片黃芪分為炙與不炙兩種，補氣升陽多用炙黃芪，其他方面多為生用。

用黃芪補益調養的方法有：

(1)黃芪50克，老母雞一隻（洗淨）共燉，熟後加適量調味品，食肉飲湯。適應於病後、產後身體虛弱等。

(2) 黃芪30克，大棗10枚，瘦肉（豬、牛、羊肉均可）1斤，加調味品，共燉，食肉飲湯。適用於氣血兩虛，身體瘦弱和貧血等。

(3) 黃芪30克，鯽魚一條（約150克～200克），掏膛、洗淨，放入大碗內，下黃芪，加水適量，放入調味品，蒸兩小時左右，食魚飲湯。適用於營養不良，腎炎水腫，產後體弱等。

因為黃芪是一種溫補性藥物，凡有發熱、胸悶、腹脹和肺結核咯血、口乾唇燥時，均不宜服用。

菊花

菊花是菊科植物菊花的乾燥頭狀花序。菊花作為藥用最早見於《神農本草經》，稱「鞠華」，列為上品，除有治療「頭眩腫痛，目欲脫，淚出，皮膚死肌」的作用外，「久服利血氣，輕身耐老延年」。

菊花除有藥用作用外，還因其品種繁多，色彩豔麗，姿態多變，在百卉凋零的深秋冒霜開放，所以也具有很高的觀賞價值。早在春秋時代，《禮記》一書就記述了菊花；戰國著名詩人屈原在《離騷》中也有歌頌菊花的詩句。秦國的咸陽曾出現過較大規模的菊花交易市場，將其作為蔬菜食用。在盛唐時菊花的栽培技術不斷提高，可觀賞的品種越來越多，並通過中日文化的交流，菊花的栽培技術也傳到了日本，很快受到日本人民的喜愛。在中華民族歷史文明的長河中，可以說菊花與人們的日常生活息息相通，結下了不解之緣，因菊花一般在陰曆九月時盛開，所以人們也稱九月為「菊月」。重陽節（陰曆九月初九）這天登高，飲菊花酒，觀賞菊花的雅性，已成為中國一種傳統習俗。

藥用菊花因花色、產地和加工方法不同，分為白菊花和黃菊花二種，其

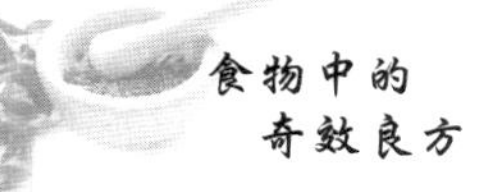

中自菊花中又可分為亳菊花，產於安徽亳縣，為陰乾品；滁菊花，產於安徽滁縣，為生曬品；杭白菊，產於浙江杭州，為蒸曬品。

歷代醫家認為，白菊花除具有疏風清熱的功效外，還具有較強的平肝明目的功效；黃菊花的疏散風熱，瀉火解毒的功效較白菊花強。中醫臨床多用於外感風熱及溫病初起，發熱頭昏痛，目赤腫痛，眩暈等症。

現代醫學研究證明菊花有顯著擴張冠狀動脈、增強冠狀動脈血流量的作用，能抑制肝臟中膽固醇的合成和加快膽固醇的分解代謝，有抗炎解熱的作用，常服可延年益壽。

菊花一般用量為10～15克。用菊花補益調養的方法有：

(1) 菊花末10～15克，大米100克，加水適量煮粥，食用前加白糖更佳。適用於中老年高血壓患者。

(2) 菊花10～15克，龍井茶5克，用開水沖泡十五分鐘即可飲用。適用於高血壓、頭目眩暈患者。

(3) 菊花50克，洗淨陰乾，加純糧白酒1～2斤，密封，三日後即可飲用。適用於中老年高血壓患者。（每次不可多飲，10～15毫升為宜），長飲有抗衰老，延年益壽的作用。

薏苡仁

薏苡仁是禾本科植物薏苡的成熟種仁。薏苡仁也稱薏仁、苡米。《神農本草經》中將薏苡仁列為上品，認為薏苡仁可「主筋急拘攣，不可屈伸，風濕痹，下氣，久服輕身益氣」。根據加工炮製的方法不同，薏苡仁可分為生薏苡仁和炒薏苡仁。中醫認為薏苡仁生用時偏於滲濕利水、清熱排膿；炒苡仁可以增強補脾止瀉，利濕的作用。

薏苡仁臨床常用於小便不利，水腫，腳氣以及脾虛瀉泄，還可用於風濕痹痛，筋脈攣急等症。

現代醫學研究證明薏苡仁有增強機體免疫功能的作用；有抗腫瘤作用；對肌肉收縮有抑制作用等。

薏苡仁一般用量為10～30克。本品因藥力緩和，用量須大，並宜久服。

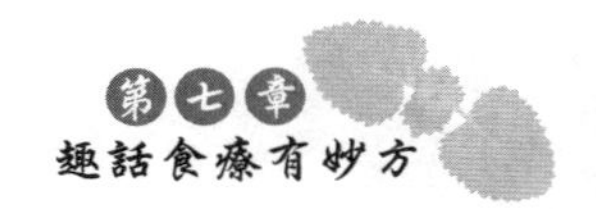

用薏苡仁補益調養的方法有：

(1) 取薏苡仁15克，陳皮絲10克，粳米15克洗淨，煮沸後，用小火繼續煮二十五分鐘，再加入荷葉10克（新鮮的最佳，乾品亦可，洗淨剪成絲），再煮五分鐘，有荷葉之清香氣即離火。每日一次，服食時可加糖少許。適用於胸悶憋氣，體重倦怠，頭暈目眩的患者。

(2) 取薏苡仁30克，粳米50克，洗淨，加水煮粥。每次一小碗，每日2次，可加白糖少許，十五天為一療程。該粥可健脾利濕，治水腫，泄瀉，白帶過多，小便淋濁及風濕患者。

(3) 取炒薏苡仁30克，大紅棗10～20枚，粳米50克，洗淨，煮粥。每日早、晚各服一碗，加糖則味更佳。有健脾胃，養血安神的作用。治貧血，慢性胃炎，營養不良，腹脹等。

鹿茸

鹿茸是哺乳綱鹿科動物雄性鹿頭上鋸下來的尚未骨化幼角。從梅花鹿頭上鋸下來的鹿茸稱為「黃毛茸」，馬鹿頭上鋸下來的鹿茸稱為「青毛茸」。鹿茸是一種名貴中藥，在中國藥用已有二千多年的歷史了。

中醫認為鹿茸具有滋腎壯陽、生精血，補髓健骨的作用。臨床多用於陽痿滑精，血虛眩暈，腎虛腰軟，精血不足，面色萎黃，耳鳴耳聾，畏寒乏力，慢性膿瘡，盜汗等症。

鹿茸老化變為骨質角後，稱為「鹿角」。鹿角經煎熬成為膠塊，即是鹿角膠。鹿角膠有溫補肝腎，滋養精血的作用，適用於身體虛弱，四肢疼痛及神經衰弱。

現代醫藥研究證明鹿茸對人體有強壯作用，促進病後恢復及年老體弱者的健康；有強心和改善體內微循環的作用；有促進人體造血功能；有明顯的抗機體脂質過氧化作用；可促進潰瘍和傷口的癒合及提高免疫功能的作用。

鹿茸一般用量為1～3克，研成細末。但患有高血壓，腎炎，肝炎以及中醫所說的陰虛火旺，肝陽上亢的人，均不宜服用鹿茸或含鹿茸的其他製劑。

用鹿茸補益調養的方法有：

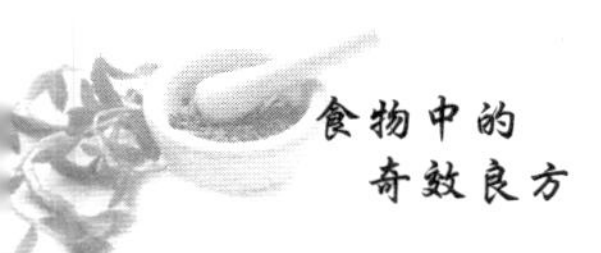

(1) 取鹿茸3克，放於碗內加水適量，隔水燉服，或與肉共燉食之。適用於精衰血少，頭暈眼花等症。

(2) 烏雞一隻（300克左右），掏膛，洗淨後加鹿茸6～9克，加調料、鹽適量，燉爛。每日一次，分三次服完。適用於腎虛精虧，久婚不育，婦女小腹發涼，月經失調及經血淡少，腰酸乏力等症。

目前，藥店或超市中都可購到以鹿茸為主的各種保健品，如鹿茸精、龜齡集膏（酒）、椰島鹿龜酒等。

（張鎬京　郗效）

國家圖書館出版品預行編目資料

食物中的奇效良方：一部簡易有效的養生寶典／王雷，楊煥瑞主編 -- 一版. -- 臺北市：大地，2010.04

面：　公分. --（經典書架：10）

ISBN 978-986-6451-15-7（平裝）

1. 食療　2. 偏方　3. 養生

413.98　　99005457

食物中的奇效良方

經典書架 010

主　　編	王雷　楊煥瑞
發 行 人	吳錫清
出 版 者	大地出版社
社　　址	114台北市內湖區瑞光路358巷38弄36號4樓之2
劃撥帳號	50031946（戶名　大地出版社有限公司）
電　　話	02-26277749
傳　　真	02-26270895
E - mail	vastplai@ms45.hinet.net
網　　址	www.vasplain.com.tw
美術設計	普林特斯資訊股份有限公司
印 刷 者	普林特斯資訊股份有限公司
一版一刷	2010年4月

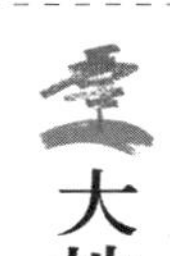

定　　價：300元